CAMBIA TU
CEREBRO
CAMBIA TU
VIDA

Dr. DANIEL G. AMEN

CAMBIA TU
CEREBRO
CAMBIA TU
VIDA

editorial **S**irio, s.a.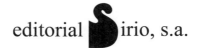

Si este libro le ha interesado y desea que lo mantengamos
informado de nuestras publicaciones, escríbanos indicándonos
cuáles son los temas de su interés (Astrología, Autoayuda,
Esoterismo, Qigong, Naturismo, Espiritualidad, Terapias
Energéticas, Psicología práctica, Tradición...) y gustosamente
lo complaceremos.

Puede contactar con nosotros en
comunicación@editorialsirio.com

Título original: CHANGE YOUR BRAIN, CHANGE YOUR LIFE
Traducido del inglés por Roc Filella Escolá
Diseño de portada: Editorial Sirio, S.A.

© de la edición original
1998 Daniel G. Amen, M. D.

© de la presente edición

EDITORIAL SIRIO, S.A.	EDITORIAL SIRIO	ED. SIRIO ARGENTINA
C/ Rosa de los Vientos, 64	Nirvana Libros S.A. de C.V.	C/ Paracas 59
Pol. Ind. El Viso	Camino a Minas, 501	1275- Capital Federal
29006-Málaga	Bodega nº 8,	Buenos Aires
España	Col. Lomas de Becerra	(Argentina)
	Del.: Alvaro Obregón	
	México D.F., 01280	

www.editorialsirio.com
E-Mail: sirio@editorialsirio.com

I.S.B.N.: 978-84-7808-783-9
Depósito Legal: MA-1389-2012

Impreso en IMAGRAF
Printed in Spain

Para Andrew, que me enseñó la importancia de seguir
con este trabajo y contárselo al mundo

AGRADECIMIENTOS

Muchas son las personas que han participado en el proceso de creación de esta obra. Doy las gracias a mi agente, Faith Hamlin, cuyo saber y cariño han contribuido a centrar y nutrir el libro. También he tenido la fortuna de contar con Betsy Rapoport, de Times Books, como mi correctora. Entendió perfectamente la importancia de este libro, y me ayudó a exponer las ideas de forma clara y accesible. Agradezco también al personal de Times Books su incondicional compromiso con este proyecto.

Este proyecto no habría sido posible sin el personal de Amen Clinic. Desde el equipo administrativo hasta el médico, considero a todos parte de mi familia, y les agradezco que pueda contar con su afecto, su dedicación, sus conocimientos y su buen juicio. Y doy las gracias en especial a Shelley Bernhard, directora médica, por no perdernos de vista; a Lucinda Tilley, mi ayudante, que preparó todas las imágenes del libro y dedicó muchas horas al estudio; a Bob Gessler, siempre dispuesto a ayudar y arrimar el hombro, y a los médicos y personal sanitario, por su visión de futuro: Stanley Yantis, Jennifer Lendl, Jonathan Scott Halverstadt, Ronnette Leonard, Lewis Van

Osdel, Cecil Oakes, Matthew Stubblefield, Ed Spencer, Brian Goldman, Jane Massengill, Lloyd King y Cora Davidson.

Doy también las gracias de corazón a mis amigos y colegas Earl Henslin, Sheila Krystal y Linda y Leon Webber, por leer el original y por sus comentarios.

Por último, mi gratitud y cariño a mi familia, que lleva diez años acompañándome en mis estudios sobre el cerebro. Sé que muchas veces se cansan de oírme hablar del cerebro y las SPECT, pero no por ello dejan de quererme, y me proporcionan la conexión límbica necesaria para vivir y marcar una diferencia en la vida de los demás.

INTRODUCCIÓN A LA
EDICIÓN EN RÚSTICA

Desde que en 1999 se publicó *Cambia tu cerebro, cambia tu vida,* mi clínica, la Amen Clinic for Behavioral Medicine (Clínica Amen de Medicina Conductual) ha recibido una impresionante respuesta de personas de Estados Unidos, Canadá e incluso Europa. Hemos atendido a adultos, adolescentes y niños de tan solo tres años que padecían depresión, problemas de ansiedad y agresividad, trastornos de déficit de atención, trastorno bipolar, trastorno obsesivo-compulsivo y estrés postraumático. Con la nueva tecnología de imágenes, estos pacientes y sus familias han podido «ver» los problemas cerebrales subyacentes a sus síntomas emocionales y conductuales. Gracias a ello, en lugar de culparse de tener un carácter débil o alguna «enfermedad mental», han podido comprender mejor el origen de sus problemas y conseguir la ayuda adecuada con un tratamiento más preciso y efectivo.

Todos los que trabajamos en Amen Clinic nos sentimos muy gratificados al ver que el libro ha producido un efecto tan positivo en la vida de las personas. Tres experiencias de nuestra clínica subrayan la utilidad que este libro ya ha tenido para muchísima gente, y que también puede tener para el lector.

A principios de febrero de 1999, estaba sentado ante la pantalla del ordenador estudiando escanogramas cuando el doctor George Lewis, psiquiatra de mi clínica, trajo un paciente que había venido del Medio Oeste a verme. El hombre, ya casi de sesenta años, se presentó con lágrimas en los ojos. El 14 de enero había decidido suicidarse. Llevaba tiempo deprimido, incapaz de relacionarse con nadie, y víctima de un humor insufrible. Y no confiaba en que las cosas fueran a cambiar pese a la atención del psiquiatra y la medicación. Estaba tumbado en la cama pensando en la mejor forma de acabar con su vida cuando, casualmente, su novia encendió el televisor y sintonizó el programa *Today,* en el que yo hablaba de mi libro. Vio cómo explicaba los escanogramas de una persona afectada de depresión e irritabilidad. Me oyó decir que había esperanza para aquellos que padecían estos problemas, que muchos «problemas psicológicos» en realidad son disfunciones cerebrales, y que con las nuevas técnicas de imágenes se pueden ver muchas de ellas y diseñar tratamientos mucho más precisos y efectivos. El paciente salió a comprar el libro, hizo los ejercicios de las listas de control y descubrió que probablemente tenía un problema en el lóbulo temporal izquierdo (que es de donde procedía su irritabilidad), otro en el sistema límbico profundo (que le provocaba la depresión) y uno en la corteza prefrontal (que le causaba dificultades de atención y de control de la impulsividad).

Decidió por su cuenta venir a mi clínica. Como parte de nuestra evaluación pedimos un estudio SPECT de su cerebro. El resultado fue el que aquel hombre imaginaba. Tenía muy poca actividad en el lóbulo temporal izquierdo, demasiada en el sistema límbico y escasa en la corteza prefrontal. Es un escanograma frecuente en pacientes con síntomas clínicos de depresión, irritabilidad, conducta suicida y problemas de atención. El doctor Lewis le preparó un tratamiento con diversos medicamentos y lo controló estrechamente por teléfono. Al cabo de tres semanas, aquel hombre había cambiado por completo. Ya no tenía pensamientos suicidas, mostraba una actitud más positiva, y se sentía más centrado y con la mente más aguda. Le dijo al doctor Lewis que le había salvado la vida.

A principios de marzo nos enteramos de que una mujer israelí había comprado el libro en Estados Unidos, donde pasaba unas vacaciones. Llevaba toda la vida padeciendo arrebatos de ira, depresión cíclica y problemas de atención. Después de leer el libro y realizar los ejercicios de las listas de control, deduje que tenía un problema del lóbulo temporal izquierdo, uno del sistema límbico y otro de la corteza prefrontal. En Israel, los médicos le habían dicho que buscara una buena terapia, en lo que había invertido ya mucho dinero sin resultado alguno. Acudió a nuestra clínica, donde la atendió el doctor Brian Goldman, que pidió una SPECT para evaluar el funcionamiento de su cerebro. El escanograma se asemejaba mucho a lo que había imaginado, por lo que el doctor Goldman le preparó un tratamiento con fármacos combinado con otras estrategias cerebrales que se exponen en este libro. Luego mantuvo frecuente contacto con ella por teléfono y mediante el correo electrónico. En unas semanas, dijo que se encontraba más tranquila, que controlaba mejor su humor y estaba más centrada. Toda la terapia del mundo le habría servido de muy poco mientras su cerebro no funcionara adecuadamente.

Unos meses después, estaba dando unas conferencias en un encuentro de profesores en el noroeste. Después de una de las sesiones, una mujer se me acercó y me dijo lo mucho que le había servido mi libro. Me contó que, antes de leerlo, nunca había creído de verdad en las enfermedades mentales. Pensaba que las personas que padecían depresión, ansiedad u obsesiones no tenían otro problema que una falta de voluntad. Con el libro vio de otro modo a la gente que sufre estos problemas. Poco después de acabar la lectura, su hija la llamó desde la universidad. Le dijo que estaba deprimida y tenía ideas suicidas. Antes de leer el libro, me contaba la madre, le hubiera dicho a su hija que se animara, que fuera a la iglesia a rezar con más fe. Después de leerlo, sospechó que su hija tenía un problema del giro cingulado, y la ayudó a buscar un médico que la tratara. Le diagnosticaron un trastorno obsesivo-compulsivo, le recetaron una medicación, y experimentó una mejoría «de ciento ochenta grados». La madre me decía lo agradecida que estaba por la nueva información que ayudó a curar a su hija y a evitar que, por ignorancia, se la tratara inadecuadamente.

Cuando empecé a hablar de las imágenes cerebrales en los círculos científicos, fueron muchos los que nos criticaron. «¿Quiere decir usted que ve las enfermedades mentales? Es de locos pensar que un estudio con imágenes funcionales del cerebro tenga algo que decir sobre la dinámica familiar», me indicaban. Pero actualmente los críticos están reconsiderando sus ideas. Lo que digo en este libro funciona. En 1998 publiqué cinco artículos médicos profesionales revisados por iguales sobre el uso de imágenes con SPECT del cerebro en psiquiatría. Tuve el honor de que se me pidiera participar en el capítulo sobre imágenes cerebrales funcionales del *Comprehensive Textbook of Psychiatry*, uno de los manuales psiquiátricos más respetados del mundo. En la primavera de 1999, la comunidad de medicina nuclear me invitó a dar unas conferencias en sus encuentros. Me sentí muy halagado cuando, en uno de ellos, el doctor Dennis Patton, el historiador de la Sociedad de Medicina Nuclear, me presentó diciendo que era pionero en el campo de las imágenes cerebrales y que mis libros serían de lectura obligada en el futuro.

No tengo ni la más mínima duda de que la parte más gratificante de nuestros estudios y nuestro trabajo crítico es ver que las personas se hacen más eficientes y afectuosas, y consiguen acceder mejor a su propia función cerebral. Muchos han afirmado que el nuestro es un trabajo de vanguardia. Nosotros nos decimos cariñosamente que nos encanta ir por delante. Estoy profundamente agradecido por el cada vez mayor reconocimiento de nuestro trabajo y espero que siga ayudando a los demás.

INTRODUCCIÓN

El cerebro es el *hardware* del espíritu. Es el equipo de nuestra propia esencia como seres humanos. No podemos ser quienes realmente queremos ser si nuestro cerebro no funciona adecuadamente. Su funcionamiento determina lo felices que somos, lo eficientes que nos sentimos o lo bien que interactuamos con los demás. Los patrones del cerebro nos ayudan (o nos entorpecen) en nuestro matrimonio, en nuestra actuación como padres, en el trabajo, en las creencias religiosas, y en las experiencias de placer o de dolor. Si el lector es una persona ansiosa, deprimida, obsesivo-compulsiva, irritable o que se distrae con facilidad, probablemente piense que todo esto son cuestiones de «coco». En otras palabras, dirá que su problema es puramente psicológico. Sin embargo, los estudios que llevo a cabo junto con otros colegas demuestran que estos problemas están relacionados con la fisiología del cerebro, y la buena noticia es que tenemos *pruebas* de que esta fisiología se puede cambiar. En *muchas* disfunciones, es posible arreglar lo que no va bien.

Hasta hace muy poco, los científicos solo podíamos especular sobre el papel que el cerebro desempeña en nuestra personalidad y en la capacidad de toma de decisiones. No disponíamos de herramientas avanzadas para observar su funcionamiento, de modo que hacíamos falsas suposiciones sobre su impacto en nuestra vida. Con la llegada de las sofisticadas técnicas de imágenes cerebrales, vamos respondiendo a pasos agigantados preguntas sobre el papel del cerebro en la conducta, unas respuestas que tienen una aplicación práctica en nuestra vida, desde nuestras relaciones en casa y en el trabajo hasta la comprensión de lo que nos hace seres únicos.

Llevo diez años dedicado a la investigación con imágenes cerebrales. Empecé a estudiar el cerebro con EEG cuantitativos (electroencefalogramas, que registran las ondas cerebrales), y desde hace ocho años utilizo un estudio del cerebro de medicina nuclear llamado SPECT (*Single Photon Emission Computed Tomography,* tomografía computerizada por emisión de fotones individuales), que mide el flujo sanguíneo en el cerebro y los patrones de actividad metabólica. Han sido diez años a la vez apasionantes y frustrantes. Apasionantes porque gracias a estos estudios disponemos hoy de pruebas visuales de los patrones cerebrales que están correlacionados con la conducta, por ejemplo las tendencias a la depresión, la ansiedad, la distraibilidad, la obsesión y la violencia. Estas pruebas físicas de fenómenos que generalmente se consideran de origen puramente «psicológico» han revolucionado mi forma de trabajar, y la de otros muchos, en la práctica de la medicina psiquiátrica. Hoy podemos mostrar a los pacientes y sus familias las pruebas físicas «cerebrales» de sus problemas, y ayudarlos así a aceptar mejor el tratamiento y seguirlo. Contamos con más información que nunca para decidir tratamientos más eficaces para casos complejos. Y utilizamos la información que nos proporcionan estos estudios para educar al público sobre los efectos que el abuso de las drogas, las lesiones en la cabeza e incluso el «pensamiento negativo» producen en el cerebro. Han sido unos años realmente asombrosos.

Sin embargo, también han sido frustrantes porque la divulgación de estas nuevas ideas ha sido más lenta de lo que quisiera. Existe en la comunidad científica una resistencia natural a los cambios de pensamiento radicales. Cuando un científico desvela nueva información, esta debe pasar un proceso de revisión de iguales que puede durar años. Me alegra que el trabajo con imágenes cerebrales de los que otros y yo somos pioneros cuente cada vez con mayor aceptación de la comunidad médica y científica. Entre tanto, los conocimientos obtenidos con este tipo de investigación ayudan a personas de toda Norteamérica. También pueden ayudar al lector.

VER PARA CREER

No decidí deliberadamente investigar con imágenes cerebrales. Concluidos los estudios de medicina en la Oral Roberts University de Tulsa, Oklahoma, realicé el internado en psiquiatría en el Walter Reed Army Medical Center de Washington, D. C. Siempre pensé que había una fuerte conexión entre la salud espiritual y la mental. Nada de lo que estudié me disuadió de tal idea, pero poco sabía realmente que esa conexión actuaba en ambos sentidos. Después obtuve una beca de estudios para trabajar en psiquiatría infantil en Honolulu, Hawái, donde descubrí que unos inicios difíciles pueden generar problemas para toda la vida. En Hawái empecé a escribir sobre la aplicación de los principios de la salud mental a la vida cotidiana (en las relaciones de pareja y familiares, en el trabajo y dentro de la propia persona). Quería enseñar a grupos numerosos de individuos a ser más eficientes día a día. Por mi trabajo, fui seleccionado para formar parte del prestigioso Group for Advanced Psychiatry, y recibí un premio de investigación de la Asociación Americana de Psiquiatría.

En 1989, elaboré un programa llamado «Breaking Through: How to Be Effective Every Single Day of Your Life» (Avanzar: cómo ser eficiente todos los días de la vida), para identificar y superar las conductas que impiden que la persona alcance el éxito. El programa ha sido extraordinariamente útil a miles de lectores, pero algunos necesitan algo más. Hay por todo el país grupos y pacientes con los que trabajé que experimentaron cambios muy positivos (dentro de sí mismos, en sus relaciones y en el trabajo); sin embargo, parece que otros no obtenían la ayuda que necesitaban. Estos casos que «se resistían» me producían una gran frustración. No dejaba de preguntarme qué diferenciaba a quienes obtenían buenos resultados del programa de quienes no los conseguían. ¿Acaso unas personas estaban preparadas para cambiar y otras no? ¿Sería que ciertos individuos se resistían al cambio debido a razones psicológicas muy arraigadas? ¿El programa era bueno solo para determinados tipos de personalidad y no para otros?

Busqué respuestas. Cuando di con ellas, el rumbo que había fijado para mi vida cambió por completo.

En 1990, trabajaba en un hospital psiquiátrico de Fairfield, California (a unos sesenta y cinco kilómetros al noreste de San Francisco). Dirigía la unidad de tratamiento de diagnosis dual (personas adictas a sustancias y con trastornos psiquiátricos) y visitaba también a otros pacientes. Un día, en la reunión de facultativos del hospital, asistí a una exposición del doctor Jack Paldi, especialista en medicina nuclear del centro, sobre las imágenes cerebrales con SPECT. Los SPECT son estudios de medicina nuclear que miden el flujo sanguíneo y los niveles de actividad del cerebro. El doctor Paldi mostró imágenes del «funcionamiento» del cerebro de personas que tenían problemas de demencia, depresión, esquizofrenia y lesiones craneales, y las comparó con imágenes de un cerebro normal. Me pregunté si el cerebro era la pieza que faltaba del rompecabezas en los pacientes que se resistían al tratamiento. Quizás, pensé, las personas que tanto se afanaban tenían un cerebro que no podía «abrir» los nuevos programas que yo intentaba darles, algo muy similar al ordenador que no puede abrir programas muy sofisticados si no dispone de la suficiente velocidad y memoria. Una de las cosas que me asombraron de aquella charla fueron las imágenes que nos mostró en las que se veía el cerebro antes y después del tratamiento. El tratamiento con fármacos realmente cambiaba el funcionamiento físico del cerebro. Quise saber más.

La misma semana en que el doctor Paldi dio esa charla, el doctor Alan Zametkin, de los National Institutes of Health (Institutos Nacionales de la Salud) publicó un artículo en *New England Journal of Medicine* sobre el uso de estudios con PET (*Positron Emission Tomography,* tomografía por emisión de positrones) en adultos con trastorno de déficit de atención (TDA). El TDA era una de mis especialidades, por lo que el artículo despertó mi interés. El doctor Zametkin demostraba que cuando los adultos con TDA intentan concentrarse, se produce una disminución de la actividad en la corteza prefrontal, mayor que el esperado aumento que se observa en los adultos «de control» normales. Era la prueba física de un problema que muchos pensaban que era solo psicológico.

Otro hecho que tuvo lugar aquella misma semana me ayudó a asimilar lo que había aprendido: conocí a Sally, una mujer de cuarenta años que había sido hospitalizada por depresión, ansiedad e ideas suicidas, y que estaba a mi cargo. En la entrevista clínica que tuve con ella, descubrí que presentaba muchos síntomas de TDA adulto (corto alcance de la atención, distraibilidad, desorganización e inquietud). Además, tenía un hijo que padecía TDA (indicio muy frecuente en el diagnóstico del mismo trastorno en adultos). Pese a tener un coeficiente intelectual de 140, Sally no acabó los estudios en la universidad, y tenía un trabajo inferior a su cualificación de técnico de laboratorio. Decidí pedir una SPECT de Sally. Los análisis fueron anómalos. En estado de reposo, tenía una buena actividad cerebral general, especialmente en la corteza prefrontal. Pero cuando se le pidió que realizara unos problemas de matemáticas (un ejercicio que requería capacidad de concentración), mostró una disminución de la actividad en todo el cerebro, en especial en la corteza prefrontal. Con esta información, le administré una pequeña dosis de Ritalin (metilfenidato), un estimulante cerebral que se usa en el tratamiento del TDA en niños y adultos. La reacción fue estupenda: mejoró su humor, estaba menos ansiosa y conseguía concentrarse durante más rato. Al final retomó los estudios y se graduó. Ya no se consideraba incapaz de estudiar, sino alguien que necesitaba tratamiento para un problema médico. Ver las imágenes de la SPECT fue muy determinante para Sally. Dijo: «No tengo la culpa de tener TDA. Es un problema médico, como el de quien necesita llevar gafas». La experiencia de esta mujer me llevó a pensar que la SPECT podía ser un recurso de mucha fuerza para paliar el estigma que muchos pacientes sienten cuando se les diagnostican problemas emocionales, de aprendizaje o de conducta. Sally pudo ver que su problema no era psíquico. El escáner y su reacción al tratamiento cambiaron por completo la idea que tenía de sí misma.

Con el entusiasmo de Sally y su respuesta positiva al tratamiento aún en mi mente, pedí más estudios SPECT de mis pacientes más resistentes. Muchos de ellos, anteriormente tenidos por «fracasos de tratamiento», empezaron a mejorar cuando, con la SPECT, se identificaba la parte de su cerebro que no funcionaba bien y recibían el tratamiento específico para esa zona. Después de esta cadena de sucesos de 1990, mis colegas y yo empezamos a realizar estudios clínicos con SPECT en una amplia variedad de pacientes. Nuestras investigaciones confirmaban el trabajo de otros y ampliaban el corpus de conocimientos en nuevas direcciones, en especial en los ámbitos de la violencia, la obsesión y los «temperamentos difíciles».

Análisis SPECT de Sally

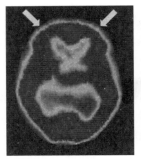 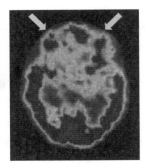

Imagen horizontal en reposo.
Observa la buena actividad
prefrontal (flechas)

Imagen horizontal en estado de concentración.
Observa la notable disminución
de actividad, especialmente
en la corteza prefrontal

Al realizar estos estudios, he visto con mis propios ojos los patrones SPECT que muestran anormalidades que interfieren en la conducta. Estas anormalidades cerebrales hacen inútiles los esfuerzos de mis pacientes por mejorar su vida, y mandan señales de interrupción de los cambios que intentan llevar a cabo. *He visto que la corrección (normalización) de la función cerebral anómala puede transformar la vida de las personas, incluso su propio espíritu.* Todos aquellos en quienes antes había fracasado el tratamiento empezaban a mejorar gracias a las prescripciones específicas para optimizar el funcionamiento físico de su cerebro. Era una idea muy simple: *cuando el cerebro funciona bien, también lo puede hacer la persona; cuando no funciona bien, tampoco lo puede hacer la persona.* Las implicaciones eran profundas: en nuestra conducta influyen diversas partes del cerebro. Con el uso de los estudios SPECT, conseguía determinar mejor los puntos problemáticos y precisar con mayor exactitud la intervención. La observación de esos escáneres me hizo cuestionar muchas de mis ideas fundamentales sobre los individuos, el carácter, la libre voluntad, y el bien y el mal que, con mi educación católica, habían pasado a formar parte de mí.

Cuando, con los medicamentos, la alimentación y los ejercicios psicológicos precisos, se optimizaba el funcionamiento del cerebro, personas que antes habían sido incapaces de cambiar desarrollaban la capacidad de emplear nuevas habilidades y adoptar otras conductas. Mostraban un mayor acceso a la actividad cerebral productiva, y más capacidad de hacer cambios (aunque siempre hubieran tenido la voluntad de cambiar). Al descubrir nuevas posibilidades para los enfermos que se habían dado por «imposibles», se produjo un importante cambio en mi forma de pensar.

Durante los ocho años siguientes, realicé más de cinco mil estudios cerebrales. Con ellos descubrí que, sin optimizar la función cerebral, es difícil tener éxito en cualquier aspecto de la vida, ya sea en las relaciones de pareja, en el trabajo, en los estudios o en los sentimientos sobre uno mismo, ni siquiera en los sentimientos sobre Dios, por mucho que se intente. En efecto, el primer paso para tener éxito es entender y optimizar los patrones de funcionamiento del cerebro. Al mejorar el funcionamiento físico de este órgano, mejoro también el potencial de éxito de mis pacientes en todos los aspectos de su vida. En primer lugar había que desarrollar al máximo el *hardware* y los circuitos del cerebro; luego introducir programas nuevos. El trabajo con imágenes cerebrales ofrece ideas que han revolucionado mi forma de entender y tratar a los pacientes. Estas ideas son la base de este libro.

Soy uno de solo un puñado de psiquiatras que, en todo el mundo, están cualificados para trabajar con imágenes cerebrales nucleares. Actualmente soy director médico de una gran clínica neuropsiquiátrica del norte de California, a unos sesenta y cinco kilómetros al noreste de San Francisco. En mi clínica se visitan aproximadamente ochocientos pacientes al mes para su evaluación y tratamiento. Atendemos a pacientes de todo el mundo, y se nos reconoce como especialistas en los campos del TDA, las discapacidades de aprendizaje, los traumatismos craneales, la violencia y el trastorno obsesivo-compulsivo. Aunque soy un psiquiatra poco común, creo que lo que hago será en el futuro algo más habitual. Es, simplemente, demasiado útil y apasionante para que esté confinado en solo unas pocas clínicas.

EL OBJETIVO DEL LIBRO

El propósito de este libro es explicar cómo funciona el cerebro, qué ocurre cuando algo va mal y cómo optimizar la función cerebral. Se exponen cinco de los sistemas cerebrales que intervienen más estrechamente en nuestra conducta y componen gran parte de lo que es exclusivamente humano.

Veremos que el **sistema límbico profundo**, situado en medio del cerebro, es el centro de control de la vinculación afectiva y el estado de ánimo.

Estar conectados a los demás es esencial para la condición humana, pero cuando esta parte del cerebro está estropeada, aparecen problemas de negatividad e inestabilidad de ánimo. Verás que determinados olores y el pensamiento claro calman la actividad de esta parte del cerebro, y comprenderás por qué rodearse de gente positiva es fundamental para la salud del sistema límbico profundo.

Los **ganglios basales,** unas grandes estructuras situadas en lo profundo del cerebro, controlan la velocidad de ralentí del cuerpo. Cuando esta zona trabaja demasiado, la consecuencia suele ser la ansiedad, el pánico, el miedo y la evitación de conflictos. Como expongo en el libro, tengo por herencia genética unos ganglios basales excesivamente activos, lo cual me hace vulnerable a la ansiedad y el nerviosismo. Sé por experiencia propia que la ansiedad no tiene nada de divertido, y te daré muchas ideas sobre cómo sosegar esta parte del cerebro. Cuando es insuficientemente activa, la persona suele tener problemas de concentración y de ajuste motor.

La **corteza prefrontal,** en el extremo anterior del cerebro, es nuestro supervisor, la zona que nos ayuda a centrarnos, hacer planes, controlar los impulsos y tomar buenas (o malas) decisiones. Cuando la actividad en esta parte del cerebro no es suficiente, la persona tiene problemas de autosupervisión, y también graves problemas de alcance de la atención, concentración, organización y capacidad de seguimiento. Aprender a activar la corteza prefrontal de forma positiva se traduce en una mejor supervisión interior.

El **sistema cingulado,** una parte del cerebro situada longitudinalmente en la zona media de los lóbulos frontales, es el que yo llamo «cambio de marchas» del cerebro. Nos permite cambiar la atención de una idea a otra y de una conducta a otra. Cuando en él se produce un exceso de actividad, la persona se queda atascada en determinados bucles de pensamiento o comportamiento; por tanto, entender cómo funciona ayuda a tratar las preocupaciones repetitivas. Al concluir este libro, te será más fácil ocuparte de la preocupación, la rigidez y la conducta de «atención excesiva».

 Por último, los **lóbulos temporales,** situados debajo de las sienes y detrás de los ojos, intervienen en la memoria, la comprensión del lenguaje, el reconocimiento facial y el control del temperamento. Cuando hay problemas, especialmente en el lóbulo temporal izquierdo, la persona tiene mayor tendencia a las explosiones temperamentales, los cambios de humor repentinos, y dificultades de memoria y aprendizaje. Optimizar esta parte del cerebro puede ayudarte a experimentar la paz interior por primera vez en tu vida.

Es importante señalar que ninguno de estos sistemas cerebrales existe en el vacío. Están intrincadamente interconectados. Un problema en uno de ellos es muy probable que afecte también a los demás. Además, algunos estudiosos del cerebro separan los sistemas de forma distinta a como yo lo hago en este libro, y sitúan el sistema cingulado y los lóbulos temporales profundos dentro del sistema límbico. Yo expongo el sistema que empleamos en mi clínica, que tan bien ha funcionado y funciona con nuestros pacientes.

Exponer y definir estos cinco términos —corteza prefrontal, sistema cingulado, sistema límbico profundo, ganglios basales y lóbulos temporales— es todo lo que de técnico pueda tener el libro. Entender y dominar estos sistemas nos dará una visión completamente nueva de por qué hacemos lo que hacemos, y de lo que podemos hacer al respecto.

Después de explicar cada uno de los sistemas cerebrales, doy unas recetas conductuales, cognitivas, medicinales y alimentarias precisas. Son prescripciones prácticas, sencillas y efectivas, basadas en mi experiencia con más de sesenta mil visitas a pacientes que han acudido a mi clínica en los últimos diez años, así como en las experiencias e investigaciones de mis colegas.

Quizás te preguntes si has de ser tú quien identifique los problemas cerebrales y les dé solución. Mi respuesta es que sí, rotundamente sí. Creo que saber lo máximo posible sobre cómo funciona el cerebro propio es beneficioso para casi todo el mundo. La mayoría de los problemas de los que se habla en este libro, como el humor inestable, la ansiedad, la irritabilidad, la inflexibilidad y la preocupación obsesiva, aquejan a una grandísima parte de la población. En la mayoría de los casos no se requiere ayuda profesional, sino mejor unas prescripciones basadas en el cerebro para optimizar la eficiencia de este. El cerebro controla nuestra conducta; de ahí que mejorar su función pueda ayudar a prácticamente todos a ser más eficientes en la vida.

Dejo claro también que si se tienen dificultades para funcionar en la vida cotidiana (en los estudios, el trabajo o las relaciones de pareja), es importante buscar la ayuda apropiada de un profesional competente. Dejar sin tratamiento los problemas puede arruinar la vida. Sin embargo, solo en Estados Unidos hay más de doscientos cincuenta tipos distintos de terapias psicológicas, por lo que encontrar la ayuda precisa puede ser complicado y muy desconcertante. En este libro doy orientaciones y señalo recursos para encontrar la ayuda adecuada cuando sea necesaria.

Investigar el cerebro ha sido mi mayor reto personal. En 1993, cuando en los encuentros médicos empecé a hablar de los descubrimientos que hacíamos en nuestra clínica, algunos colegas nos criticaron duramente, diciendo que no podíamos inferir, de los patrones cerebrales, patrones de conducta. Su falta de entusiasmo por esta apasionante tecnología me preocupaba, aunque no me disuadió de seguir trabajando. Lo que veía en el cerebro era real y cambiaba la vida de muchos pacientes. Pero no me gustaba el ambiente adverso de aquellos encuentros, y decidí no llamar la atención, esperando que fueran los demás quienes realizaran los estudios. Entonces llegó a mi clínica Andrew, de nueve años.

Andrew era un niño muy especial. Es mi sobrino y ahijado. Hasta más o menos un año y medio antes de venir a mi clínica, había sido feliz y activo. Sin embargo, después su personalidad cambió. Parecía deprimido, tenía graves arranques de agresividad y le decía a su madre que tenía ideas homicidas y suicidas (algo muy anormal en un pequeño de nueve años). Se dibujaba a sí mismo colgado de un árbol, o disparando contra otros niños. Cuando agredió a una chiquilla en el campo de béisbol sin ningún motivo particular, su madre me llamó por la noche, llorando. Le dije a Sherrie que me lo trajera al día siguiente. Sus padres tomaron el coche y acudieron a mi clínica, que estaba a ocho horas de su casa, en Carolina del Sur.

Después de hablar con los padres de Andrew y luego con él, comprobé que algo no iba bien. Nunca le había visto tan enfadado ni tan triste. No daba razones de su comportamiento. No habló de ningún tipo de maltrato. No sufría el acoso de otros niños. No había en su familia ningún caso de grave enfermedad psiquiátrica. No había sufrido recientemente ninguna herida en la cabeza. A diferencia de la mayoría de mis pacientes, yo sabía de primera mano que tenía una familia estupenda. Los padres de Andrew eran cariñosos, atentos y agradables. ¿Qué ocurría?

La gran mayoría de mis colegas psiquiatras le habrían recetado a Andrew algún tipo de medicación y le habrían recomendado una buena psicoterapia. Por aquel tiempo, yo ya había realizado más de mil estudios con SPECT, por lo que quise en primer lugar tener una imagen de su cerebro. Deseaba saber a qué nos enfrentábamos. No obstante, con la hostilidad de mis colegas aún fresca en mi mente, me preguntaba si el problema de

Andrew no sería exclusivamente psicológico. Quizás había algún problema familiar que yo desconocía. Tal vez aquellos pensamientos y conductas de Andrew eran consecuencia de un sentimiento de inseguridad relacionado con el hecho de ser el hijo segundo de una familia libanesa (una situación que yo conocía personalmente). Posiblemente Andrew se quería sentir poderoso, y aquellas conductas respondían a cuestiones de control. La lógica se impuso a mi mente. Los niños de nueve años normalmente no piensan en el suicidio ni el homicidio. Tenía que escanear su cerebro. Si era normal, buscaríamos otros problemas emocionales ocultos.

Acompañé a Andrew al centro de imaginología y le sostuve la mano mientras le hacían el análisis. El niño se sentó en una silla, y el técnico le introdujo una pequeña aguja intravenosa en el brazo, por la que, al cabo de unos minutos, se le inyectó una pequeña dosis de radioisotopo, mientras Andrew se distraía con un juego de concentración en un ordenador portátil. Poco después, le sacaron la aguja del brazo y pasó a la habitación de imaginología anexa. Se subió a la camilla de la SPECT y se tumbó de espaldas. La cámara empleó quince minutos en dar la vuelta lentamente a su cabeza. Cuando apareció la imagen del cerebro en la pantalla del ordenador, pensé que se había producido algún error. Andrew *no* tenía lóbulo temporal izquierdo. Después de un rápido examen de todo el estudio, vi que la calidad del escáner era buena. Realmente le faltaba el lóbulo temporal izquierdo. ¿Tenía el niño un quiste, un tumor, algún derrame anterior? Mientras miraba el monitor, una parte de mí temía por él, mientras que otra parte se sentía aliviada, porque disponíamos de una explicación de su conducta agresiva. De mis estudios y los de otros se deducía la implicación del lóbulo temporal izquierdo en su agresividad. Al día siguiente le hicimos a Andrew una resonancia magnética (un estudio anatómico del cerebro) en la que se veía un quiste (una bolsa llena de líquido) del tamaño de una pelota de golf, que ocupaba el espacio donde debería haber estado el lóbulo temporal izquierdo. Sabía que había que extirpar el quiste. Pero conseguir que alguien se tomara en serio tal decisión fue algo frustrante.

Ese mismo día llamé al pediatra de Andrew, y le conté el caso y lo que habíamos descubierto. Le dije que buscara la persona que mejor pudiera extirpar aquel quiste de la cabeza del niño. Se puso en contacto con tres neurólogos pediátricos. Todos dijeron que la conducta negativa de Andrew probablemente no estaba relacionada en modo alguno con el quiste de su

Cerebro de Andrew sin el lóbulo temporal izquierdo

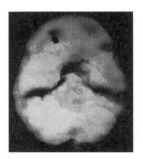 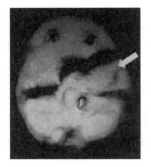

Imágenes 3D de la superficie inferior

Análisis normal

Cerebro de Andrew. Falta el
lóbulo temporal izquierdo

cerebro, y recomendaron no operarlo hasta que mostrara «síntomas reales». Cuando el pediatra me pasó esta información, me puse furioso. ¡Síntomas reales! Tenía a un niño con pensamientos suicidas y homicidas que estaba perdiendo el control de su conducta y agrediendo a la gente. Telefoneé a un neurólogo pediátrico de San Francisco, y me dijo lo mismo. Después llamé a una amiga de la Harvard Medical School, también neuróloga pediátrica, y me repitió lo mismo. Empleó incluso las palabras «síntomas reales». Quería agarrarla por el cuello: ¿acaso los síntomas de Andrew podían ser más reales? «Oh, doctor Amen —replicó la neuróloga—, cuando digo síntomas reales me refiero a síntomas como desmayos, convulsiones y trastornos del habla». ¿Realmente la profesión médica no era capaz de relacionar el cerebro con el comportamiento? ¡Estaba consternado! Pero no iba a esperar a que el niño se suicidara o matara a alguien. Llamé a Jorge Lazareff, neurocirujano pediátrico de la Universidad de California, en Los Ángeles, y le conté el caso. Me dijo que había operado a otros tres niños con quistes en el lóbulo temporal izquierdo que también habían tenido problemas de agresividad. Se preguntaba si podría existir alguna relación entre ambas circunstancias. Después de estudiar a Andrew, aceptó extirparle el quiste.

Cuando el pequeño se despertó de la operación, sonrió a su madre. Era la primera vez que sonreía en un año. Sus pensamientos agresivos desaparecieron, y su temperamento volvió a ser el del dulce niño que había sido hasta los siete años. Andrew tuvo suerte. Contó con alguien que le quería y que se fijó en su cerebro cuando comenzó a comportarse de forma extraña.

Con esta entrañable experiencia personal, decidí que tenía que compartir el trabajo con SPECT con un público mayor, por muchas críticas que se me interpusieran. Había demasiados niños, adolescentes y adultos como Andrew que mostraban unas anormalidades cerebrales claras a quienes la sociedad marginaba como seres humanos perversos.

Hoy, al cabo de solo unos años, se ha completado el círculo. He expuesto lo que se dice en este libro a miles de profesionales de la salud de toda Norteamérica: en facultades de medicina, en encuentros médicos nacionales, incluso en los prestigiosos Institutos Nacionales de la Salud. He publicado gran parte de estos estudios en capítulos de libros de medicina y artículos de prensa. En 1996, fui invitado a dar la «Conferencia sobre el estado de la medicina» en la Sociedad de Pediatría Evolutiva. Queda mucho por investigar, sin duda, pero muchos de mis colegas empiezan a ver que este trabajo puede cambiar nuestra forma de entender por qué la gente hace lo que hace, y guiarnos hacia una nueva forma de considerar y tratar a aquellos que padecen anormalidades cerebrales susceptibles de detectar y corregir.

Este libro te mostrará que la conducta humana es más compleja de lo que las condenadas etiquetas de la sociedad nos hacen pensar. Nos precipitamos al atribuir los actos de las personas a un mal carácter, cuando esas personas quizás no puedan decidir en absoluto sobre las causas que los provocan, porque se trata de un problema de fisiología cerebral. Por ejemplo, un adolescente que me trajeron a la consulta por presentar tendencias suicidas y violentas, padecía un problema del lóbulo temporal, y respondió positivamente a la medicación contra esos ataques. Resultó que no era un «chico malo». Como después le decía a su madre: «Siempre quise ser educado, pero el cerebro no me dejaba serlo». ¿Cuántos «chicos malos» de los centros de detención de menores demostrarían ser personas perfectamente agradables si se les diera el tratamiento adecuado? A veces las personas no son cariñosas, trabajadoras, alegres, pacíficas, obedientes o amables, no porque no les guste serlo, sino porque algo falla en su cerebro, algo que es posible solucionar.

Cuando uno recibe un tratamiento que no le va bien, porque el diagnóstico sea equivocado o porque la teoría del terapeuta esté anticuada, las cosas empeoran. La persona se pregunta: «¿Qué me pasa? ¿Es que no pongo todo el esfuerzo necesario? ¿No soy lo bastante bueno? ¿Ni siquiera sé buscarme ayuda para mí mismo?». He observado que la mayoría de la gente quiere de verdad ser mejor. Cuando tienen problemas para conseguirlo, lo más habitual es que no sea por falta de esfuerzo, razonamiento o motivación. En muchos casos ocurre que nosotros, los profesionales, no tenemos la respuesta adecuada.

Hasta hace poco, los científicos no disponían de herramientas sofisticadas para evaluar el cerebro en funcionamiento. La resonancia magnética (RM) estándar y la tomografía axial computerizada (TAC), disponibles desde los pasados años setenta, son estudios anatómicos que, aunque pueden evaluar el aspecto físico del cerebro, no son capaces de proporcionar información sobre su funcionamiento. En algunos casos, los electroencefalogramas (EEG) son útiles, porque miden la actividad eléctrica del cerebro, pero este dato da poca información compleja sobre el funcionamiento de las estructuras profundas del cerebro. Las SPECT, en cambio, muestran claramente lo que ocurre en diversas partes del cerebro cuando se intenta activarlas. Con esta herramienta, colegas míos de todo el país y yo mismo hemos conseguido relacionar el exceso o defecto de actividad de diferentes partes de este órgano con conductas anómalas del paciente. También contamos hoy con otros dos sofisticados estudios del cerebro de gran utilidad para analizar la función cerebral: la resonancia magnética funcional (RMF) y la tomografía por emisión de positrones (PET, *Positron Emission Tomography*). Todas tienen sus ventajas e inconvenientes, y en estos momentos, en mi opinión, dado su coste, su facilidad de uso y su disponibilidad, la SPECT es la mejor herramienta de diagnóstico.

Sin embargo, es importante observar que un escáner SPECT anómalo no es excusa para una «mala conducta». Con la SPECT se puede conocer e interpretar mejor el comportamiento, pero no conseguir todas las respuestas. Muchas personas que tienen problemas cerebrales nunca hacen nada perjudicial ni destructivo para los demás. Estos escanogramas se deben interpretar en el contexto de cada situación clínica.

No todos los científicos estarán de acuerdo con las conclusiones que se exponen en este libro. Es una información que se basa en gran medida en una amplia experiencia e investigación clínica. La división de imagenología de la Clínica Amen de Medicina Conductual ha realizado muchos más estudios SPECT con fines psiquiátricos que cualquier otro centro de salud del mundo que yo conozca. En primer lugar, en medicina, la experiencia es el mejor maestro. En segundo lugar, tengo el privilegio de trabajar estrechamente con un médico especialista en medicina nuclear, Jack Paldi, que siente pasión por la aplicación de sus conocimientos a la psiquiatría. En tercer lugar, disponemos de una de las mejores cámaras de SPECT que existen, que ofrece más y mejor información que las anteriores.

El propósito de este libro no es animarte a hacerte un escanograma del cerebro. No lo necesitas para sacar provecho del libro. De hecho, si vas a algún centro de salud que tenga poca experiencia con SPECT, no es probable que los resultados le digan gran cosa a tu médico. Lo que pretendo es ayudar a explicar una amplia diversidad de conductas humanas, tanto anómalas como normales, con las imágenes del cerebro que proporciona la SPECT. Estas imágenes demuestran claramente que muchos problemas que tradicionalmente se han considerado de carácter psiquiátrico —la depresión, los trastornos de pánico, los de déficit de atención— en realidad son problemas médicos para cuya resolución se pueden aplicar modelos médicos, además de los modelos psicológicos y sociológicos tradicionales. Confío en que con estas nuevas ideas sobre el funcionamiento del cerebro, podrás comprender mejor tus propios sentimientos y conducta, y los sentimientos y la conducta de los demás. Y confío en que utilices las «prescripciones» concretas para optimizar los patrones de tu cerebro, de manera que te ayuden a ser más eficiente en tu vida diaria.

I

QUIEN TENGA OJOS PARA VER, QUE VEA

Imágenes de la mente

¿Qué es la SPECT? Acrónimo de *Single Photon Emission Computerized Tomography* (tomografía computerizada por emisión de fotones individuales), la SPECT es un complejo estudio de medicina nuclear que «observa» directamente el flujo sanguíneo del cerebro e indirectamente la actividad (o metabolismo) de este. En este estudio, se introduce un isotopo radiactivo (que, como veremos, se parece a miles de balizas de energía o de luz) en una sustancia que las células del cerebro absorben.

Se inyecta una pequeña cantidad de este compuesto en la vena del paciente, de modo que pasa a la corriente sanguínea y es absorbida por diferentes receptores cerebrales —la exposición radiactiva es similar a la de un TAC cerebral o una radiografía del abdomen—. A continuación, el paciente permanece tumbado en una camilla unos quince minutos, mientras una cámara «gamma» de SPECT rota despacio alrededor de su cabeza. La cámara lleva unos cristales especiales que detectan adónde ha ido el compuesto (gracias a que el radioisotopo actúa como una baliza luminosa). Luego, un ordenador de gran potencia reconstruye en imágenes los niveles de actividad del cerebro. De ahí se obtienen unas instantáneas exactas que ofrecen un complejo mapa del flujo sanguíneo/metabolismo del cerebro. Con estos mapas, los médicos han conseguido identificar determinados patrones de actividad que se corresponden con enfermedades psiquiátricas o neurológicas.

Los estudios SPECT pertenecen a una rama de la medicina llamada medicina nuclear. Esta (en referencia al núcleo de un átomo inestable o radiactivo) utiliza compuestos ligeramente radioactivos. Los átomos inestables al descomponerse emiten rayos gamma, cada uno de los cuales actúa como una baliza luminosa. Los científicos pueden detectar estos rayos gamma con una película o unos cristales especiales, y registrar la cantidad de balizas que se han descompuesto en cada zona del cerebro. Estos átomos inestables son esencialmente dispositivos de rastreo: indagan qué células son más activas y tienen el mayor flujo sanguíneo, y cuáles las menos activas y de menor flujo sanguíneo. Los estudios SPECT muestran realmente qué partes del cerebro se activan cuando nos concentramos, reímos, cantamos, lloramos, visualizamos o realizamos otras funciones.

Los estudios de medicina nuclear miden el funcionamiento fisiológico del cuerpo, y se pueden utilizar para diagnosticar muchos cuadros médicos: enfermedades cardíacas, ciertas formas de infección, la propagación del cáncer, y enfermedades óseas y de tiroides. En mi especialidad de medicina nuclear, la del cerebro, se utiliza la SPECT para ayudar a diagnosticar los traumatismos craneales, la demencia, los trastornos de humor atípico o inestable, los derrames cerebrales, los desmayos y convulsiones, el efecto del abuso de las drogas en la función cerebral, así como la respuesta agresiva atípica o de indiferencia.

A finales de los años setenta y durante los ochenta, los estudios SPECT se sustituyeron en muchos casos por el sofisticado TAC anatómico y posteriormente la resonancia magnética (RM). La resolución de estos estudios era muchísimo mayor en la delimitación de tumores, quistes y trombos. De hecho, casi acabaron por completo con el uso de la SPECT. Pero pese a esa claridad, los TAC y las RM solo podían dar imágenes del cerebro estático y de su anatomía. Era algo parecido a observar las piezas del motor del coche sin poder arrancarlo. En los últimos diez años, se ha ido reconociendo cada vez más que muchos trastornos neurológicos y psiquiátricos no son perturbaciones de la anatomía del cerebro, sino problemas de su funcionamiento.

Dos avances tecnológicos han estimulado el uso, de nuevo, de los estudios SPECT. Inicialmente, las cámaras SPECT tenían un único cabezal y empleaban mucho tiempo —hasta una hora— en escanear el cerebro. A las personas les era difícil mantenerse quietas tanto rato, y las imágenes eran borrosas, difíciles de leer –lo cual le dio a la medicina nuclear (*nuclear*) el apodo de «medicina borrosa» (*unclear*)–, y no daban mucha información sobre el funcionamiento de las partes más profundas del cerebro. Luego aparecieron las cámaras de múltiples cabezales con las que se podían obtener imágenes mucho más deprisa y con mejor resolución. El avance de la tecnología informática también hizo posible obtener mejores datos de los sistemas de cabezales múltiples. Los actuales estudios SPECT de mayor resolución pueden ver zonas más profundas del cerebro con una claridad mucho mayor y mostrar lo que no pueden mostrar el TAC ni la RM: cómo funciona realmente el cerebro.

Los estudios SPECT se pueden presentar de varias formas. Lo habitual es examinar el cerebro en tres planos distintos: en cortes horizontales (de arriba abajo), en cortes coronales (de delante atrás) y en cortes sagitales (de un lado al otro). ¿Qué vemos los médicos en un estudio SPECT? Analizamos la simetría y los niveles de actividad, indicados por tonos de color (en diferentes escalas de color seleccionadas a gusto del médico, incluidas las escalas de gris), y esto lo comparamos con el que sabemos que es el aspecto de un cerebro normal. Las imágenes en blanco y negro de este libro son en su mayoría dos tipos de imágenes tridimensionales (3D) del cerebro.

Uno de los tipos es la **imagen 3D superficial,** que observa el flujo sanguíneo de la superficie cortical del cerebro. Estas imágenes son útiles para delimitar zonas de buena actividad y otras con defecto de actividad. Sirven, por ejemplo, para estudiar los derrames y las lesiones cerebrales, así como los efectos del abuso de las drogas. Un escáner superficial 3D normal muestra una actividad buena, plena y simétrica en toda la superficie cortical del cerebro.

La **imagen 3D de la actividad del cerebro** compara la actividad cerebral media con el 15% de actividad más alta. Estas imágenes son útiles para determinar las zonas de excesiva actividad, como se ve, por ejemplo, en las convulsiones, el trastorno obsesivo-compulsivo, los problemas de ansiedad y algunas formas de depresión. Un escáner de actividad en 3D normal muestra mayor actividad (señalada por el color más claro) en la parte posterior del cerebro (el cerebelo y la corteza visual u occipital), y una actividad media en todas las demás partes (señalada por la cuadrícula de fondo).

Lo habitual es que el médico sospeche que algo va mal por tres razones: por exceso de actividad en una determinada zona, por defecto de actividad en una determinada zona, o por la existencia de zonas de actividad asimétricas que deberían ser simétricas.

En lo que sigue del libro, entraré en más detalles sobre cómo ha incidido esta notable tecnología en la vida de las personas. Pero de momento me voy a limitar a dar una muestra de cinco usos habituales de la SPECT en medicina:

1. *Para poder intervenir con prontitud.* Ellen, de sesenta y tres años, quedó paralizada de repente del lado derecho del cuerpo. No podía ni siquiera hablar, estaba aterrorizada, y su familia, muy preocupada. Pese a la contundencia de estos síntomas, dos horas después del suceso el TAC seguía siendo normal. El médico de guardia sospechó que se trataba de un derrame cerebral, así que pidió un estudio SPECT, que mostró un vacío de actividad en el lóbulo frontal izquierdo de la paciente causado por un trombo que había cortado el flujo sanguíneo a esta zona del cerebro. Con esta información, estaba claro que Ellen tenía un derrame cerebral, y los médicos pudieron tomar las medidas oportunas para frenar la extensión de la lesión. Los TAC habitualmente no son anómalos hasta veinticuatro horas después de que se produzca el derrame.

2. *Para evaluar con precisión al paciente y evitar así futuras enfermedades.* Nancy, de cincuenta y nueve años, padecía una depresión grave que no había respondido al tratamiento. Fue ingresada en un hospital psiquiátrico, donde le hicieron un estudio SPECT para evaluar su situación. Me sorprendió que hubiera sufrido dos grandes derrames cerebrales, pues no había mostrado síntoma alguno. Casi de inmediato comprendí por qué el tratamiento no aliviaba aquella depresión. El 60% de las personas que padecen derrames cerebrales laterales experimentan una depresión grave en el periodo de un año. Al ver la SPECT, consulté enseguida a un neurólogo, que hizo un reconocimiento a la paciente para dar con las posibles causas del derrame, por ejemplo placas en las arterias del cuello o arritmias. Pensó que el derrame se debió a un trombo, y puso a la paciente un tratamiento de anticoagulación de la sangre para evitar más derrames.

Estudio SPECT en 3D del cerebro

Parte posterior　　　　　　*Parte superior*　　　　　　*Parte frontal*

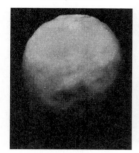 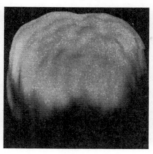 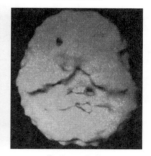

Parte frontal　　　　　　*Parte inferior*　　　　　　*Parte posterior*
Imagen de la　　Imagen de la superficie frontal　　Imagen de la superficie
superficie vertical　　　　　　　　　　　　　de la parte inferior

Parte superior　　　　　　　　*Parte superior*

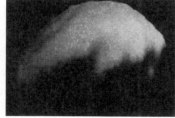 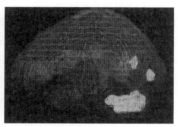

Parte inferior　　　　　　*Parte inferior*
Imagen de la superficie lateral　　Imagen de la actividad lateral

Parte posterior　　　　*Parte superior*　　　　*Parte frontal*

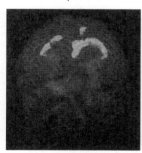 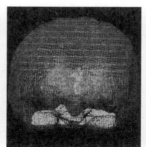 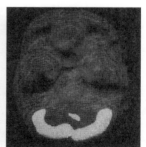

Parte frontal　　　　　　*Parte inferior*　　　　　　*Parte posterior*
Imagen de la actividad vertical　　Imagen de la actividad frontal　　Imagen de la actividad
en la parte inferior

En las últimas cuatro imágenes, la cuadrícula indica la actividad media del cerebro; el color
claro señala el 15% más activo del cerebro. La parte posterior suele ser la más activa

Cerebro de Ellen, afectado de derrame cerebral

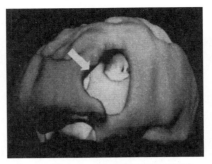

Imagen 3D de la superficie lateral izquierda
Observa el gran agujero, que indica un
derrame en el lóbulo frontal izquierdo

3. *Para incrementar la comprensión por parte de la familia del paciente.* Al llegar a los setenta años, Frank, un hombre acaudalado y con estudios, empezó a olvidarse de las cosas. Al principio se trataba de detalles sin importancia, pero con el paso del tiempo los lapsus se fueron agravando, hasta el punto de que olvidaba a menudo cosas esenciales: dónde vivía, el nombre de su esposa e incluso el suyo propio. Su mujer y sus hijos, que no entendían este cambio de conducta, se sentían molestos por tales olvidos y se enfadaban a menudo con él. El estudio SPECT de Frank mostró una destacada supresión por todo el cerebro, pero en especial en los lóbulos frontales, los parietales y los temporales. Era el patrón clásico de la enfermedad de Alzhéimer. Al mostrar esas imágenes a la familia y señalar la causa fisiológica

Cerebro de Nancy, afectado de dos derrames cerebrales

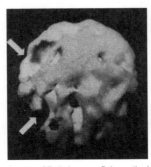 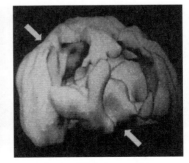

Imagen 3D de la superficie vertical *Imagen 3D de la superficie lateral derecha*

Observa los dos grandes agujeros, que indican dos derrames en la parte derecha del cerebro

Cerebro de Frank, afectado de alzhéimer

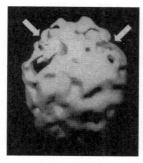
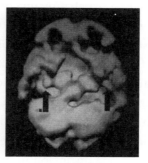

Imagen 3D de la
superficie vertical

Imagen 3D de la
superficie inferior

Observa la destacada supresión general, especialmente en los lóbulos parietales (flechas, imagen de la izquierda) y los lóbulos temporales (flechas, imagen de la derecha)

de los olvidos de Frank con imágenes evidentes, la ayudé a entender que su marido y padre no pretendía molestar, sino que tenía un grave problema médico.

En consecuencia, la familia de Frank, en lugar de culparle por sus lapsus de memoria, empezó a mostrarse comprensiva con él, y desarrolló estrategias para abordar con mayor eficacia los problemas de vivir con una persona que padecía la enfermedad de Alzhéimer. Además sometí a Frank a nuevos tratamientos que parecían frenar el avance de la enfermedad.

4. *Para distinguir dos problemas con síntomas parecidos.* Conocí a Margaret cuando ella tenía sesenta y ocho años. Tenía un aspecto descuidado e incluso andrajoso. Vivía sola, y su familia estaba preocupada porque mostraba síntomas de demencia grave. Al final aceptó ir al hospital psiquiátrico donde yo trabajaba, después de que casi incendiara su casa al dejarse encendido un hornillo. Al hablar con la familia, me enteré también de que Margaret olvidaba a menudo el nombre de sus propios hijos y se perdía frecuentemente cuando iba en su coche. Conducía cada vez peor, tanto que el Departamento de Vehículos de Motor tuvo que retirarle el permiso de conducir después de que tuviera cuatro accidentes leves en un mes. Cuando vinieron a verme sus familiares, algunos estaban ya hartos y dispuestos a intervenir y tenerla siempre controlada. Otros, en cambio, se resistían a tal idea y querían que se la hospitalizara para estudiarla mejor.

Aunque a primera vista hubiera podido parecer que Margaret padecía alzhéimer, los resultados del estudio SPECT mostraban plena actividad en sus lóbulos parietales y temporales. De haber tenido la enfermedad de Alzhéimer, habría pruebas de una disminución del flujo sanguíneo en esas zonas. En cambio, la única actividad anómala que mostraba la SPECT de Margaret estaba en el sistema límbico profundo del centro del cerebro, donde la actividad era mayor de lo normal. Es una circunstancia frecuente en personas aquejadas de depresión. A veces, en los ancianos puede ser difícil distinguir el alzhéimer de una depresión, porque los síntomas son similares. Pero en el caso de seudodemencia (una depresión enmascarada como demencia), puede parecer que la persona sea demente, sin que lo sea en absoluto. Es una distinción importante, porque un diagnóstico de enfermedad de Alzhéimer llevaría a prescribir a la familia una serie de estrategias para abordarla y posiblemente nuevos medicamentos, mientras que el diagnóstico de algún tipo de depresión haría prescribir al paciente un tratamiento agresivo de antidepresivos y psicoterapia.

Los resultados del estudio SPECT de Margaret me convencieron de que había que probar con el antidepresivo Wellbutrin (bupropión). Al cabo de tres semanas, la mujer se mostraba habladora, con ganas de socializar con los demás pacientes. Después de un mes en el hospital la mandamos a casa. Antes de pagar me pidió que le escribiera una carta destinada al Departamento de Vehículos de Motor (DVM) para poder recuperar el permiso de conducir. Como yo voy por las mismas carreteras que ella, tuve mis dudas. Le dije que si en seis meses continuaba con la mejoría y seguía el tratamiento, le escribiría esa carta. Pasaron seis meses y seguía notablemente mejor. Le repetí el estudio SPECT, que resultó ser completamente normal, así que le escribí la carta para el DVM, que le devolvió el permiso de conducir.

5. *Para saber cuándo un problema es consecuencia del abuso de sustancias adictivas y alejar al paciente de entornos peligrosos.* Betty era la mujer de ochenta y ocho años más encantadora que había conocido. Era correcta y orgullosa. De joven emigró de Inglaterra y se casó con un soldado americano. No fue su marido, de noventa años, quien la trajo al hospital para verme, sino su hermana. Su marido, lejos de colaborar, negaba airado que su mujer padeciera problemas cognitivos graves. Pero durante el reconocimiento quedó claro que Betty tenía importantes problemas de memoria: no sabía dónde vivía, su número de teléfono ni el nombre de su marido. Pedí un estudio SPECT, en el que se veía una hendidura en el lado derecho del lóbulo frontal de Betty. Vi claramente que en algún momento la mujer había

Cerebro de Margaret, afectado de seudodemencia

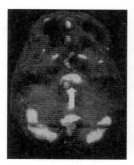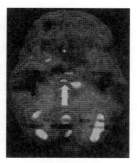

Imagen 3D de la actividad
en la parte inferior antes
del tratamiento

Imagen 3D de la actividad
en la parte inferior
después del tratamiento

Antes del tratamiento se observa una buena actividad general, mayor en el sistema límbico profundo
(flecha central); después del tratamiento con Wellbutrin, el sistema límbico profundo se normaliza

sufrido alguna herida grave en la cabeza. Cuando se lo pregunté, todo lo que supo hacer fue bajar la vista y llorar; no supo darme detalles de lo que había sucedido. Se lo pregunté a su hermana, y me dijo que la relación entre Betty y su marido era tormentosa, y que él la maltrataba. A veces la agarraba de los pelos y le golpeaba la cabeza contra la pared. Le repetía que lo denunciara a la policía, pero Betty decía que con ello no haría sino empeorar las cosas.

Poco después de hospitalizarla, su marido empezó a presionarme para que la mandara a casa. No paraba de protestar que no le ocurría nada, pero yo sabía que había que alejar a Betty del entorno de su hogar, por lo que me

Cerebro de Betty, afectado de traumatismo cerebral

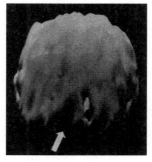

Imagen 3D de la superficie frontal
Observa las zonas de
menor actividad en la
corteza frontal derecha

puse en contacto con los Servicios de Protección del Adulto. Durante la vista utilicé los estudios SPECT para convencer al juez del potencial peligro que vivir con su marido suponía para ella. El juez determinó que tuviera un tutor, y Betty se fue a vivir con su hermana.

De los casos analizados y otros que expongo a lo largo del libro, se verá claramente que el médico que sabe hacer un diagnóstico preciso puede ser el mejor amigo del paciente. De momento, es posible que empieces a comprender por qué esta tecnología me atrae con tanta fuerza.

2

CUCHILLOS Y RATONCITOS PÉREZ

Preludio del cerebro y la conducta

Cuando empecé mis investigaciones con imágenes del cerebro, decidí estudiar los patrones cerebrales de mi propia familia, entre ellos los de mi madre, mi tía, mi esposa, mis tres hijos y yo mismo. Quería ver si los patrones que veía guardaban relación con los de las personas que mejor conocía. Pronto descubrí que hacerme escanear mi propio cerebro no era una experiencia fácil. Pese a todo lo que había visto y hecho en la vida, no dejaba de sentirme ansioso por tener que pasar por aquello. ¿Y si le ocurría algo a mi cerebro? ¿Y si mostraba el patrón del asesino? ¿Y si no había nada en absoluto? Nunca me sentí más a cuerpo descubierto que ante mi escanograma, cuando la actividad de mi cerebro se proyectaba en la pantalla del ordenador delante de mis colegas. En aquel momento, hubiera preferido estar desnudo de cuerpo a permanecer con el cerebro a la vista de todos. Vi una zona de hiperactividad que destacaba como una luz roja en el árbol de Navidad a la derecha de los ganglios basales (una estructura profunda que controla el nivel de ansiedad del cuerpo). Trabajaba demasiado. Curiosamente, mi madre (que tiende a ser un tanto ansiosa) y mi tía (a quien se le ha diagnosticado un trastorno de pánico) tenían ambas el mismo patrón (una actividad mayor en el lado derecho de los ganglios basales). Como hemos descubierto, suelen ser problemas de familia.

Comprendí lo que significaba aquella lucecita de árbol de Navidad. Aunque no padezco ningún trastorno clínico, toda la vida he tenido pequeños problemas de ansiedad. Me mordía las uñas y a veces, cuando estoy ansioso, aún lo hago. Me costaba mucho decirles el precio a los pacientes al concluir las sesiones de terapia. También lo pasaba muy mal al hablar ante grupos numerosos (algo que ahora me encanta). La primera vez que salí en televisión fue horrible; las manos me sudaban tanto que, sin darme cuenta, me las estuve restregando en los pantalones durante toda la entrevista. Antes de la segunda entrevista en televisión, en el programa *Sonya Live,* de CNN, casi tuve un ataque de pánico. Mientras estaba sentado en la sala de espera de los estudios de CNN en Los Ángeles antes de salir en antena, me asaltaron multitud de pensamientos negativos. Me veía sumido en el desastre: seguro que diría alguna estupidez. Se me trabaría la lengua. Daría una imagen de perfecto idiota ante dos millones de personas. Afortunadamente, poco a poco me di cuenta de lo que me ocurría. Me recordé: «Trato a personas que tienen este problema. Respira hondo. Piensa en cosas positivas. Recuerda las veces que has demostrado tu competencia. Relájate; cuando el programa termine, la gente volverá a sus cosas y ni se acordará de ti, por bien o mal que hayas estado». Utilicé las «prescripciones para los ganglios basales» que expongo en el capítulo 6 para dominar los nervios, y finalmente la entrevista fue una delicia.

Cerebro del doctor Amen, afectado de ansiedad

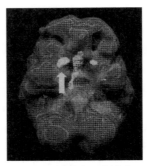

Imagen 3D de la actividad
en la parte inferior
Observa la mayor actividad en la parte
derecha de los ganglios basales (flecha)

Tampoco soporto el conflicto. No es extraño: cualquier situación que desencadene sentimientos incómodos, como el de ansiedad, hace que la persona que tiene problemas de ganglios basales evite esa situación. La evitación de conflictos ha tenido un efecto negativo en mi vida, y me ha hecho incapaz de abordar algunas situaciones difíciles en mis estudios y mi vida profesional. Mientras reflexionaba sobre la mayor actividad en la parte derecha de mis ganglios basales, me di cuenta de que era un patrón hereditario (mi madre y mi tía tenían el mismo patrón). Saberlo me ha ayudado a desarrollar y *seguir* un tratamiento para los ganglios basales que me resulta útil a la hora de imponerme al patrón cerebral biológico que me sometía a la ansiedad.

A veces estos patrones son sutiles, y a veces más pronunciados. Los siguientes son cuatro ejemplos que subrayan la relación entre el cerebro y la conducta.

Michelle

Michelle, enfermera de treinta y cinco años, dejó a su marido en tres ocasiones. Siempre lo hizo en los diez días anteriores al inicio de la menstruación. La tercera vez, su irritabilidad, su ira y su conducta irracional llegaron a tal punto que, por una desavenencia de escasa importancia, atacó a su marido con un cuchillo. A la mañana siguiente, el marido me llamó por teléfono. Cuando vi a Michelle por primera vez, llevaba varios días con el periodo menstrual, y las cosas se habían calmado considerablemente —al tercer día de la menstruación, normalmente remitían aquellas graves explosiones temperamentales—. En la consulta, me pareció una mujer dulce y de voz suave. Me costaba imaginar que, solo unos días antes, esa misma mujer había atacado a su marido con un cuchillo de trinchar. Era algo muy grave, por lo que decidí hacerle dos estudios SPECT. El primero se le hizo cuatro días antes del siguiente periodo menstrual —en la fase más dura de su ciclo— y el segundo, once días después —en la fase más tranquila.

Mis colegas y yo habíamos observado que los problemas del lado izquierdo del cerebro a menudo se corresponden con una tendencia a una considerable irritabilidad, incluso violencia. En el estudio de Michelle anterior al periodo menstrual, se veía una marcada hiperactividad en el sistema límbico profundo (el centro de control del estado de ánimo) cerca del centro del cerebro, especialmente en el lado izquierdo. Este estado «focal» (en un lado y no en ambos) sobre el sistema límbico profundo se correlaciona muchas veces con tendencias cíclicas a la depresión y la irritabilidad. En el segundo escáner de Michelle, hecho once días después, cuando se encontraba mejor, se apreciaba un cambio espectacular. El sistema límbico profundo era normal.

Contrariamente a lo que piensan algunos negativistas, el síndrome premenstrual (SPM) es real. *No* es algo que imaginen quienes lo padecen; en su cerebro se producen unos genuinos cambios químicos, que provocan determinadas reacciones que esas mujeres no pueden controlar. El sistema límbico profundo tiene una mayor densidad de receptores de estrógenos que otras partes del cerebro, lo cual, en algunas mujeres, lo hace más vulnerable a los cambios de estrógenos que tienen lugar en la pubertad, antes del inicio de la menstruación, después de dar a luz o durante la menopausia. En algunos casos, estos cambios pueden producir unos efectos drásticos. En las mujeres como Michelle, el SPM puede ser muy molesto y hasta peligroso, por lo que hay que tenerlo en cuenta. En muchas parejas a las que he tratado he visto el mismo patrón que en Michelle y su marido. En la mejor fase del periodo menstrual, las dos personas se entienden perfectamente. En la peor, las peleas y los distanciamientos son habituales.

Normalmente, a las personas que padecen trastornos de humor cíclicos, como el maníaco-depresivo, les receto un anticonvulsivo llamado Depakote (divalproex). La SPECT de Michelle mostraba una zona de intensidad focal en el lado izquierdo del sistema límbico profundo, así que

Cerebro de Michelle, afectado de SPM (antes y después)

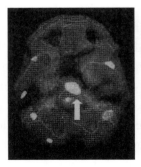 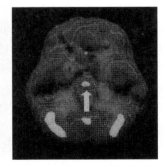

Imagen 3D de la actividad en la parte inferior

La imagen de la izquierda fue tomada cuatro días antes de iniciarse la menstruación; observa la mayor actividad límbica profunda (flecha). La de la derecha, siete días después de iniciarse la menstruación; observa la actividad límbica profunda normal (flecha)

le receté Depakote. Le fue muy bien, y consiguió sosegarse. Al cabo de nueve meses probamos a retirárselo, pero enseguida reaparecieron los síntomas. Dos años con Depakote parecían ser el número mágico. Solo entonces Michelle consiguió dejar gradualmente la medicación sin sufrir una recaída.

Brian

El día en que se le cayó el primer diente, Brian, de seis años, estaba entusiasmado. Por la noche, lo tuvo bien guardado debajo de la almohada, en una bolsa especial para el ratoncito Pérez. Por la mañana se quedó atónito al encontrar un dólar en la bolsita. Estuvo todo el día pensando y pensando en el ratoncito Pérez. Se sentía tan contento que, a escondidas, al regresar del colegio se arrancó él mismo otro diente. A su madre le extrañó, pero repitió el ritual del ratoncito. Dos días después, Brian se arrancó un tercer diente. Su madre empezó a preocuparse al ver a su hijo con un diente en la mano que ella sabía que no se le movía. Le dijo que el ratoncito Pérez no acude si uno se arranca él mismo los dientes, y que no lo volviera a hacer. Esa noche no hubo dinero bajo la almohada. Al mes siguiente, sin embargo, Brian no podía quitarse de la cabeza la idea del ratoncito Pérez, y se arrancó otros tres dientes. La madre lo trajo a mi consulta.

En la familia de Brian había una historia de abuso de alcohol, depresión y trastorno obsesivo-compulsivo. Las intervenciones conductuales no consiguieron que Brian dejara de hurgarse en la boca. Además, era un niño oposicionista y tenía problemas en la escuela. El profesor decía que «siempre está dándole vueltas a determinados pensamientos» y que no prestaba atención. Después de unos meses, la terapia individual no avanzaba. Pedí un estudio SPECT para comprender mejor el patrón funcional del cerebro de Brian. El estudio desveló una actividad notablemente mayor en la porción central superior de los lóbulos frontales (la zona cingulada, con la que nos iremos familiarizando). Esta parte del cerebro nos permite cambiar la atención de una cosa a otra. Cuando es hiperactiva, la persona se puede quedar «atascada» en ciertos pensamientos y conductas. Visto el elevado nivel de hiperactividad en esta parte del cerebro de Brian, le administré una pequeña dosis de Zoloft (sertralina, un antidepresivo y antiobsesivo del que se sabe que enfría esta parte del cerebro). Al cabo de unas semanas, desapareció la costumbre convulsiva de arrancarse los dientes, y Brian prestaba más atención en clase.

Cerebro de Brian

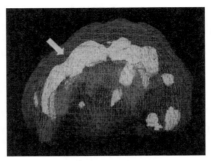

Imagen 3D de la actividad lateral
Observa la notablemente mayor
actividad cingulada

MATRIMONIO Y CEREBRO

Los Bentley

Los Bentley vinieron a mi consulta porque sus dos hijos tenían problemas en la escuela. Wendy, de diez años, hablaba demasiado en clase, no acababa los deberes y se distraía a menudo. Charles, de siete, se levantaba de su sitio, era agresivo con los otros niños, no hacía los deberes, lo tenía todo desorganizado y parecía que le encantara meterse en todos los líos. Los profesores les habían dicho a los padres, Bob y Betsy, que buscaran ayuda para Charles desde que este iba a preescolar. Durante la entrevista, los padres me contaron que eran un matrimonio sólido, nada conflictivo.

A los dos niños se les diagnosticó un cuadro llamado trastorno de déficit de atención (TDA), un trastorno neurológico biológico que en Estados Unidos afecta aproximadamente al 5% de los niños. Se caracteriza por un corto alcance de la atención, distraibilidad, desorganización y, a menudo aunque no siempre, hiperactividad y problemas de control de los impulsos. Informamos a los padres sobre este trastorno, los profesores participaron en las charlas sobre los hijos, les prescribimos un tratamiento y a los padres les enseñamos estrategias para ser más eficientes al tratar a los niños en casa.

Al cabo de varias semanas, Wendy tuvo una reacción muy positiva al tratamiento. Le iba mejor en la escuela, hacía los deberes más deprisa y mejor, y conseguía comportarse en clase. Charles era otra historia. Seguía teniendo problemas de conducta en el colegio y en casa; parecía que nada le ayudaba. Durante varias sesiones individuales con él, descubrí que padecía un grave estrés. Pese a lo que me habían contado sobre ellos mismos al principio, los padres se peleaban casi todas las noches, y el niño tenía miedo de que se divorciaran. Me habló de enfrentamientos a gritos, portazos y amenazas de abandono. «No me puedo concentrar en los deberes, porque tengo miedo porque mi mamá y mi papá se van a divorciar», decía. Hablé del asunto con los padres. Enseguida reconocieron que había mucha tensión entre ellos, pero no creían que eso tuviera nada que ver con los problemas de sus hijos. No tenían ni idea de lo mucho que aquella situación preocupaba a Charles. Cuando fueron conscientes de ello, aceptaron venir a una sesión semanal de terapia de pareja.

Tengo en mi consulta dos sofás. Cómo se sientan las parejas me da mucha información. Si lo hacen en el mismo sofá, demuestran tener voluntad de acercarse mutuamente, y menos si lo hacen en sofás distintos. En este caso, se sentaron en el extremo, cada uno de un sofá diferente, lo más lejos posible la una del otro. Normalmente la terapia de pareja me resulta gratificante. Me satisface ver que las parejas y familias van intimando más y mostrándose más cariñosas. Las ayudo a establecer sus objetivos en la relación y les enseño las destrezas que necesitan para alcanzarlos. Sin embargo, tratar a Bob y Betsy no tenía nada de divertido. En algunos momentos, la furia entre ellos era tan intensa que el personal de mi consulta sabía siempre cuándo ellos estaban conmigo. Durante nueve meses, en todas las sesiones hablaron del divorcio. A pesar de la terapia, se peleaban prácticamente todas las noches: me preguntaba qué los mantenía unidos.

Si yo no imponía un plan preciso ni intervenía mucho, las sesiones de terapia seguían siempre el mismo patrón. Después de contarme las traumáticas peleas de la semana, Betsy sacaba un tema del pasado y le daba mil vueltas, pese a mis intentos de animarla a tomar una dirección más positiva. Tenía graves problemas para dejar de lado hechos y decepciones pasados. Siempre hablaba de rencores de hacía muchos años, con Bob y otros, y de los mismos problemas. Bob, en cambio, nunca parecía que prestara atención. En cuanto Betsy se ponía a hablar, miraba hacia otro lado, como si estuviera muy lejos de allí. Muchas veces me veía intentando hacerle volver a la terapia. Cuando intervenía en la conversación, lo solía hacer con algún comentario malicioso. Luego dejaba vagar de nuevo la atención. Me recordaba al conductor que huye del accidente que acaba de provocar.

Cerebro de Betsy, afectado de exceso de atención

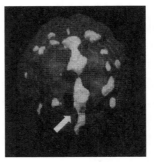

Imagen 3D de la actividad vertical
Observa la actividad cingulada
notablemente mayor

Después de nueve meses de una «terapia marital» que no iba a parte alguna, Charles iba empeorando. Un día, después de tener con él una sesión individual, llamé a sus padres a mi consulta. «Miren —les dije—, los dos hacen todo lo que pueden para que esto funcione. Pero *no* funciona. La tensión que se vive en su casa perjudica a sus hijos, en especial a Charles. O pactan ustedes un divorcio amistoso, y se tranquilizan y así se tranquilizan sus hijos, o déjenme que les escanee el cerebro para ver si, en este rompecabezas que es su matrimonio, hay alguna pieza biológica que me falta». Por fortuna, aceptaron que les hiciéramos los estudios cerebrales.

Al observar sus escáneres cerebrales después de la experiencia de tratarles como pareja durante nueve meses, entendí perfectamente los resultados. De hecho, estaba irritado conmigo mismo por no haber hecho los escáneres antes. La parte cingulada del cerebro de Betsy era extremadamente hiperactiva, lo que provocaba que fuera incapaz de cambiar el centro de atención y se encerrara con mayor obsesión en determinados pensamientos e ideas. Su cerebro le hacía dar vueltas y más vueltas siempre a lo mismo. Por otro lado, Bob tenía un patrón cerebral normal en situación de descanso, pero cuando realizaba una tarea de concentración, la parte frontal del cerebro, donde debería aumentar la actividad durante la concentración, dejaba de actuar. Esto significaba que cuanto más intentaba poner atención a lo que decía Betsy, más se distraía. A veces recurría a provocar el conflicto para estimular su propio cerebro. Los síntomas de Bob y su estudio cerebral indicaban claramente que padecía el mismo TDA que sus hijos (el TDA suele ser una afección genética).

Cerebro de Bob, afectado de TDA

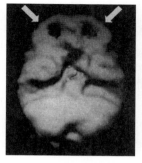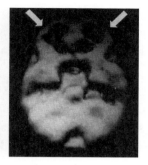

Imagen 3D de la superficie de la parte inferior

En reposo; observa la buena
actividad prefrontal (flechas)

En estado de concentración;
observa la notable disminución
de la actividad prefrontal

Así pues, tenía claro que los problemas de esa pareja presentaban, en cierto grado al menos, una causa biológica. Si quería que la terapia sirviera para algo, debía optimizarles la biología cerebral. Le receté Prozac (fluoxetina) a Betsy. El Prozac, como el Zoloft, disminuye el exceso de actividad del giro cingulado, con lo que a la persona le es más fácil cambiar de centro de atención entre diversos temas y quedarse menos atascada en determinados pensamientos y conductas. Imagino estos medicamentos como si fueran «lubricantes» del mecanismo de cambio del cerebro. A Bob, por su parte, le di Ritalin, un estimulante que a los niños y adultos con TDA los ayuda a concentrarse, a no distraerse de lo que estén haciendo y a ser menos impulsivos. Estoy seguro de que muchos pondrán objeciones a una terapia de pareja mediante medicamentos, pero en ese caso creí que era fundamental.

Al cabo de tres semanas de iniciado el tratamiento, la relación de la pareja experimentó un cambio espectacular. Lo advertí por primera vez cuando se sentaron en el mismo sofá, una al lado del otro. La segunda pista fue que Betsy reposaba la mano sobre el muslo de Bob (un signo muy esperanzador). Decían que la medicación había marcado una gran diferencia. Betsy dejó de criticar y «repetir mil veces lo mismo», mientras que Bob empezó a poner más atención y a generar menos conflictos. Ya no era de los que huyen del lugar del accidente que han provocado. Era más reflexivo. Me alegraba que, con el funcionamiento más normal de sus cerebros, pudieran aprovechar la terapia matrimonial. Pasaban bastante tiempo juntos, se ponían de acuerdo sobre la forma de actuar con sus hijos, y hasta volvieron a hacer el amor de forma más asidua. A medida que Betsy y Bob mejoraban, lo mismo hacía Charles. ¿Cuántos matrimonios acaban en divorcio o una infelicidad crónica debido a patrones cerebrales que interfieren en la intimidad? Más adelante dedico todo un capítulo a las relaciones de pareja y el cerebro.

Willie

Willie era el tipo de persona que se lleva bien con todo el mundo. Estudiante de sobresaliente, le aguardaba una beca para cursar estudios universitarios y su futuro parecía incondicionalmente prometedor... hasta que se estrelló la cabeza contra el salpicadero cuando su coche golpeó por accidente el quitamiedos. Aunque un poco aturdido, al día siguiente parecía que no le había ocurrido nada. Tres meses después tuvo otro accidente al dar un volantazo para evitar atropellar a un perro que se le cruzó en la carretera. Se dio un golpe muy fuerte contra el parabrisas, y esta vez tuvo que ir a urgencias, donde estuvo en observación. Después de reconocerlo, el médico le dijo que no tenía nada de que preocuparse, ya que solo había sufrido una pequeña conmoción cerebral. Sin embargo, en los meses siguientes Willie se daba cuenta de que aquella conmoción estaba causando estragos en su vida. Persona de carácter afable, de repente veía que perdía los nervios por nimiedades. Empezaron a cambiar su actitud y su comportamiento. Si antes había sido paciente, ahora se enfadaba por cualquier cosa. Tranquilo y cariñoso como había sido, ahora estaba continuamente airado. Su irritabilidad y constantes explosiones de ira empezaron a alejar a sus amigos y familiares.

Convirtió a su compañero de habitación en la universidad en el centro de su ira y, sin razón alguna, se obsesionó con la comida. Inexplicablemente, el apetito de Willie cambió. En tan solo tres meses engordó treinta kilos, y siempre tenía hambre. Se diría que devoraba todo lo que encontraba. Cuando su compañero de habitación se hartó de que se le comiera todas las provisiones y le pidió que solo lo hiciera con lo que él se compraba, Willie pensó que, al privarle de la comida que necesitaba, su compañero intentaba hacerle daño. Consumían a Willie pensamientos negativos y paranoicos sobre esa persona que «quería quitarle la comida de la boca». En su mente, la única forma de protegerse de ese enemigo era herirlo. Una tarde, tomó un cuchillo de carnicero y esperó en la puerta a quien había sido su amigo. «Iba a acabar con él», me dijo después Willie.

A pesar de ello, atenazado como estaba por la paranoia, había cierta parte de su mente que seguía cuerda. Se veía a sí mismo como si se contemplara desde arriba, de pie detrás de la puerta con las armas en la mano. Sabía que estaba descontrolado y que debía serenarse antes de que fuera demasiado tarde. Fue al teléfono y llamó a un amigo, que le dio mi número. La crisis inmediata quedó conjurada.

Mientras me explicaba sus dos accidentes y la gravedad de sus cambios de personalidad, pedí inmediatamente un estudio cerebral. Como esperaba, se veían en él anormalidades. Dos zonas trabajaban mucho: una, en el lóbulo temporal izquierdo, donde la disfunción suele ir asociada a la paranoia y la violencia. La segunda, en la parte central y superior de los lóbulos frontales (el área cingulada), también la parte del cerebro que permite a la persona pasar la atención de una cosa a otra. Cuando esta parte permanece hiperactiva, el individuo se queda atascado en pensamientos repetitivos. En cuanto vi el estudio cerebral de Willie, me di cuenta de que explicaba perfectamente los cambios que se habían producido en su persona: paranoia, temperamento exaltado y pensamientos negativos sobre su compañero de habitación que no podía evitar.

El siguiente paso estaba claro. Le receté una medicación para aliviar sus síntomas: un anticonvulsivo para la anormalidad del lóbulo temporal, y un antidepresivo y antiobsesivo que le ayudara a «desatascarse» de los pensamientos negativos. Al cabo de unas semanas de tratamiento, los resultados eran espectaculares. Willie empezó a recuperar el sentido del humor y a relacionarse de nuevo con sus amigos y su familia. Hace hoy seis años de

Cerebro de Willie, afectado de traumatismo craneal

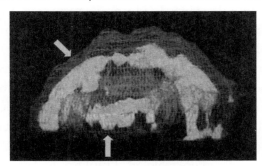

Imagen 3D de la actividad lateral
Observa la actividad notablemente mayor del
cingulado y el lóbulo temporal izquierdo (flechas)

aquellos dos accidentes. Con una medicación para controlar los problemas cerebrales derivados del traumatismo, Willie es en la actualidad uno de los seres humanos más amables que he conocido.

El cerebro es la sede de los sentimientos y la conducta. Crea nuestro mundo, una afirmación que cambia por completo lo que se suele pensar. Es el cerebro el que percibe y experimenta. Todo empieza y acaba en él. Su forma de funcionar determina la propia calidad de nuestra vida: lo felices que somos, lo bien que nos llevamos con los demás, el éxito que tenemos en nuestra profesión... Incluso es probable que el cerebro influya en lo cerca o lejos que nos sentimos de Dios. Los patrones de nuestro cerebro predisponen el tipo de marido o esposa que seremos, si nos irá bien con los estudios, si nos irritarán nuestros hijos, o si seremos ambiciosos y nos afanaremos en conseguir lo que nos propongamos.

La mayoría de nosotros no tenemos esas malas pulgas de Willie ni su carácter explosivo anteriores al tratamiento, ni somos como Michelle en los días peores de la menstruación. No nos enfrentamos a quienes nos irritan con un cuchillo de carnicero en la mano. Somos mayoritariamente personas cálidas, amables y razonables que quieren tener unas buenas relaciones de pareja y salir airosas en nuestro día a día. Cuando nuestros patrones cerebrales son normales y están equilibrados, lo habitual es que lo consigamos. Pero cuando nos comportamos de forma anómala, como en los casos que acabamos de ver, muchas veces algo ocurre con los patrones del ordenador del cuerpo: el cerebro. Estas historias demuestran que *los patrones físicos de nuestro cerebro producen un impacto determinante en nuestra forma de pensar, sentir y comportarnos en cada momento.* No ha sido sino hasta hace poco cuando hemos descubierto la forma de reconocer esos patrones y la manera de tratarlos con recetas tanto conductuales como médicas.

Lamentablemente, muchos profesionales carecen de la compleja información sobre cómo funciona realmente el cerebro. Creen que la conducta de sus pacientes es primordialmente resultado del estrés y las condiciones medioambientales, y no consideran la posibilidad de que su origen pueda estar en una fisiología cerebral anómala. Willie, por ejemplo, podría haberle contado una y mil veces al terapeuta cuándo dejó de hacerse pis en la cama y empezó a valerse solo en el lavabo, y no le habría ayudado en nada. Creo que debemos plantear la psicoterapia de forma más holística, entender la realidad como algo distinto de la suma de los elementos que la componen. Creo que, antes de diseñar tratamientos que tengan éxito, necesitamos entender la función de la fisiología del cerebro además de otros factores, como el estrés o los condicionamientos.

En los capítulos 3, 5, 7, 9 y 11 te explico cinco diferentes sistemas cerebrales. Comprenderlos te ayudará a entenderte a ti mismo y a los demás de forma completamente nueva. La actividad que se desarrolla en estos sistemas es la base de gran parte de las conductas que llamamos humanas. Todos esos capítulos empiezan con una explicación de las funciones y ubicaciones generales de cada parte del cerebro. A continuación, expongo cómo incide cada una de las zonas en la conducta cotidiana y en determinados trastornos médicos, como la depresión y la ansiedad. Todos los capítulos terminan con una lista de control que te ayudará a identificarte o identificar a tus seres queridos en unas determinadas categorías. En los capítulos 4, 6, 8, 10 y 12, hablo de los tratamientos y procedimientos de optimización concretos.

3

EL AMOR Y LA DEPRESIÓN

El sistema límbico profundo

FUNCIONES DEL SISTEMA LÍMBICO PROFUNDO

⟶ *Establece el tono emocional de la mente.*
⟶ *Filtra los sucesos exteriores a través de los estados interiores (crea el colorido emocional).*
⟶ *Etiqueta los sucesos internamente importantes.*
⟶ *Almacena los recuerdos de alto contenido emocional.*
⟶ *Modula la motivación.*
⟶ *Controla los ciclos del apetito y el sueño.*
⟶ *Estimula la vinculación afectiva.*
⟶ *Procesa directamente el sentido del olfato.*
⟶ *Modula la libido.*

El sistema límbico profundo está cerca del centro del cerebro. Considerando su tamaño —más o menos como una nuez—, cumple muchísimas funciones, todas ellas fundamentales para la conducta y la supervivencia humanas.[1] Desde una perspectiva evolutiva, se trata de una parte «más vieja» del cerebro «mamífero» gracias a la cual los animales pudieron experimentar y expresar emociones. Los liberó de la conducta y las acciones estereotipadas dictadas por el tronco cerebral, que se encuentra en el cerebro «reptil» más antiguo. La posterior evolución de la corteza cerebral circundante en los animales superiores, especialmente en los humanos, nos dio la capacidad de resolución de problemas, planificación, organización y pensamiento racional. Pero para que estas funciones produzcan un efecto en el mundo, uno debe tener pasión, emoción y el deseo de que algo ocurra. El sistema límbico profundo es, por decirlo de algún modo, la especia emocional tanto en sentido positivo como negativo.

Esta parte del cerebro interviene en el establecimiento del tono emocional. Cuando el sistema límbico permanece menos activo, normalmente el estado de ánimo es más positivo y optimista. Cuando está calentado, o hiperactivo, se puede imponer la negatividad. Al principio, este descubrimiento realmente nos sorprendió a mis colegas de la clínica y a mí. Pensábamos que la actividad excesiva en la parte del cerebro que controla la emoción podía estar correlacionada con unos sentimientos más fuertes de todo tipo, no exclusivamente los negativos. Sin embargo, observamos una y otra vez que cuando esta área se encontraba hiperactiva en la SPECT, se correspondía con la depresión y la negatividad del sujeto. Parece que cuando el sistema límbico profundo está inflamado, se produce un doloroso ensombrecimiento emocional. Nuevos estudios sobre la depresión realizados en laboratorios de todo el mundo corroboran tal tesis.

El ensombrecimiento emocional que genera el sistema límbico profundo es el filtro a través del cual interpretamos los sucesos del día. Colorea los sucesos en función de nuestro estado de ánimo. Cuando estamos tristes (con un sistema límbico hiperactivo), lo más probable es que interpretemos hechos neutrales a través de un filtro negativo. Por ejemplo, si tenemos

---

1. Utilizo la expresión «sistema límbico profundo» para diferenciarla de la clásica de «sistema límbico», que también incluye el giro cingulado y los lóbulos temporales profundos, de los que me ocupo en capítulos distintos. En esta definición, el sistema límbico profundo incluye las estructuras talámicas y el hipotálamo, además de las estructuras de su alrededor inmediato. Como he señalado en la Introducción, he simplificado los cinco sistemas cerebrales de los que se habla en este libro. Todos ellos son mucho más complejos y están mucho más interconectados de lo que aquí se expone. En el ámbito clínico, estas divisiones nos han sido útiles para explicar gran parte de las conductas que hemos observado.

Sistema límbico profundo

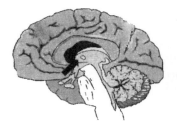

Vista lateral

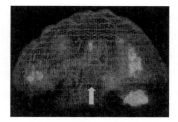

Imagen 3D de la actividad lateral

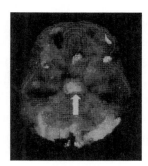

*Imagen 3D de la
actividad inferior*

una conversación neutral o incluso positiva con alguien cuyo sistema límbico profundo está hiperactivo o «fijado negativamente», es probable que esa persona interprete de forma negativa la conversación. Por el contrario, cuando esta parte del cerebro está «fría» o funciona adecuadamente, es más previsible que se produzca una interpretación neutral o positiva de los sucesos. La valencia o carga que damos a determinados sucesos de nuestra vida nos empuja a la acción (por ejemplo, a acercarnos a alguien que deseamos) o provocan una conducta de evitación (por ejemplo, alejarnos de alguien que nos haya hecho daño anteriormente).

El síndrome premenstrual (SPM), del que hablé en el capítulo anterior, es un ejemplo clásico de este principio del ensombrecimiento emocional. Como veíamos, en nuestro estudio del SPM entre el quinto y el décimo día anterior al inicio de la menstruación, el sistema límbico profundo se calienta más, o se hace más activo, con la disminución de las hormonas. Esta activación límbica profunda colorea los sucesos de forma más negativa. La mujer de un amigo sufre un SPM especialmente grave. Dice mi amigo que, durante la primera semana del ciclo, su mujer lo mira con amor y cariño, y todo lo que hace le parece estupendo. Es más cariñosa y afectuosa. Diez días antes del periodo, las cosas cambian drásticamente. No quiere que la toque. Tiene «otra mirada», que él describe como una mezcla de mirada ceñuda y un «no vayas a tontear conmigo». Poco hace él que a su mujer le parezca bien, ya que colorea la mayoría de los sucesos de forma negativa. Luego, al cabo de pocos días de iniciado el ciclo, vuelve a ser más positiva, cariñosa y afectuosa.

Se ha visto también que el sistema límbico profundo, junto con los lóbulos temporales profundos, interviene en el almacenamiento de recuerdos de alto contenido emocional, tanto positivos como negativos. Una persona que haya vivido un suceso traumático, por ejemplo un accidente de tráfico o ver cómo se le quemaba la casa, o que ha sido maltratada por sus padres o por su cónyuge, almacena el componente emocional del recuerdo en el sistema límbico profundo del cerebro. Y la que ha ganado en la lotería, se ha graduado con sobresaliente cum laude o ha contemplado el nacimiento de su hijo también almacena ahí estos recuerdos emocionales. La experiencia total de nuestros recuerdos emocionales es responsable, en parte, del tono emocional de nuestra mente. Cuantas más experiencias estables y positivas hayamos vivido, más probable es que tengamos una mente positiva; de la misma manera, cuantos más traumas hayamos sufrido, más emocionalmente negativos nos mostramos. Estos recuerdos emocionales intervienen estrechamente en el etiquetado que hacemos de los sucesos cotidianos.

El sistema límbico profundo también afecta a la motivación y el empuje. Nos ayuda a ponernos en marcha por la mañana y nos anima a avanzar a lo largo del día. Según nuestra experiencia, el exceso de actividad en esta zona está asociado a una menor motivación y empuje, circunstancia muy habitual en la depresión. El sistema límbico profundo, especialmente el hipotálamo, controla los ciclos del sueño y el apetito. Un sueño y un apetito sanos son fundamentales para mantener un adecuado medio interno. Cuando existen anormalidades límbicas suelen aparecer problemas en ambos componentes.

Las estructuras límbicas profundas también están íntimamente relacionadas con la vinculación afectiva y la conectividad social. Se ha comprobado que los animales que tienen dañado el sistema límbico no establecen unos adecuados vínculos afectivos con los más jóvenes. En un estudio sobre ratas, cuando las estructuras límbicas estaban dañadas, las madres no daban de comer ni criaban a sus crías, sino que las arrastraban por la jaula como si fueran objetos inanimados. El sistema límbico profundo afecta al mecanismo de la vinculación afectiva que nos permite conectar socialmente con otras personas; nuestra capacidad de hacerlo con éxito influye, a su vez, en nuestro estado de ánimo. Somos animales sociales: cuando nos vinculamos de forma positiva con la gente, nos sentimos mejor con nosotros mismos y con nuestra vida. Esta capacidad de vincularnos afectivamente desempeña un importante papel en el tono y la calidad de nuestros estados de ánimo.

Asimismo, el sistema límbico profundo procesa directamente el sentido del olfato. El olfativo es el único de los cinco sistemas sensoriales que va directamente del órgano sensorial a donde se procesa en el cerebro. Los mensajes de los otros sentidos (vista, oído, tacto y gusto) se mandan a una «central de transmisión» antes de ser enviados a su destino final en diferentes partes del cerebro. El sentido del olfato va directamente a nuestro sistema límbico profundo, y así se entiende por qué los olores producen un impacto tan fuerte en lo que sentimos. Las multimillonarias industrias del perfume y los desodorantes se basan en este hecho: los olores agradables evocan sentimientos placenteros y atraen a las personas; los desagradables, por el contrario, las repelen.

Descubrí de primera mano la conexión entre el sistema olfativo y el límbico profundo cuando tenía dieciséis años y empezaba a salir con una muchacha que luego se convirtió en mi esposa. Era una buena chica católica. Como ocurre normalmente con todo adolescente a quien le hierve la sangre, me interesaba mucho el afecto físico. Un día me quedé sin loción para después del afeitado y le pedí a mi hermano su English Leader. Esa noche noté en ella algo distinto. Yo tenía un coche con el asiento delantero corrido. Normalmente ella se sentaba en la parte más cercana a la puerta del acompañante. Esa noche se sentó en el centro, pegada a mí. Me tomó la mano antes de que yo me acercara a ella. Estaba más para comérsela que nunca y mucho más cariñosa que antes. Huelga decir que, a partir de entonces, English Leader fue el único perfume que utilicé.

La vinculación afectiva, los olores, la sexualidad y el sistema límbico profundo están íntimamente conectados. En cierta ocasión, Napoleón escribió a Josefina para pedirle que se abstuviera de lavarse dos semanas antes de que él regresara del campo de batalla. Deseaba que Josefina desprendiera un olor fuerte, porque le excitaba sexualmente. Es probable que los olores sexuales y positivos enfríen el sistema límbico e intensifiquen el apetito sexual. La hiperactividad límbica profunda, vinculada a menudo con la depresión, muchas veces se traduce en un menor interés sexual. Llevo muchos años planteando la hipótesis de que la disminución de la actividad sexual va asociada a un aumento de la actividad límbica profunda y una mayor vulnerabilidad a la depresión.

Estudié este fenómeno en un varón adulto que tenía problemas de depresión y una mayor actividad en los sistemas límbicos profundos que se reflejaban en la SPECT. Le pedí que hiciera el amor apasionadamente con su esposa. Luego, al cabo de una hora, le hice un nuevo escáner. Su actividad límbica había disminuido notablemente. Se ha dicho que el orgasmo es una pequeña convulsión del sistema límbico y que tiende a liberar actividad límbica profunda o a reducirla. La sexualidad es buena para un cerebro que se quiera vinculado afectivamente.

Siempre que la persona participa con otra en una actividad sexual, en los cerebros de las dos se producen unos cambios neuroquímicos que estimulan la vinculación emocional y límbica. Sin embargo, la vinculación límbica es precisamente la razón de que el sexo informal no satisfaga a la mayoría de la gente en los ámbitos mental y corporal. Dos personas pueden tener sexo «por pura diversión», aunque en otro nivel ocurre algo que tal vez no hayan decidido: el sexo refuerza un vínculo emocional entre ellas, lo quieran o no. Una de las dos, normalmente la mujer, tiene tendencia a establecer un vínculo, y se siente herida cuando acaba una relación informal. Una de las razones de que generalmente sea la mujer quien más sufra es que el sistema límbico femenino es mayor que el del varón. Por tanto, una consecuencia probable es que la mujer establezca una mayor conexión límbica.

Traté en cierta ocasión a una paciente llamada Renee, que tenía un fuerte impulso sexual. Su marido no la satisfacía sexualmente. Otros hombres flirtearon con ella durante muchos años pero ella se mantuvo fiel a su marido, hasta que un día, por pura frustración, decidió tener una aventura con un compañero de trabajo. Acordaron desde el principio que se acostarían como amigos, solo para divertirse, y los dos primeros meses parecía que funcionaba. Después, Renee deseaba verlo con más frecuencia. Intentó convencerle de que se vieran dos días a la semana, en lugar de uno como originariamente habían acordado. Su amante, en lugar de reaccionar positivamente, empezó a ponerle excusas. Cuanto más se encariñaba ella, más se distanciaba él. Al principio los dos sintonizaban, estaban en la misma onda, pero al final ella había cambiado y él no, y Renee se sentía utilizada. Es importante entender cómo funcionan el cuerpo y la psique. En este caso, lo más sensato habría sido que Renee se hubiese percatado de que su sistema límbico no estaba tan abierto al sexo informal como ella quería. Mejor hubiera hecho quedándose con su marido, hablar con él de sus problemas sexuales, y no buscarse alguien con quien mantener una relación sexual sin más propósito que el sexo.

Como he señalado antes, estudios actuales demuestran que las mujeres, en general, tienen un sistema límbico profundo mayor que los hombres. Esto les supone ventajas e inconvenientes. Por ese mayor sistema límbico profundo, son más conscientes de sus sentimientos, y normalmente saben expresarlos mejor que los hombres. Tienen mayor capacidad para vincularse afectivamente y conectar con los demás (de ahí que sean quienes mejor se ocupan de los hijos). También gozan de un sentido del olfato más agudo, que probablemente se haya desarrollado por la necesidad evolutiva de que la madre reconozca a sus hijos. Pero poseer un sistema límbico profundo mayor hace a la mujer de algún modo más susceptible a la depresión, especialmente en momentos de importantes cambios hormonales, como el inicio de la pubertad, antes de la menstruación, después de dar a luz y en la menopausia. Los intentos de suicidio en las mujeres son tres veces más abundantes que en los hombres. Sin embargo, ellos llegan a suicidarse tres veces más que las mujeres, en parte porque emplean medios más contundentes (las féminas suelen recurrir a sobredosis de determinados fármacos, mientras que los hombres se cuelgan o se disparan un tiro), y en general están menos conectados con los demás que las mujeres. La desconexión de los demás aumenta el riesgo de suicidio consumado.

El sistema límbico profundo, especialmente el hipotálamo, situado en la base del cerebro, traduce nuestro estado emocional a sentimientos físicos de relajación o tensión. La mitad anterior del hipotálamo envía señales tranquilizantes al cuerpo a través del sistema nervioso parasimpático, mientras que la parte posterior manda señales estimulantes o de miedo a través del sistema nervioso simpático. La parte posterior del hipotálamo, cuando está estimulada, es responsable de la reacción de «luchar o huir», un estado primitivo que nos dispone a luchar o a huir cuando nos sentimos amenazados o tenemos miedo. Esta «reacción fija» se produce inmediatamente después de que lo haga la activación, por ejemplo al observar o experimentar una amenaza emocional o física: el corazón late más deprisa, aumentan el ritmo de respiración y la presión sanguínea, las manos y los pies se enfrían para mandar la sangre de las extremidades a los grandes músculos (para luchar o echar a correr), y las pupilas se dilatan (para ver mejor). Esta traducción límbica profunda de la emoción es inmediata y de gran fuerza. Se produce ante amenazas físicas evidentes y también ante amenazas emocionales menos obvias. Esta parte del cerebro está íntimamente conectada con la corteza prefrontal, y parece que actúa de estación de cambio que convierte en fuerza motriz la emoción (el sistema límbico profundo), el pensamiento racional o la resolución de problemas utilizando la corteza. Cuando se activa el sistema límbico, se suelen imponer las emociones. Estudios actuales demuestran la existencia de una correlación entre la depresión y una mayor actividad del sistema límbico profundo y la paralización de la corteza prefrontal, especialmente en el lado izquierdo.

PROBLEMAS DEL SISTEMA LÍMBICO PROFUNDO

➠ *Mal humor, irritabilidad, depresión clínica.*
➠ *Mayor pensamiento negativo.*
➠ *Percepción negativa de la realidad.*
➠ *Menor motivación.*
➠ *Gran cantidad de sentimientos negativos.*
➠ *Problemas de apetito y sueño.*
➠ *Menor o mayor receptividad sexual.*
➠ *Aislamiento social.*

Los problemas del sistema límbico profundo (como ocurre con todos los demás sistemas) generalmente se corresponden con sus funciones. Con toda seguridad conocerás a personas que todo lo ven negro. En realidad, este pesimismo podría ser un problema del sistema límbico porque, como he dicho, cuando esta parte del cerebro trabaja demasiado, la negatividad impregna el filtro emocional. Un determinado individuo puede huir de una

El viejo hombre del mar —

interacción que otros diez hubieran considerado positiva, y que él tiene por negativa. Y como el sistema límbico afecta a la motivación, las personas a veces adoptamos ante la vida y el trabajo una actitud de indiferencia; no tenemos fuerza para que las cosas nos importen. Dado que no confiamos en los resultados, tenemos poca fuerza de voluntad para avanzar en las tareas.

Los centros del apetito y el sueño se encuentran en el sistema límbico profundo, de ahí que el mal funcionamiento de este provoque cambios, que se pueden manifestar en una tendencia al exceso o defecto de ambos. Por ejemplo, en episodios depresivos típicos se ha observado que la persona pierde el apetito y tiene problemas de sueño, pese a su cansancio crónico; en cambio, en la depresión atípica duerme y come en exceso.

Hay tres problemas provocados por anormalidades del sistema límbico profundo: la perturbación de la vinculación afectiva, los trastornos de estado de ánimo y el síndrome premenstrual.

PERTURBACIÓN DE LA VINCULACIÓN AFECTIVA

Los problemas límbicos y los de vinculación afectiva suelen ir de la mano. Uno de los vínculos más importantes en el ámbito humano es el que se da entre madre e hijo. Sin embargo, los cambios hormonales que se producen muy poco después del parto pueden provocar problemas límbicos o emocionales en la madre. Se llaman «tristeza del bebé» cuando son suaves, y depresión o psicosis posparto cuando son graves. En el momento en que surgen estos problemas, el sistema límbico de la madre muestra una actividad anómala. (El fenómeno se ha observado tanto en animales como en seres humanos.) Además, pueden darse importantes problemas de vínculo afectivo. Es posible que la madre se aparte del bebé, con lo que impide que este se desarrolle normalmente. Los bebés que experimentan el «fracaso del desarrollo», por ejemplo, o que pesan menos de lo normal y sufren retrasos de crecimiento muchas veces son hijos de madres emocionalmente despegadas.

En estos casos, la actividad anómala del sistema límbico de la madre provoca problemas de desarrollo en el hijo. Y al revés, los problemas del sistema límbico profundo pueden estar causados por sucesos externos que perturban el proceso de vinculación humana. Esto puede tener lugar en cualquier momento de la vida. Los tres siguientes hechos son los más comunes.

La muerte

La muerte del padre, la madre, el marido, la esposa o un hijo provoca una tristeza y una pena profundas. En estas relaciones familiares suele haber un estrecho vínculo neuroquímico (derivado de los miles de recuerdos y experiencias almacenados). Cuando se rompe, la actividad del sistema límbico profundo se desbarata. Muchas personas que sufren la pena dicen que es una sensación física, no imaginaria. La tristeza muchas veces activa los centros del dolor del cerebro, que están situados cerca del sistema límbico profundo.

Es interesante observar que aquellos que tienen una buena relación con la persona fallecida suelen superar la pena con mayor facilidad que aquellos cuya relación con el fallecido estuvo llena de desconcierto, amargura y desengaño. La razón es que una relación positiva va asociada a unos buenos recuerdos, cuya reconsideración ayuda en el proceso de curación del duelo. Cuando las personas que han tenido una mala relación se detienen a pensar en ella, han de revivir el dolor. En su mente siguen intentando arreglar lo que no funciona y curar heridas, pero no pueden. Además, la culpa que arrastran consigo dificulta el proceso de curación. Donna es un ejemplo. Había tenido con su madre una relación turbulenta, con peleas constantes por asuntos que en sí mismos parecían insignificantes. Pero, pese a tantos problemas, el año posterior a la muerte de su madre fue el más duro de la vida de Donna. Su marido no podía entender que sintiera una pena tan intensa; siempre la había oído quejarse de que su madre era egoísta y no sentía interés alguno por ella. Lo que no conseguía comprender era que Donna tenía que llorar no solo la muerte de su madre, sino también porque ya no podría tener el vínculo madre-hija que siempre había deseado. La muerte había acabado con todas sus esperanzas.

Perder al marido, la esposa o el amante es un suceso traumático distinto del de la pérdida de otro ser querido. Cuando se ha hecho el amor con una persona de forma asidua, la muerte puede ser extraordinariamente dolorosa porque se ha roto la conexión límbica profunda. El cónyuge ha pasado a formar parte del vínculo químico de esta parte del cerebro, y para que este vínculo se disuelva se requiere tiempo. Nuestro sistema límbico profundo añora el tacto, la voz y el olor de la persona que se ha ido.

La conexión límbica profunda no depende solo de la intimidad sexual. Otra «pérdida límbica profunda» que se suele olvidar es la de un animal de compañía. Muchos desarrollan con su mascota el mismo apego que con las personas importantes de su vida, ya que los animales suelen ofrecer un cariño incondicional y conectan con nuestro yo afectuoso más profundo. He visto a menudo que sostener uno de mis gatos o acariciar a mi perro durante un escáner producía un efecto positivo de «enfriamiento límbico». Lamentablemente, mientras escribía este libro murió de cáncer mi perra, *Samantha*. Mi familia sentía una profunda tristeza, derramó muchas lágrimas, en especial mis hijas y mi esposa. Todos teníamos problemas para dormir, no nos apetecía comer, y todo lo que nos recordaba a *Samantha* enseguida nos hacía llorar y nos producía sentimientos de pérdida y profunda tristeza. Conozco a personas que, después de la muerte de su mascota, cayeron en tal depresión que se veían asaltadas por pensamientos suicidas e incluso paranoicos. Darse cuenta de esta gran pena suele ser necesario para poder curarse.

El divorcio

El divorcio posiblemente provoque el tipo de estrés más grave que el ser humano pueda padecer. A mucha gente les genera más ansiedad el divorcio de su cónyuge que su muerte. Como decía antes, las personas que están «conectadas límbicamente» tienen un vínculo muy fuerte, y creo que este fenómeno puede ser una de las principales razones de que las mujeres no puedan dejar al marido que las maltrata. Han tenido sus hijos con ese hombre, han compartido con él la cama y la casa. Deshacer ese vínculo afectivo, que está en el núcleo de su cerebro, es una grave ruptura que puede provocar que la mujer se sienta fragmentada, como si en realidad no estuviera completa sin el hombre. Le pueden sobrevenir multitud de problemas de apetito y sueño, depresión, irritabilidad y aislamiento social. Traté a una mujer que estaba casada con un hombre dominante y airado al que nunca conseguía complacer. Un día le dijo que la dejaba por otra mujer (lo cual le produjo una grave herida límbica), y ella cayó en tal depresión que puso la cabeza en el horno y encendió el gas. Afortunadamente, alguien la salvó y la llevó al hospital. Hasta que su sistema límbico profundo empezó a curarse y se sintió con fuerzas propias, no pudo darse cuenta de que ni siquiera le gustaba su marido, y de que, en cualquier caso, no merecía la pena, ni mucho menos, suicidarse por un hombre que la engañaba.

También quien inicia la separación sufre angustia y suele pasar por un periodo de depresión, porque los «vínculos límbicos químicos» se rompen para todos los implicados en la separación. Es posible que quien da el primer paso no se dé cuenta y no prevea la pena que va a sentir durante cierto tiempo. Para algunos, el divorcio es tan devastador que puede desencadenar una ira y unas ansias de venganza enormes. De hecho, nunca he visto dos personas más crueles la una con la otra que quienes pasan por un divorcio reñido y amargo. Pierden todo sentido de la equidad y racionalidad, y hacen todo lo posible por herirse mutuamente. ¿Qué es lo que prende fuego a tales reacciones negativas? La ruptura de la conexión química activa el sistema límbico profundo. Las personas no solo se deprimen, sino que adoptan una actitud negativa y se lo toman todo a mal. Enseguida aparece la ira. Saben que han de separarse y, para hacerlo, inconscientemente utilizan la ira y la agresividad.

El síndrome del nido vacío

Cuando los hijos se van de casa, ocurre a menudo que los padres se sienten tristes y despojados de algo. Muchos pierden el apetito y tienen problemas de sueño. Les falta algo. Puede ser una situación confusa, porque recuerdan lo mucho que sufrieron durante la adolescencia de los hijos, y dieron por supuesto que, cuando estos por fin se fueran de casa y llevaran su propia vida, podrían descansar. (Se ha dicho que el carácter discordante de la relación entre padres e hijos durante la adolescencia de estos puede ser la forma que tiene la naturaleza de ayudar a unos y otros a hacer la transición del estrecho vínculo afectivo de la infancia a la completa independencia de la primera madurez.) Pero, por difíciles que fueran para ambas partes esos años de la adolescencia, sigue existiendo un vínculo fenomenal, y romperlo produce angustia.

Traté en cierta ocasión a un hombre que desarrolló una depresión clínica cuando su hija única se fue de casa a estudiar a la universidad. Aunque estaba felizmente casado, le gustaba su trabajo y en todo lo demás gozaba de buena salud, se sentía triste, lloraba con facilidad, le costaba dormir, se hizo más irritable y tenía problemas para concentrarse: todos ellos síntomas de depresión. También traté a otra mujer cuyos dos hijos se fueron a estudiar a la universidad en dos años consecutivos, y se sentía tan deprimida, sola e insignificante que, para curarse la pena, recurrió a una aventura amorosa. Por la aventura dio al traste con el matrimonio, tuvo pensamientos suicidas y casi acabó con su vida.

LA DEPRESIÓN

La falta de vinculación y la depresión están muchas veces relacionadas. A las personas deprimidas no les suele apetecer estar con otras, y se aíslan. El aislamiento social tiende a perpetuarse a sí mismo: cuanto más se aísla el individuo, menos actividad de vinculación se produce. Y así empeora la depresión y aumenta la probabilidad de un mayor aislamiento.

Se sabe que la causa de la depresión es el déficit de ciertos neuroquímicos y neurotransmisores, especialmente de norepinefrina y serotonina. Según mi experiencia, este déficit puede provocar un mayor metabolismo o inflamación del sistema límbico profundo, que a su vez produce muchos de los problemas asociados con la depresión. Habrás observado en este capítulo que la depresión, junto con todos los demás síntomas de perturbación del sistema límbico profundo, parece ser un factor común. Como el sistema límbico profundo está íntimamente ligado a los estados de ánimo, cuando se halla hiperactivo los problemas de depresión se agrandan como una bola de nieve y afectan a todas las demás funciones del sistema límbico profundo.

Ariel vino a mi consulta porque llevaba más de dos años con síntomas de depresión. Estaba cansada, padecía insomnio y pensamientos negativos, no tenía motivación alguna y había empezado a presentar ideas suicidas. Sin embargo, el síntoma que más difícil se le hacía a su marido era la total inapetencia sexual. Estaba dispuesto a dejarla porque pensaba que ya no sentía interés por él como hombre. Por qué, si no, pensaba, llevaba tanto tiempo sin desear tocarlo.

Con el escáner de su cerebro en la mano, no me sorprendió ver que su sistema límbico profundo iba a paso ligero. Contar con esta información ayudó mucho a su marido a ser objetivo en el análisis de la situación: su mujer lo tenía olvidado no porque no le gustara, sino porque en su cerebro había un cierto desequilibrio químico. Y lo más importante era que la situación se podía solucionar.

La mayor actividad en el sistema límbico profundo forma parte de un patrón que suele responder a los antidepresivos, pero hay pacientes reacios a los medicamentos. Era el caso de Ariel. Sufría las consecuencias del bombardeo mediático de 1991, cuando en todos los noticiarios y programas de entrevistas se hablaba de los espeluznantes efectos del Prozac, entre ellos el de causar comportamientos asesinos. Se llegó a decir que su consumo podía incluso provocar el asesinato de la propia madre. Creo que fue un sensacionalismo completamente irresponsable, en especial porque aterrorizó a muchas personas que padecían depresión, una enfermedad que tiene tratamiento, y les impidió buscar la ayuda que necesitaban. El hecho de que los medicamentos puedan tener efectos secundarios no debería ser un elemento disuasorio indiscriminado contra su uso: en muchos, muchísimos casos, los beneficios superan con creces a los inconvenientes. Si no estás seguro de lo que digo, considera este hecho: los antidepresivos pueden producir estreñimiento o descomposición, pero el suicidio (muchas veces resultado de una depresión no tratada) es la octava causa de muerte en Estados Unidos.

Ariel optó por no tomar medicación. Siguió las prescripciones límbicas profundas (cambios de conducta que afectan a la química del cerebro) que se exponen en el capítulo siguiente, elaboradas por mí específicamente para tratar la depresión. Con ellas consiguió superar su problema. Sin embargo, las prescripciones sin medicamentos no le van bien a todo el mundo, y algunas personas necesitan medicarse. Déjame que te insista: la depresión se puede curar. Si la padeces, debes procurarte la ayuda de un profesional cualificado. No hay más que pedirla.

Leigh Anne

El siguiente es otro caso de disfunción límbica profunda. Leigh Anne vino a verme quince meses después del nacimiento de su primer hijo. Unas cuantas semanas después del parto empezó a padecer náuseas, retraimiento social, accesos de llanto y depresión. Tres meses después buscó ayuda en la psicoterapia, pero no mejoraba. La depresión avanzaba hasta el punto de que era ya incapaz de cuidar de su hija. Desesperada por no poder actuar como la buena madre que quería ser con su hija, vino a mi consulta. Después de diagnosticarle una depresión grave, le receté Prozac y empecé a tratarla con psicoterapia. Al cabo de unas semanas remitieron los síntomas, y en pocos meses Leigh Anne quiso suspender el tratamiento. Asociaba la toma de Prozac a un remedio para «personas deprimidas». No se quería ver como alguien estigmatizado por tal etiqueta. Durante varios meses después de dejar de tomar el medicamento no tuvo reacciones adversas. Luego reaparecieron los síntomas.

Cuando volvió a la consulta, seguía sin querer pensar que le «pasaba» algo, y continuaba mostrándose reacia a tomar medicamentos. Con el estudio cerebral que pedí para evaluar su sistema límbico profundo, le pude mostrar la notablemente mayor actividad de esta zona del cerebro. Era la prueba que necesitaba para convencerla de que volviera a tomar Prozac un poco más de tiempo.

Este caso ilustra un hecho importante: según mi experiencia y la de otros psiquiatras, el paciente no tiene por qué seguir necesariamente con la medicación por el solo hecho de que la haya iniciado. Sin embargo, con determinados fármacos, como Prozac, se necesita un periodo mínimo de tratamiento antes de poder dejarlos sin consecuencias negativas. Si la persona deprimida tiene voluntad para seguir el tratamiento cuanto haga falta (unos dos años en este caso; el tiempo varía de un individuo a otro), hay una mayor probabilidad de que se pueda suspender sin recaer en los síntomas.

Cerebro de Leigh Anne, afectado de depresión

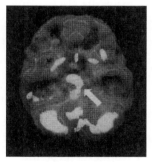

Imagen 3D de la actividad
en la parte inferior
Observa la mayor actividad
límbica (flecha)

EL TRASTORNO MANÍACO-DEPRESIVO

Sarah

Sarah tenía cincuenta y tres años cuando aceptó ser hospitalizada a mi cuidado. El mes anterior, su familia la había internado en otro hospital psiquiátrico por delirios y comportamiento extraño —había arrancado todo el cableado eléctrico de la casa porque oía voces que salían de las paredes—. Además de estos síntomas, apenas conseguía dormir, tenía la mente desbocada y se mostraba extremadamente irritable. El médico le había diagnosticado un trastorno maníaco-depresivo (trastorno cíclico del estado de ánimo), y le recetó litio (antimaníaco) y ansiolíticos. Respondió bien al tratamiento, y el doctor la mandó a casa. Pero Sarah, como Leigh Anne, no quería creer que le sucediera algo, y dejó de tomar ambos medicamentos. Su decisión contó con la aprobación de algunos miembros de su familia que le decían sin tapujos que no necesitaba ninguna pastilla, que los médicos las recetaban solo para obligar al paciente a repetir las visitas de seguimiento. Pero fue un mal consejo, pues al cabo de unas semanas de dejar el tratamiento, Sarah volvió a comportarse de forma extraña. Fue cuando la familia la trajo al hospital donde yo trabajaba. En la primera visita, se mostró extremadamente paranoica. Creía que todo el mundo intentaba hacerle daño, no dejaba de buscar la manera de escapar del hospital. Además, le volvieron aquellos pensamientos delirantes; creía que tenía unos poderes especiales que los demás querían arrebatarle. A veces también parecía muy «despistada». Para entender mejor lo que le ocurría y poder convencerla de que al menos parte del problema era de carácter biológico, pedí un estudio SPECT.

No fue fácil hacérselo. Intentamos escanearla en la clínica dos o tres veces. Las dos primeras, se arrancó la línea intravenosa porque, decía, queríamos envenenarla. Sin embargo, la tercera fue un éxito gracias a que su hermana se quedó con ella y la estuvo tranquilizando, hablándole durante todo el proceso. El estudio revelaba un aumento general de la actividad en el sistema límbico profundo, pero observé mayor intensidad en el lado izquierdo del escáner (mayor respuesta focal límbica profunda) y una notable actividad fragmentada en toda la corteza. En otras palabras, algunas áreas mostraban mayor actividad, y otras, menor. La experiencia me decía que los trastornos de humor cíclicos suelen estar relacionados con áreas focales de mayor actividad en el sistema límbico profundo, y también, a veces, con la actividad de diversas zonas en la superficie del cerebro en general.

Para los familiares de Sarah era una prueba sólida de que se trataba de problemas biológicos, así que, cuando se negaba a tomar la medicación, estaban dispuestos a animarla a que la siguiera. Les hizo caso y gracias a ello su conducta se normalizó de nuevo. Cuando vi que ya se encontraba mejor, con mayor control de sí misma, le enseñé los estudios cerebrales. Al entender mejor el problema, pudo aceptar las visitas de seguimiento y continuar con la medicación.

Cerebro de Sarah, afectado de depresión maníaco-depresiva

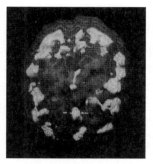

*Imagen 3D de la actividad
de arriba a bajo*
Observa la actividad fragmentada
por toda la corteza

A veces repito el escáner del paciente varios meses después del primero para ver el efecto del medicamento en la fisiología de su cerebro. El nuevo estudio de Sarah mostraba una gran mejoría respecto al primer escáner, pero seguía observando una zona de menor actividad en el lóbulo temporal izquierdo, y ella continuaba quejándose de síntomas de despiste. Le cambié la medicación a Depakote, que se utiliza sobre todo como anticonvulsivo pero también para el trastorno maníaco-depresivo. No solo siguieron remitiendo los síntomas psicóticos, sino que también desapareció aquel estado de distracción. Cinco años después, una pequeña dosis de Depakote ayuda a Sarah a llevar una vida normal.

El caso de Sarah ilustra uno de los problemas clínicamente más importantes de las personas que padecen algún tipo de trastorno maníaco-depresivo. Son trastornos que suelen responder a la medicación. Lo malo es que cuando el paciente mejora, en muchos casos se siente tan bien que cree que nunca llegó a tener problema alguno. Le es difícil aceptar que debe seguir tomando la medicación cuando cree que ya no existe ningún problema. Pero, como hemos visto, suspender la medicación prematuramente aumenta las probabilidades de una recaída. Con los estudios cerebrales puedo disminuir estas probabilidades, porque muestro gráficamente a los pacientes el carácter biológico de su trastorno y la necesidad de tratarlo como tal, una gran ayuda para animarlos a cooperar en su propia curación. Además, los estudios cerebrales me echan una mano a la hora de convencerlos de que dejen de culparse por su enfermedad.

EL SÍNDROMNE PREMENSTRUAL (SPM)

En el capítulo anterior hablaba de Michelle, un caso claro (y peligroso) de síndrome premenstrual. Era un problema del sistema límbico profundo. En los últimos años hemos escaneado a mujeres con SPM antes del inicio del periodo, durante su fase más problemática, y después de una semana del inicio. Lo más habitual es que se observen diferencias muy acusadas entre los diversos escáneres. Cuando la mujer se siente bien, su sistema límbico profundo está tranquilo y frío. Cuando se siente mal, justo antes de que comience la menstruación, el sistema límbico profundo suele estar disparado.

He observado dos patrones de SPM, clínicamente y en la SPECT, que responden a diferentes tratamientos. Uno es el de un aumento focal de la actividad límbica profunda que se correlaciona con unos cambios de humor cíclicos. La mayor actividad en el lado izquierdo del sistema límbico profundo va asociada a menudo a la ira, la irritabilidad y una emoción negativa expresa. La mayor actividad en el lado derecho del sistema límbico se vincula a menudo con la tristeza, el retraimiento emocional, la ansiedad y una emoción negativa reprimida. Las anormalidades en el lado izquierdo suponen un mayor problema para las personas con quienes interactúa la mujer (debido a que se exteriorizan la ira y la irritabilidad), mientras que la hiperactividad en el lado derecho es una complicación más interna. La condición límbica profunda, que empeora durante el periodo premenstrual, suele responder mejor al litio y los anticonvulsivos, por ejemplo, Depakote, Neurontin (gabapentina), Lamictal (lamotrigina) o Tegretol (carbamazepina). Estos medicamentos tienden a equilibrar el estado de ánimo, calmar la tensión interna, disminuir la irritabilidad y ayudar a la persona a sentirse mejor consigo misma.

El segundo patrón que he observado es una mayor actividad límbica profunda junto con una menor del giro cingulado. Como veremos, el cingulado es la parte del cerebro asociada al cambio del centro de atención. Las mujeres con este patrón se suelen quejar de más tristeza, preocupación, pensamientos y verbalizaciones (dudas y remordimientos) negativos repetitivos e inflexibilidad cognitiva. Es un patrón que normalmente responde mejor a medicamentos que mejoren la disponibilidad de serotonina en el cerebro, como Zoloft, Paxil (paroxetina) o Prozac (ver la medicación para el sistema cingulado en el capítulo 10, «Acabar con las ideas obsesivas. Prescripciones para el sistema cingulado»).

LISTA DE CONTROL DEL SISTEMA LÍMBICO PROFUNDO

Completa (tú o la persona que haga la evaluación) la siguiente lista de conductas con el número que creas oportuno para cada una. Si a cinco o más conductas se les da un 3 o un 4, hay muchas probabilidades de que existan problemas límbicos profundos.

0 = nunca   *3 = con frecuencia*
1 = raramente   *4 = con mucha frecuencia*
2 = alguna vez

	Sentimientos de tristeza
	Malhumor
	Negatividad
	Poca energía
	Irritabilidad
	Menor interés por los demás
	Sentimientos de desesperanza sobre el futuro
	Sentimientos de desesperanza e impotencia
	Sentimiento de insatisfacción o aburrimiento
	Sentimiento exagerado de culpa
	Ideas suicidas
	Llanto
	Menor interés por actividades que normalmente se tienen por divertidas
	Cambios en el sueño (exceso o defecto)
	Cambios en el apetito (exceso o defecto)
	Baja autoestima
	Menor interés por el sexo
	Sensibilidad negativa a los olores/perfumes
	Mala memoria
	Problemas de concentración

4

MEJORAR LOS PATRONES DEL PENSAMIENTO POSITIVO Y FORTALECER LAS CONEXIONES

Prescripciones para el sistema límbico profundo

Por lo demás, hermanos, todo lo que es verdadero, todo lo honesto, todo lo justo, todo lo puro, todo lo amable, todo lo que es de buen nombre; si hay virtud alguna, si algo digno de alabanza, en esto pensad.

Carta a los filipenses, 4:8

Como veíamos en el capítulo 3, el sistema límbico profundo procesa el sentido del olfato, almacena recuerdos de alta carga emocional, y afecta a los ciclos del sueño y el apetito, al estado de ánimo, la sexualidad y la vinculación afectiva. Para resolver los problemas de este sistema nos debemos centrar en diversas prescripciones: el pensamiento ajustado, la adecuada gestión de los recuerdos, la conexión entre olores agradables y estados de ánimo, y la construcción de vínculos positivos entre uno mismo y los demás. Las prescripciones que siguen, destinadas a curar los trastornos del sistema límbico profundo, se basan en mi propia experiencia clínica con los pacientes, y en los conocimientos generales sobre cómo funcionan la mente y el cuerpo.

PRESCRIPCIÓN 1 PARA EL SISTEMA LÍMBICO PROFUNDO:
acaba con los pensamientos negativos automáticos

El tono general de nuestro estado de ánimo se basa en gran medida en el tipo de pensamientos que tenemos. Cuando el sistema límbico está hiperactivo, pone el filtro de la mente en «negativo». La persona deprimida tiene un pensamiento desalentador tras otro. Si mira al pasado, no deja de lamentarse. Si mira al futuro, la invaden la angustia y el pesimismo. En el presente, no ceja en el empeño de dar con algo que no la satisfaga. La lente a través de la que se contempla a sí misma, a los demás y el mundo es de un color gris oscuro. Padece de *pensamientos negativos automáticos* (PNA), es decir, pensamientos sombríos, de recelo y resentimiento, que se autoalimentan.

Los PNA pueden provocar que la persona caiga en la depresión y el fatalismo. «Sé que no voy a aprobar el examen del martes». Este tipo de pensamiento es una profecía que conlleva su propio cumplimiento: si uno está convencido de que no va a aprobar, probablemente no estudie lo suficiente, y no, no aprobará el examen. Si uno permanece constantemente deprimido, no espera que le ocurra nada bueno, por lo que nada hace para que ocurra. El desasosiego interior provocado por el pensamiento melancólico puede hacer que nos comportemos de forma que los demás se distancien de nosotros, con lo que nos aislamos aún más. En cambio, los pensamientos y las actitudes positivos nos ayudan a dar una sensación de bienestar, con lo que facilitamos que los demás conecten con nosotros. Los pensamientos positivos también nos ayudan a ser más eficientes en la vida. Como podemos ver, lo que ocurre en nuestra mente a lo largo del día puede determinar si nos comportamos de forma que nos perjudique o nos favorezca.

Los siguientes son otros ejemplos de PNA típicos:

➡ *«Nunca me escuchas».*
➡ *«Que hayamos tenido un buen año no significa que siempre vaya a ser así».*
➡ *«No te gusto».*
➡ *«No va a funcionar. Sé que algo saldrá mal».*
➡ *«Tengo la sensación de que no te importo nada».*
➡ *«Debería haberlo hecho mucho mejor. Soy un desastre».*
➡ *«Eres un arrogante».*

➠ *«Llegas tarde porque te da igual».*
➠ *«Es culpa tuya».*

Para curar el sistema límbico profundo es necesario sanear los sucesivos patrones de pensamiento. Lamentablemente, no hay un lugar concreto donde se nos enseñe a pensar en lo que pensamos, ni a cuestionar las ideas que nos pasan por la cabeza, pese a que los pensamientos están siempre con nosotros. La mayoría de las personas no comprenden la importancia de los pensamientos y dejan al azar el desarrollo de sus patrones. ¿Sabías que cada uno de tus pensamientos envía señales eléctricas a todo el cerebro? Los pensamientos tienen propiedades físicas. Son algo real. Influyen de forma importante en todas y cada una de las células del cuerpo. La sobrecarga de PNA en la mente afecta al sistema límbico profundo y provoca los correspondientes problemas (irritabilidad, malhumor, depresión, etc.). Aprender uno mismo a controlar y dirigir sus pensamientos en sentido positivo es una de las mejores estrategias para sentirse mejor.

Los que siguen son los principios de «pensamiento» paso a paso que utilizo en mi trabajo de psicoterapia para ayudar a mis pacientes a curar su sistema límbico profundo.

Paso 1

Date cuenta de que tus pensamientos son reales.

➠ *Tienes un pensamiento.*
➠ *El cerebro libera unas sustancias químicas.*
➠ *Se produce una transmisión eléctrica en todo el cerebro.*
➠ *Cobras conciencia de lo que estás pensando.*

Los pensamientos son algo real, y afectan de forma también real a cómo nos sentimos y comportamos.

Paso 2

Observa cómo afectan a tu cuerpo los pensamientos negativos.

Cada vez que tienes un pensamiento de enfado, negativo, triste o de malhumor, tu cerebro libera unas sustancias químicas que hacen que tu cuerpo se sienta mal (y activan tu sistema límbico profundo). Recuerda la última vez que te pusiste furioso. ¿Cómo se sentía tu organismo? En la mayoría de los casos, cuando la persona se enfada se le tensan los músculos, el corazón le empieza a latir más fuerte, le sudan las manos y puede llegar incluso a marearse. Nuestro cuerpo reacciona a todo pensamiento negativo que tengamos.

El doctor Mark George, del Instituto Nacional de Salud Mental, demostró este fenómeno en un detallado estudio de la función cerebral. Analizó la actividad del cerebro de diez mujeres normales en tres situaciones distintas: mientras tenían pensamientos agradables, neutrales y tristes. Durante los agradables, se observaba que se enfriaba el sistema límbico profundo, y durante los tristes, se apreciaba un notable aumento de la actividad límbica profunda —prueba evidente de que los pensamientos producen su correspondiente efecto.

Paso 3
Observa cómo afectan a tu cuerpo los pensamientos positivos.

Cada vez que tienes un pensamiento positivo, de alegría, de confianza o agradable, el cerebro libera unas sustancias químicas que hacen que tu cuerpo se sienta bien (y enfría el sistema límbico profundo). Recuerda la última vez que pensaste en algo realmente alegre. ¿Cómo te sentías físicamente? En la mayoría de los casos, cuando la persona está contenta los músculos se le relajan, el corazón le late más despacio, se le secan las manos y respira más lentamente. El cuerpo también reacciona a los pensamientos positivos.

Paso 4
Observa cómo reacciona tu cuerpo a todos los pensamientos que tengas.

Sabemos también por los detectores de mentiras que nuestro organismo reacciona a los pensamientos. En una prueba con uno de estos aparatos, el individuo está conectado a un equipo que le mide la temperatura, las pulsaciones, la presión, el ritmo respiratorio, la tensión muscular y la sudoración de las manos.

Quien dirige la prueba hace preguntas del tipo: «¿Robó usted el coche?». Si la persona lo robó, lo más probable es que su cuerpo muestre una reacción de «estrés». Se le enfrían y le sudan las manos, se le acelera el corazón, le sube la tensión, empieza a respirar más deprisa y se le tensan los músculos.

Las reacciones se producen de forma casi inmediata, diga la persona algo o se quede callada. Recordemos que el sistema límbico profundo se encarga de traducir nuestro estado emocional a sentimientos físicos de relajación o tensión. Y también ocurre lo contrario. Si la persona no robó el coche, es previsible que su cuerpo experimente una reacción de «relajación». Se le calientan y secan las manos, le disminuye el ritmo cardíaco, le baja la tensión, respira más despacio y profundamente, y se le relajan los músculos.

También en este caso el cuerpo ha reaccionado, casi inmediatamente, a los pensamientos. Así ocurre no solo cuando se nos pregunta por la verdad: nuestro organismo reacciona a *todos* los pensamientos que tenemos, sean sobre el trabajo, los amigos, la familia o cualquier otra cosa.

Paso 5
Piensa en algo negativo, por ejemplo, la contaminación.

Los pensamientos tienen mucha fuerza. Pueden hacer que nuestro cuerpo y nuestra mente se sientan bien, o que nos sintamos mal. Todas nuestras células se ven afectadas por todos y cada uno de los pensamientos que tenemos. Esta es la razón de que cuando nos sentimos emocionalmente mal, normalmente desarrollemos síntomas físicos, como dolores de cabeza o de estómago. Algunos médicos creen que las personas que tienen muchos pensamientos negativos son más proclives a enfermar de cáncer. Si consigues pensar en cosas positivas, te sentirás mejor.

El pensamiento negativo es como la contaminación. Del mismo modo que la polución en la bahía de San Francisco afecta a todos los que viven en ella, los pensamientos negativos nos contaminan el sistema límbico, la mente y el cuerpo.

Paso 6
Debes saber que los pensamientos automáticos no siempre dicen la verdad

Si no reflexionas sobre ellos, tus pensamientos son automáticos, «simplemente se producen». Pero aunque simplemente se produzcan, no por ello son correctos por necesidad. Nuestros pensamientos no siempre dicen toda la verdad. A veces incluso nos cuentan mentiras. Traté en cierta ocasión a un universitario que se creía torpe porque le iba mal en todos los exámenes. Sin embargo, con el test de coeficiente intelectual descubrimos que era casi un genio. No debemos creernos todo lo que nos pasa por la cabeza. Es importante que reflexionemos sobre lo que pensamos para ver si nos ayuda o nos entorpece. Lamentablemente, si nunca nos cuestionamos los pensamientos, «nos los creemos» como si fueran verdad.

Paso 7
Replica a los PNA.

Puedes entrenar tus pensamientos para que sean positivos y esperanzados, o dejar que sean negativos y te amarguen. Una vez sepas de tus pensamientos, puedes decidir tenerlos buenos y sentirte mejor, o tenerlos malos y sentirte fatal. Está en tus manos. Es posible aprender a cambiar tus pensamientos y, de esa manera, aprender a cambiar cómo te sientes.

Una forma de aprender a modificar los pensamientos es observarlos cuando sean negativos y responderles, como explico más adelante. En cuanto te asalta un PNA y no lo pones en entredicho, tu mente se lo cree y tu cuerpo reacciona en consecuencia. Si corriges los pensamientos negativos, les arrebatas la fuerza y te la apropias.

Paso 8
Extermina los PNA.

Imagina estos pensamientos negativos que te invaden la mente como si fueran hormigas que te arruinan una merienda en el campo —el acrónimo de «pensamiento negativo automático», en ingles, es ANT (hormiga)—. Un pensamiento negativo, como una hormiga, no es ningún gran problema. Dos o tres pensamientos negativos, como dos o tres hormigas, ya son más molestos. Diez o veinte, como diez o veinte hormigas en la merienda, te pueden obligar a levantarte e irte. Siempre que observes estos PNA tienes que aplastarlos, o acabarán con tus relaciones, tu autoestima y tu fuerza personal. Una forma de acabar con ellos es escribirlos y replicarles. Por ejemplo, si te encuentras con que estás pensando: «Mi marido no me escucha», escríbelo. A continuación escribe una réplica lógica, algo como: «No me escucha en este momento... Quizás lo distraiga alguna otra cosa, porque normalmente escucha lo que le digo». Cuando ponemos los pensamientos negativos por escrito y les replicamos, les arrebatamos la fuerza y contribuimos a sentirnos mejor. Algunas personas me dicen que les es difícil replicar a estos pensamientos negativos porque tienen la sensación de que se están autoengañando. Inicialmente, creen que los pensamientos que les pasan por la cabeza son verdad. Sin embargo, recordemos que los pensamientos muchas veces nos engañan. Antes de creérnoslos debemos comprobarlos.

Las que siguen son nueve formas diferentes en que los pensamientos te engañan para hacer que las situaciones parezcan peores de lo que realmente son. Piensa en ellas como si fueran distintas especies o tipos de PNA. Cuando sabes identificar el tipo de PNA, empiezas a quitarle la fuerza que tiene sobre ti. De algunos de ellos digo que son «hormigas rojas» porque son especialmente dañinos. Observa y extermina los PNA siempre que puedas.

PNA 1: pensamiento de «siempre/nunca». Se produce cuando pensamos que algo que haya ocurrido se va a repetir «siempre», o que «nunca» conseguiremos lo que queremos. Por ejemplo, si tu pareja está irritable y se enfada, quizás pienses: «Siempre me está gritando», aunque en realidad solo lo haga muy de vez en cuando. Pero el pensamiento «siempre me está gritando» es tan negativo que te hace sentir disgustado y triste, por lo que activa tu sistema límbico. Las palabras tan categóricas del estilo «siempre», «nunca», «nadie» o «todos» suelen ser un error. Los que siguen son algunos ejemplos de pensamientos de «siempre/nunca»:

➡ *«Siempre me menosprecia».*
➡ *«Nunca me llamará nadie».*
➡ *«Nunca me van a subir el sueldo».*
➡ *«Todos se aprovechan de mí».*
➡ *«Siempre que te toco te apartas».*
➡ *«Mis hijos nunca me escuchan».*

Los pensamientos negativos automáticos de «siempre/nunca» son muy comunes. Si observas que te asaltan, oblígate a recordar casos que contradigan tu actitud de «todo o nada».

PNA 2 (hormiga roja): fijarse en lo negativo. Se produce cuando los pensamientos solo reflejan lo malo de una situación e ignoran todo lo que pueda haber de bueno. Por ejemplo, he tratado de depresión a varios conferenciantes profesionales. Después de sus exposiciones, pedían al público que contestaran un formulario de evaluación. Si entre cien encuestas dos eran muy malas y noventa excelentes, ¿cuáles crees que tenían en cuenta esos conferenciantes? Únicamente las negativas. Les enseñé a centrarse mucho más en las que les satisfacían que en las que no les gustaban. Aprender de los demás es importante, pero hay que hacerlo de forma positiva y equilibrada.

En el clásico *Pollyanna*, de Eleanor Porter, hay mucho que aprender sobre el sistema límbico profundo. En el libro, Pollyanna se va a vivir con su tía cuando sus padres misioneros mueren. Aunque ha perdido a sus progenitores, sabe ayudar a muchas «personas negativas» con su actitud. Les explica el «juego de estar contento»: buscar en todas las situaciones algo de lo que alegrarse. Su padre se lo había enseñado cuando ella vivió una desilusión. Siempre había querido una muñeca, pero sus padres nunca tuvieron dinero suficiente para comprársela. Su padre pidió una de segunda mano a quienes patrocinaban su misión. Por error enviaron un par de muletas. «¿Qué pueden tener de alegre unas muletas?», pensaron. Luego decidieron que podían estar contentos de no tener que usarlas. Este sencillo juego cambió las actitudes y la vida de muchas personas que aparecen en el libro. Pollyanna influyó sobre todo en el sacerdote. Antes de que ella llegara a la ciudad, el sacerdote no hablaba más que del infierno y la condenación, y no parecía ser muy feliz. Pollyanna le contó que su padre le había dicho que en la Biblia había ochocientos «pasajes alegres», y que si Dios hablaba de estar contento tantas veces, debía de ser porque quería que así lo pensáramos. Jugar a «estar contento» —buscar lo positivo de las cosas y las situaciones— nos ayuda a sentirnos mejor. No digo que debamos ver el mundo siempre de color de rosa, solo que busquemos activamente lo positivo, y demos mayor equilibrio y optimismo a un mundo que con demasiada frecuencia se nos muestra negativo.

PNA 3 (hormiga roja): adivinar el futuro. Se produce cuando imaginamos lo peor que pueda derivar de una situación. Por ejemplo, antes de hablar de algo importante con nuestra pareja, prevemos que no le interesará lo que le digamos. El solo hecho de tener este pensamiento hará que nos sintamos tensos. Digo que se trata de un PNA «hormiga roja» porque cuando prevemos algo negativo contribuimos a que ocurra. Supongamos que regresamos a casa del trabajo e imaginamos que nos aguardan miles de problemas y que nadie se alegrará de vernos. Cuando llegamos esperamos encontrarnos con alguna pelea. Así, si vemos algo fuera de su sitio o que nadie corre a recibirnos a la puerta, es más probable que estallemos y echemos al traste lo que quede del día. El pensamiento de adivinación del futuro realmente merma las probabilidades de que te sientas bien. Recuerda que si pudieras ver el futuro, ya serías multimillonario.

PNA 4 (hormiga roja): leer los pensamientos. Se produce cuando creemos que sabemos lo que piensan los demás, aunque no nos lo hayan dicho. Leer la mente es una causa habitual de problemas entre las personas. Yo les digo: «Por favor, no me leáis la mente, ya tengo bastantes problemas para leérmela yo». Sabemos que estamos adivinando los pensamientos cuando nos decimos: «Está enfadada conmigo», «No le gusto», «Estaban hablando de mí»... Le digo a la gente que si observamos que alguien nos pone mala cara puede ser simplemente que esté estreñido. No puedes leer el pensamiento de otra persona. Nunca sabes lo que los demás realmente piensan si no te lo dicen. Ni siquiera en las relaciones íntimas puedes leerle la mente a tu pareja. Cuando haya algo que no entiendas, pregunta para aclararlo. Aléjate del PNA de adivinación del pensamiento. Es muy infeccioso.

PNA 5: pensar con los sentimientos. Ocurre cuando nos creemos nuestros sentimientos negativos sin cuestionarlos lo más mínimo. Nos decimos: «Esto es lo que siento; así debe de ser». Los sentimientos son muy complejos y suelen estar basados en recuerdos muy poderosos del pasado. Pero a veces nos engañan, no siempre se refieren a la verdad. No son más que sentimientos. Sin embargo, mucha gente cree en sus sentimientos, aunque no disponga de pruebas que los avalen. Los pensamientos de «pensar con los sentimientos» suelen empezar con: «Siento que...», «Creo...» o «Tengo la sensación...». Por ejemplo: «Creo que no me quieres», «Me siento estúpido», «Tengo la sensación de que no sirvo para nada», «Creo que nadie confiará jamás en mí». Siempre que tengas un pensamiento negativo de mucha fuerza, compruébalo. En todo lo que puedas sentir, busca pruebas que lo avalen. ¿Tienes razón para sentirte así? ¿O tus sentimientos se basan en sucesos o hechos pasados? ¿Qué hay de verdad, y qué es simplemente un sentimiento?

PNA 6: el sentimiento de culpa. La culpa es un sentimiento que no ayuda en nada, especialmente al sistema límbico profundo. En realidad, suele provocar que hagamos cosas que no querríamos hacer. La culpa aparece cuando pensamos con palabras como «debería», «debo» o «tengo que». Algunos ejemplos: «Debería pasar más tiempo en casa», «Debo estar más con mis hijos», «Tengo que practicar el sexo más a menudo». Por nuestra propia naturaleza humana, siempre que pensamos que *debemos* hacer algo, independientemente de lo que sea, suele ocurrir que no lo queremos hacer. Es mejor sustituir los sentimientos de culpa por frases como: «Quiero hacer...», «Una de las cosas que quiero hacer...», «Me iría muy bien que...». Así, en los ejemplos anteriores, convendría cambiar aquellas frases por estas: «Quiero pasar más tiempo en casa», «Tanto a mis hijos como a mí nos convendría estar más tiempo juntos», «Deseo satisfacer a mi pareja y tener más sexo, porque es una persona muy importante para mí», «Lo mejor que puedo hacer es arreglar el despacho». La culpa es improductiva. Líbrate de esta turbulencia emocional innecesaria que te impide alcanzar lo que te propones.

PNA 7: etiquetar. Siempre que te pones una etiqueta negativa o se la pones a otro, cierras la posibilidad que tienes de observar lo que ocurra con mayor claridad. Algunos ejemplos de etiquetas negativas son «estúpido», «tonto», «arrogante» o «irresponsable». Las etiquetas negativas son muy dañinas, porque siempre que te llamas o llamas a otro «estúpido» o «arrogante», en tu mente colocas a esa persona con todos los «estúpidos» o «arrogantes» que hayas conocido, y ya eres incapaz de tratarla razonablemente como individuo. Aléjate de las etiquetas negativas.

PNA 8: personalizar. La personalización se produce cuando le damos un sentido personal a algo que no lo tiene. «El jefe no me ha dirigido la palabra en toda la mañana. Seguro que está enfadado conmigo» o «Mi hijo ha tenido un accidente con el coche. Debería haber dedicado más tiempo a enseñarle a conducir. Tiene que ser culpa mía». La conducta de los demás tiene otras muchas explicaciones además de las que le da nuestro sistema límbico anormal. Por ejemplo, es posible que el jefe no nos haya dicho nada porque estaba preocupado, tenía prisa o no se sentía bien. Nunca sabemos del todo por qué las personas hacen lo que hacen. Procura no personalizar la conducta de los demás.

PNA 9 (la hormiga roja más venenosa): culpar. Culpar hace mucho daño. Cuando culpas a algo o alguien de tus problemas, te conviertes en víctima pasiva de las circunstancias y haces muy difícil que se pueda cambiar tu situación. Muchas relaciones se van a pique porque, cuando algo va mal, un miembro de la pareja culpa al otro. No asumen la responsabilidad de sus problemas. Cuando algo no va bien en casa o el trabajo, intentan buscar a alguien a quien echar la culpa. Raramente admiten sus propios problemas. Lo habitual es oír frases del tipo:

➡ *«No tuve la culpa de que...».*

➡ *«No habría ocurrido si hubieses...».*

➡ *«¿Cómo iba a saber yo que...?».*

➡ *«Tú tienes la culpa de que...».*

La idea básica del «juego de culpar» es más o menos esta: «Si hubieras hecho algo distinto, no me vería en este apuro. Es culpa tuya, no responsabilidad mía».

Siempre que culpamos a otro de los problemas que tenemos en la vida, perdemos fuerza para resolverlos. El «juego de culpar» hiere nuestro personal sentido de poder. Evita los pensamientos de atribución de culpa a los demás. Para poder resolver los problemas que tengas, antes debes asumir que tú eres el responsable de ellos.

Resumen de los PNA

1. **Pensamiento de «siempre/nunca»:** *pensar con palabras como «siempre», «nunca», «nadie», «todos», «todo».*

2. **Fijarse en lo negativo:** *ver únicamente lo malo de cualquier situación.*

3. **Adivinar el futuro:** *prever las peores consecuencias posibles de cualquier situación.*

4. **Leer los pensamientos:** *creer que sabemos lo que piensan los demás, aunque no nos lo hayan dicho.*

5. **Pensar con los sentimientos:** *creer en los pensamientos negativos sin cuestionarlos.*

6. **Sentimiento de culpa:** *pensar con palabras como «debería», «debo» o «tengo que».*

7. **Etiquetar:** *ponernos o poner a los demás una etiqueta negativa.*

8. **Personalizar:** *dar un significado personal a sucesos intrascendentes.*

9. **Culpar:** *culpar a otro u otros de nuestros problemas.*

PRESCRIPCIÓN 2 PARA EL SISTEMA LÍMBICO PROFUNDO:
acaba con los PNA/alimenta al «oso hormiguero»

Tus pensamientos son importantes. Pueden ayudar a tu sistema límbico o dañarlo. Si no los compruebas, los PNA, esas «hormigas», provocarán una infección generalizada en todo tu cuerpo. Siempre que observes la presencia de un PNA, debes aplastarlo, o afectará a tus relaciones, tu trabajo y toda tu vida. Antes que nada, debes ser consciente de ellos. Si consigues apresarlos en el momento en que se producen y corregirlos, les quitas la fuerza que tienen sobre ti. Cuando un pensamiento negativo no se cuestiona, la mente se lo cree y el cuerpo reacciona en consecuencia.

Los PNA tienen un discurso ilógico. Al someterlos a examen público y consciente, nos damos cuenta del sinsentido de imaginar cosas de este tipo. Y así podemos recuperar el control sobre nuestra vida, en lugar de dejar nuestro destino en manos de patrones de pensamiento negativos condicionados por un sistema límbico hiperactivo.

A veces, nos es difícil replicar a estos pensamientos tan burdamente desagradables porque pensamos que esas «perogrulladas» de toda la vida tienen que ser verdad, que si no seguimos creyendo estos pensamientos nos estamos engañando. Recuerda una vez más que, para saber qué es verdad y qué no lo es, debes ser consciente de tus pensamientos y observarlos con una perspectiva inteligente. La mayor parte del pensamiento negativo es automático y pasa desapercibido. Realmente no eres tú quien decide cómo reaccionar a tu situación, sino que los malos hábitos del cerebro lo hacen por ti. Para averiguar qué es verdad y qué no lo es, debes preguntártelo. No te creas todo lo que oigas, ni siquiera lo que oigas en tu mente.

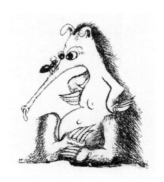

A mis pacientes les suelo preguntar por sus PNA. ¿Son muchos? ¿Pocos? ¿Disminuyen? ¿Aumentan? Para mantener sano el sistema límbico profundo debes controlarlos.

Siempre que observes que te asalta un PNA, entrénate para reconocerlo y ponlo por escrito. Cuando escribes los pensamientos negativos automáticos y les replicas, empiezas a restarles fuerza y a controlar tu estado de ánimo. Para matar estas «hormigas» que son los PNA, alimenta a tu «oso hormiguero» emocional.

El ejercicio «acaba con los PNA/alimenta al "oso hormiguero"» te será útil para cuando te sientas ansioso, nervioso, deprimido o por los suelos.

Algunos ejemplos de cómo matar los PNA:

PNA	Especie de PNA	Acaba con el PNA
Nunca me escuchas	Pensamiento de «siempre/nunca»	Me siento muy mal cuando no me escuchas, pero sé que en otras ocasiones lo has hecho, y que lo volverás a hacer
No le gusto al jefe	Leer la mente	No sé qué le pasa. Posiblemente tenga un mal día. Al fin y al cabo, los jefes también son personas
Se reirá de mí toda la clase	Adivinar el futuro	No lo sé. A lo mejor les gusta lo que diga
Soy un estúpido	Etiquetar	A veces hago cosas que no son muy inteligentes, pero no soy estúpido
Tú tienes la culpa de todos los problemas de nuestro matrimonio	Culpar	Tengo que considerar la parte de culpa que me corresponde, y buscar la forma de mejorar la situación

Y ahora te toca a ti:

Suceso: Escribe el suceso que esté asociado con tus pensamientos y sentimientos.

_____

_____

_____

_____

_____

_____

_____

_____

_____

PNA (escribe los pensamientos negativos automáticos)	ESPECIE DE PNA (señala el tipo de pensamiento negativo automático)	ACABA CON EL PNA (replica a los pensamientos negativos automáticos)

PRESCRIPCIÓN 3 PARA EL SISTEMA LÍMBICO PROFUNDO:
rodéate de personas positivas

¿Te has encontrado alguna vez con un tarro que se haya llenado de hormigas? En unos segundos te corren por todo el cuerpo y te afanas desesperado por sacudírtelas de encima. Lo mismo ocurre si pasas mucho tiempo con personas negativas. Entras en una habitación con un humor excelente, pero enseguida sus PNA empiezan a picarte. Se unen a tus propios PNA y se aparejan. No es esto lo que quieres, así que rodéate de personas positivas siempre que puedas.

Observa tu vida tal como hoy es. ¿De qué tipo de gente estás rodeado? ¿Creen en ti y te hacen sentir bien contigo mismo, o constantemente te menosprecian y desdeñan tus ideas, tus esperanzas y tus sueños? Haz una lista de las diez personas con las que pases más tiempo. Señala el grado de apoyo que te dan y cuánto más quisieras que te apoyaran.

En segundo de bachillerato tuve la brillante idea de que quería ser médico. Estaba matriculado en oratoria y le conté a la profesora la decisión que había tomado. Lo primero que me dijo es que un hermano suyo no pudo terminar la carrera de medicina en la Universidad de Michigan. «Y es mucho más inteligente que tú», añadió. El mensaje era claro: no tienes posibilidad alguna. Una decisión como la mía ya era difícil, así que el desánimo no era precisamente lo que más me convenía. Aquel comentario desalentador de la profesora fue como una bofetada a la confianza en mí mismo. Me fui a casa muy bajo de moral. Por la noche, al contarle a mi padre lo sucedido, movió la cabeza y dijo: «Mira, puedes hacer todo lo que te propongas. Y yo de ti no me acercaría mucho a esa profesora».

Si imaginas la vida como si fuera una carrera de obstáculos, comprenderás que cuantos menos sean los escollos con los que te encuentres en el camino, mejor. Las personas negativas son unos obstáculos innecesarios, porque tienes que emplearte en superar las dudas, las objeciones y la desconfianza que te plantean. Estar con individuos que creen que nunca vas a dar la talla te desalienta a la hora de alcanzar tus objetivos y te dificulta ir por la vida en la dirección que quieras ir. En cambio, los que te dan confianza con su actitud positiva, las personas animosas, te ayudarán a hacer realidad tus planes y tus sueños.

Las actitudes de los demás son extremadamente contagiosas y te pueden influir muchísimo. La razón de que mucha gente se sienta tan bien después de asistir a un seminario sobre pensamiento positivo es que han estado en una habitación llena de otras personas que no hacían sino señalarse mutuamente sus buenas cualidades. Pero cuando una de estas personas llega a casa y alguien se ríe de sus esfuerzos y le dice que está perdiendo el tiempo, que nunca llegará a nada, haga lo que haga, enseguida se le desvanecen aquellos esfuerzos positivos del seminario.

Cuando pasamos mucho tiempo con otros seres humanos, desarrollamos con ellos un mayor o menor vínculo afectivo y, como decía antes, sus estados de ánimo y sus pensamientos afectan directamente a nuestro sistema límbico profundo. Si salimos a cenar con alguien, y al cabo de media hora empezamos a sentirnos mal con nosotros mismos, y luego recordamos que siempre nos ocurre lo mismo cuando salimos a cenar con esa persona, no nos lo estamos imaginando: esa persona afecta realmente a nuestro sistema límbico profundo. Decidir que no quieres estar con individuos que te vayan a influir negativamente no significa que debas culparlos por ser como son. Significa simplemente que tienes derecho a escogerte una vida mejor.

Creo que el vínculo límbico es uno de los principios fundamentales en los que se asienta el éxito de los grupos de apoyo del tipo «alcohólicos anónimos». Hace mucho que los médicos sabemos que una de las mejores formas de ayudar a las personas que tienen problemas graves como el alcoholismo es ponerlas en contacto con otras que tengan el mismo problema. Al ver que otros han aprendido de sus experiencias y superado circunstancias muy duras, los alcohólicos pueden encontrar su propia forma de salir de su difícil situación. Informarse sobre esta enfermedad es útil, pero establecer nuevas relaciones y conexiones con otra gente puede ser el eslabón decisivo de la cadena que saque a la persona de su pozo. Lo mismo cabe decir de otras enfermedades, por ejemplo, el cáncer. David Spiegel, psiquiatra de la Universidad de Stanford, demostró la efectividad de los grupos de apoyo para las mujeres que padecen cáncer de mama. Las que participaban en esos grupos tenían una tasa de recuperación significativamente superior a la de quienes no formaban parte de grupos de apoyo. El funcionamiento de nuestro sistema límbico es fundamental para la propia vida. Rodéate de personas que mejoren la calidad de tu sistema límbico, y evita a las que lo puedan infectar.

PRESCRIPCIÓN 4 PARA EL SISTEMA LÍMBICO PROFUNDO: protege a tus hijos con el vínculo límbico

En un estudio publicado en 1997 en el *Journal of the American Medical Association*, el doctor Michael Resnick y sus colegas de la Universidad de Minnesota afirmaban que entre los adolescentes que se sienten queridos y unidos a sus padres son menores los índices de embarazo, abuso de las drogas, violencia y suicidio. El vínculo afectivo entre padres e hijos es tan importante que anula otros factores que tradicionalmente se asocian a problemas de conducta, como la familia monoparental o el hecho de dedicar poco tiempo a los hijos. El artículo concluía que el grado de conexión (vínculo límbico) que los adolescentes sienten con los padres y los profesores es el principal determinante de una posible actividad sexual de riesgo, consumo de drogas, violencia o conducta suicida

Un estudio publicado en *USA Today* a finales de los años ochenta decía que «los padres dedican una media de menos de siete minutos a la semana a hablar con sus hijos». Con este tiempo no es posible «vincularse límbicamente» ni tener una buena relación. Los hijos necesitan pasar tiempo con sus padres. Piensa en las veces que tus padres pasaban un buen rato solos contigo. ¿Hacía eso que te sintieras importante, especial?

Algunos progenitores se quejan de que sus hijos están demasiado ocupados, o de que no les interesa pasar tiempo con ellos. Cuando así ocurre, les recomiendo que hablen del tema con sus hijos, que les digan lo importantes que son para ellos, y que necesitan estar con ellos. Naturalmente, es esencial cómo pasemos el tiempo con nuestros hijos. Si lo hacemos para sermonearlos o interrogarles, ni nosotros ni ellos nos vamos a sentir a gusto, y ambos buscaremos la forma de evitar más contactos de ese tipo.

El siguiente es un ejercicio que considero muy útil para mejorar la calidad del tiempo que pasamos con los hijos. Se llama el «rato especial», y funciona. Dará mejor calidad a la relación con tu hijo en muy poco tiempo. Estas son las directrices:

1. Dedica veinte minutos al día a hacer con tu hijo algo que le guste. Es importante que muestres una actitud positiva, y le digas algo así: «Creo que no pasamos bastante tiempo juntos, y para mí eres muy importante. Vamos a tener nuestro rato especial todos los días.

¿Qué te gustaría hacer?». Es importante recordar que la finalidad de esos momentos es establecer el vínculo límbico y la relación con tu hijo. Haz que sea algo lo más positivo posible.

2. Durante ese rato especial no debe haber órdenes, preguntas ni instrucciones. Eso es fundamental. Son momentos para establecer la relación, no para corregir una conducta difícil. Si, por ejemplo, jugáis a algo y empieza a hacer trampas, puedes reconducirle la conducta. Le puedes decir: «Veo que has cambiado las reglas del juego; voy a seguirlas yo también». Recuerda: la finalidad del rato especial es mejorar la relación entre tú y tu hijo, no enseñar. En otros momentos, naturalmente, si el niño hace trampas o te engaña es importante hablar directamente del asunto.

3. Señala todas las conductas positivas que puedas. Para configurar la conducta, subrayar lo bueno es mucho más efectivo que observar lo malo.

4. Más que hablar, escucha.

Recibí en cierta ocasión una llamada de teléfono de un amigo que se quejaba de que, cuando llegaba a casa del trabajo, su hija de dieciséis meses no quería jugar ni compartir nada con él. Debía de ser algo de «eso de la relación madre-hija», me contaba, y que ya se le pasaría. Le dije que lo más probable era que no pasaba suficiente tiempo con su hija, y que si le reservaba esos «ratos especiales» seguramente se mostraría más abierta y cariñosa. Siguió mi consejo. Empezó a dedicar veinte minutos al día a hacer lo que su hija quisiera (normalmente jugar en su habitación con un juego de construcción). Se pasaba el rato escuchándola y respondiéndole. Al cabo de tres semanas, su hija cambió drásticamente de comportamiento. Cuando mi amigo llegaba a casa, la niña corría a darle un abrazo, y se le quedaba colgada de la pierna toda la noche.

Recuerda que dedicar tiempo a tu hijo todos los días producirá un efecto extraordinariamente positivo en tu relación con él, y le protegerá de muchos problemas en la vida.

PRESCRIPCIÓN 5 PARA EL SISTEMA LÍMBICO PROFUNDO: practica las destrezas de relacionarte con las personas para mejorar los vínculos límbicos

Está demostrado que mejorar los vínculos emocionales entre las personas ayuda a sanar el sistema límbico. En un amplio estudio sobre individuos afectados de depresión grave, los Institutos Nacionales de la Salud compararon tres tratamientos: la medicación con antidepresivos, la terapia cognitiva (similar a mi terapia contra los PNA) y la psicoterapia interpersonal. Los investigadores se sorprendieron al comprobar que los tres tratamientos eran igualmente efectivos para la depresión. Muchos miembros de la comunidad médica piensan que los beneficios de la medicación son mucho mayores que los de la terapia. No era extraño que la combinación de los tres tratamientos produjera un efecto aún más positivo. De modo que no solo eran útiles los fármacos y los terapeutas profesionales, sino que los pacientes desempeñaban un papel fundamental en su ayuda mutua. Nuestra forma de llevarnos con los demás puede ayudar o dañar nuestro sistema límbico. Cuanto mejor es la relación con quienes nos rodean, mejor nos sentimos.

A mis pacientes les enseño los siguientes diez principios para mantener sus sistemas límbicos (y los de sus seres queridos) sanos y gratificantes:

1. Responsabilízate de mantener la fuerza de la relación. No seas de los que culpan a su pareja de todos los problemas. Asume la responsabilidad de la relación y piensa qué puedes hacer para mejorarla. Te sentirás con mayor fuerza, y lo más probable es que vuestra unión mejore casi de inmediato.
2. Nunca des por supuesto que la relación seguirá fuerte. Para que sea especial hay que nutrirla constantemente. Cuando se le asigna un lugar secundario en la lista de prioridades, se resiente. Centrarse en lo que queremos en una relación es fundamental para conseguirlo.
3. Protege tu relación. Una forma infalible de condenarla al fracaso es ignorar, denigrar o menospreciar a la otra persona. Para fortalecer tu relación, elogia siempre al otro.
4. Da siempre por supuesto lo mejor. Cuando se planteen preguntas sobre motivación o intenciones, presume siempre lo mejor en la otra persona. Ayudarás a que su conducta realmente sea más positiva.

5. Mantén viva y fresca la relación. Cuando una relación se endurece o empieza a aburrir, corre peligro de erosionarse. Aléjate del «siempre lo mismo», y busca nuevas formas de dar más vida a tus relaciones.

6. Observa lo bueno. Es muy fácil advertir lo que no nos gusta de una relación. Nos es casi connatural. Prestar atención a lo que nos gusta requiere esfuerzo. Si dedicamos más tiempo a fijarnos en lo positivo de la relación, es más probable que veamos cómo se hace más positiva la conducta.

7. Comunícate de forma clara. Estoy convencido de que la mayoría de las peleas surgen de alguna forma de comunicación equivocada. Tómate tiempo para escuchar y comprender lo que la otra persona te diga. No reacciones a lo que creas que la gente quiere decir; pregúntales qué quieren decir y luego responde.

8. Mantén y protege la confianza. Muchas relaciones se rompen por un abuso flagrante de confianza, por ejemplo una aventura amorosa u otra forma de deslealtad. Las heridas de hoy, aunque sean de poca importancia, nos recuerdan grandes traumas del pasado, y les damos un valor que en sí mismas quizás no tengan. Cuando se ha traicionado la confianza, hay que intentar comprender por qué se ha producido.

9. Afronta los temas difíciles. Siempre que capitulamos ante la otra persona para evitar una pelea, cedemos un poco de nuestro poder. Si lo hacemos a menudo, perdemos mucha fuerza y la relación se empieza a resentir. Evitar el conflicto a corto plazo muchas veces tiene efectos devastadores a largo plazo. Defiende con firmeza y amabilidad lo que creas que es correcto. Ayudará a mantener equilibrada la relación.

10. Dedicaos tiempo. En esta vida tan ajetreada que llevamos, el tiempo suele ser lo primero que se resiente en nuestras relaciones importantes. Estas, para su buen funcionamiento, exigen su tiempo. Muchas parejas con hijos y en las que ambos miembros trabajan, ven cómo se van distanciando cada vez más porque no tienen tiempo de estar juntas. Cuando se lo dedican, se dan cuenta de lo mucho que realmente se gustan. «Invertir tiempo» en nuestras relaciones especiales dará buenos dividendos en el futuro.

PRESCRIPCIÓN 6 PARA EL SISTEMA LÍMBICO PROFUNDO: reconoce la importancia del contacto físico

El sistema límbico profundo no solo está implicado en la vinculación afectiva, sino también en la física. Tocarse físicamente es esencial para la buena salud. Probablemente muchos se extrañarán de saber que hay parejas que se pueden pasar diez años y más sin tocarse. Las he visto en mi trabajo, e invariablemente presentan problemas de sistema límbico profundo, como irritabilidad y depresión, unos síntomas depresivos que solo mejoran cuando las ayudo a corregir esa conducta de evitar el contacto físico.

La conexión física también es un elemento fundamental en el proceso de vinculación entre padres e hijos. Las caricias, los besos, las palabras dulces, el contacto visual con la madre y el padre proporcionan al bebé placer, cariño, confianza y la seguridad que necesita para desarrollar un sistema límbico profundo sano. Y así puede empezar a crecer el vínculo o la conexión entre los padres y el niño. Sin amor y cariño, el bebé no desarrolla la adecuada conexión límbica profunda, por lo que nunca aprende a confiar ni conectar. Se siente solo e inseguro, y se hace irritable e indiferente.

Tocarse es esencial para la propia vida. En un brutal experimento que se realizó en el siglo XIII, el emperador alemán Federico II quiso saber qué lengua hablarían los niños y qué palabras emplearían si crecieran sin oír ninguna. Sacó de sus casas a unos cuantos niños y los puso entre personas que los alimentaban pero tenían instrucciones estrictas de no tocarlos, acunarlos ni hablarles. Los niños nunca dijeron palabra alguna. Murieron sin saber hablar. Aunque el experimento fue un fracaso, lo que se descubrió fue de suma importancia: tocarse es fundamental para la vida. Salimbene de Parma, historiador de la época, decía del experimento en 1248: «No pudieron vivir sin caricias». Una realidad que se ha confirmado una y otra vez, la última a principios de la década de 1990 en Rumanía, donde miles de niños pasaron varios años recluidos en orfanatos sin que nadie los tocara nunca. Estudios PET (similares a los SPECT) de unos cuantos de ellos mostraban una actividad mucho menor en todo el cerebro.

La vinculación afectiva es una calle de doble sentido. Los progenitores del niño indiferente por naturaleza, sin darse cuenta, le pueden dar menos amor. La madre y el padre, con una falsa interpretación del carácter naturalmente reservado del niño, se pueden sentir heridos y rechazados, y con ello menos estimulados a prodigarse en cuidados y afecto con su hijo. Un ejemplo clásico de este problema son los niños autistas. Antes, los psiquiatras calificaban de «frías» a las madres de estos niños; creían que la falta de receptividad de la madre provocaba el autismo. En tiempos más recientes, sin embargo, se ha demostrado en numerosas investigaciones que el autismo *es* biológico y anterior a cualquier tipo de relación. En esos estudios, las madres de niños autistas empezaban con una actitud muy cálida, pero al no recibir una retroalimentación positiva de sus hijos se hacían más reservadas. Para que el vínculo entre los padres y el hijo funcione es fundamental que el amor sea recíproco.

Algo parecido ocurre con el amor entre adultos. Para que se dé un adecuado vínculo, la pareja ha de tocarse y besarse, decirse cosas bonitas y mirarse a los ojos con cariño. No basta con que una de las partes dé y la otra reciba. Las manifestaciones físicas de amor deben ser recíprocas; de lo contrario el otro se siente herido y rechazado, con lo que al final el vínculo afectivo se debilita.

Para que prosperen, las relaciones íntimas necesitan del amor físico. Todo no puede consistir en dos personas sentadas en sus respectivos rincones manteniendo una animada conversación sobre el mercado de valores (aunque a las dos les encante la bolsa). Una relación en la que no exista el suficiente contacto físico carece de algo esencial para el ser humano. Sin este elemento, el amor acaba por agriarse, y provoca que uno de los dos se desligue y quizás busque el amor en otra parte.

George Howe Colt y Anne Hollister, en un artículo de fondo sobre el contacto físico publicado en la revista *Life,* citan numerosos casos del poder sanador del tacto: «Los estudios demuestran que el masaje tiene unos efectos positivos en diversas dolencias, desde el desconsuelo de los niños hasta la hiperactividad, la diabetes y la migraña; de hecho, en todas las enfermedades que hasta hoy ha estudiado el Instituto de Estudios sobre el Tacto». Dicen que «parece que el masaje ayuda a respirar mejor a las personas asmáticas, estimula la función inmunológica en los pacientes con VIH positivo, mejora la capacidad de concentración de los niños con autismo, alivia la ansiedad de los adolescentes que sufren depresión y reduce la aprensión de los quemados al tener que pasar por el desbridamiento (la eliminación del tejido muerto, dañado o infectado para mejorar la salubridad del tejido restante)... Incluso los ancianos mostraban menor grado de depresión, menos hormonas del estrés y menor sentimiento de soledad. Visitaban menos al médico, tomaban menos café y llamaban más por teléfono».

Tocarse es esencial para nuestra naturaleza humana. Sin embargo, en una sociedad donde impera la actitud distante y arrogante, cada vez lo hacemos menos. Debemos tocar de forma asidua a nuestros hijos, nuestro cónyuge y nuestros seres queridos. Dar y recibir masajes de forma habitual mejora la salud del sistema límbico y la vinculación límbica.

PRESCRIPCIÓN 7 PARA EL SISTEMA LÍMBICO PROFUNDO: rodéate de olores agradables

El sistema límbico es la parte del cerebro que procesa directamente nuestro sentido del olfato. Por esto nos atraen los perfumes y los jabones de olor exquisito, y nos repelen los olores corporales desagradables. La revista británica *The Lancet* publicó un reportaje sobre los beneficios de la aromaterapia mediante el aceite de flor de lavanda. El aroma del aceite de lavanda, utilizado adecuadamente, hacía que las personas se sintieran menos estresadas y deprimidas. También mejoraba el sueño. En la aromaterapia se utilizan fragancias especiales en vaporizadores, en el baño, en la almohada y en cuencos de pétalos de flores. Son fragancias que pueden producir un efecto apreciable en el estado de ánimo. Sin embargo, no es lo mismo ingerir la sustancia que olerla. Lo que ingerimos pasa al estómago y es procesado por el sistema digestivo. (Además, la ingestión de muchas esencias, incluida la de lavanda, es peligrosa). Un olor, en cambio, activa los nervios olfativos, que van directamente al sistema límbico profundo.

Pensemos en la canela, que se emplea en la cocina de muchos países de todo el mundo. Soy de ascendencia libanesa, y mi madre la usaba en numerosos platos, entre ellos las hojas de vid rellenas, uno de mis favoritos. Cuando hace poco le decía que el olor de la canela cocida se considera un afrodisíaco natural para los hombres, se puso la mano en la frente y dijo: «Por eso he tenido siete hijos, tu padre no me dejaba tranquila».

Muchas personas han observado que determinados olores a veces traen recuerdos muy claros, como si recuperaran todo lo que en su día sintieron y vivieron. Tiene su explicación: los olores y los recuerdos se procesan en la misma parte del cerebro. Los efluvios activan los neurocircuitos del sistema límbico profundo, y por ese motivo generan un recuerdo más completo de lo sucedido, con lo que la persona tiene acceso a detalles del pasado con suma claridad.

Los olores afectan al estado de ánimo. Los agradables probablemente atemperan el sistema límbico profundo. Las fragancias seguramente actúan de antiinflamatorios. Si nos rodeamos de flores, aromas agradables y otros olores placenteros, incidimos positivamente en el funcionamiento de nuestro cerebro.

PRESCRIPCIÓN 8 PARA EL SISTEMA LÍMBICO PROFUNDO: hazte una biblioteca de buenos recuerdos

El sistema límbico profundo almacena recuerdos de alto contenido emocional, por lo que algunos de ellos pueden ser molestos. Un remedio al que recurren los terapeutas es hacer que el paciente rastree el pasado en busca de recuerdos negativos para poder volver a procesarlos. Las personas deprimidas tienen recuerdos selectivos. Tienden a rememorar únicamente cosas que se correspondan con su estado de ánimo. Su sistema límbico se halla inflamado, por lo que su estado de ánimo es negativo, como negativo es todo lo que recuerdan. Todo el proceso de recordar hace que su vida parezca un prolongado mal sueño, y las convence de que tienen razones para estar deprimidas. Los terapeutas a veces reconocen esta tendencia en sus pacientes e interpretan que estos, de algún modo, se empeñan en sentirse desgraciados. Pero existe otra explicación que tiene que ver con el funcionamiento de la mente y el cuerpo.

Cuando recordamos un determinado suceso, el cerebro libera unas sustancias químicas parecidas a las que se liberaron cuando incorporamos originariamente las impresiones de ese suceso. En consecuencia, el recuerdo trae un estado de ánimo y unos sentimientos similares. El recuerdo, por ejemplo, de aquel día en que un coche medio atropelló a nuestro perrito nos generará un estado de tristeza. Las personas que tuvieron con sus padres un vínculo afectivo, en el mejor de los casos, vacilante o que vivieron muchas experiencias dolorosas en su infancia tienen ya una impronta química negativa en el cerebro. Tenderán a tomarse negativamente lo nuevo que les suceda. Si observan que alguien las ignora, se les desencadenan en el cerebro los mismos patrones químicos que en sus primeras experiencias. También suelen desconfiar de quien les sonría; no ven en la sonrisa una expresión positiva porque la información no se corresponde con la que fue su experiencia.

Se trata de un patrón difícil de cambiar porque establece toda una forma de ver la vida: los primeros patrones predisponen continuamente a la persona a tomarse las cosas de forma que le demuestren que vive en un universo negativo. Para cambiar tal patrón, realmente tiene que modificar la química de su cerebro mediante el recuerdo de situaciones positivas. De este modo el cerebro incorpora los mismos patrones químicos que se incorporaron cuando se produjeron los sucesos positivos. Es un proceso extremadamente sano, por lo que se lo recomiendo a aquellos que han perdido a algún ser querido. Cuando una persona muere, recordar las peleas y las luchas por el poder hace que el dolor siga vivo, porque genera un estado de ánimo negativo que se perpetúa. Al recordar continuamente lo malo, el filtro emocional queda fijado para no dejar pasar los buenos recuerdos. Y con esto tendemos a obsesionarnos con todo lo inacabado, en lugar de fijarnos en el amor real que nos profesamos mutuamente durante tantos años.

Quienes no tenemos que batallar contra la depresión a diario también nos podemos encontrar en situaciones más negativas de lo que se podría deducir de nuestra vida. Cuando realmente ocurren hechos desafortunados, es posible que sigamos pensando en ellos más tiempo del necesario para remediar el problema. Para equilibrar los malos recuerdos y curar la parte límbica profunda de nuestro cerebro, es importante recordar las tantísimas veces que en la vida hemos albergado sentimientos positivos.

Haz una lista de los diez momentos más felices de tu vida. Descríbelos de forma detallada, utilizando los cinco sentidos tanto como puedas. ¿Qué colores recuerdas? ¿Qué olores percibías en el aire? ¿Había música? Intenta darle vida a esa imagen. En sentido metafórico irás pasando por los estantes de la biblioteca en la que guardas la experiencia cotidiana, en busca del libro adecuado.

Si se ha vivido una relación prolongada con alguien, recordar la historia de los momentos felices que se compartieron mejorará el vínculo entre esas dos personas. Los recuerdos positivos fomentan la conducta que fortalece los vínculos afectivos. El estímulo de recuerdos positivos —las caricias de nuestra pareja, lo mucho que nos ha ayudado esta semana, una mirada o un gesto especialmente emotivos— nos generará un sentimiento positivo, que a su vez nos dispondrá a actuar con cariño. Quizás nos recuerde que debemos llamar a nuestra esposa a lo largo del día, o ese regalo especial que tenemos que comprarle a nuestro marido para su cumpleaños y que le hará especialmente feliz, o nos ayudará a ambos a superar juntos los momentos difíciles.

PRESCRIPCIÓN 9 PARA EL SISTEMA LÍMBICO PROFUNDO: los medicamentos límbicos

La depresión clínica, el trastorno maníaco-depresivo y el síndrome premenstrual grave son problemas más difíciles que las diversas variantes del mal humor tan comunes en muchas personas. Las prescripciones para el sistema límbico a las que me he referido hasta ahora pueden no ser suficientes para ayudar a ser feliz y vivir normalmente a quien sufra trastornos más graves. Para conseguir una curación completa, es posible que se necesiten medicamentos antidepresivos o el debido tratamiento herbal. Una señal segura de que los medicamentos prescritos realmente tratan de forma positiva la depresión es que la actividad del sistema límbico profundo se normaliza. Cuando así ocurre, se produce la correspondiente disminución de los síntomas.

En los últimos años, han aparecido nuevos antidepresivos de aplicación más amplia y normalmente con menos efectos secundarios que los anteriores. Algunos de los nuevos fármacos producen el beneficio añadido de afectar a los patrones subclínicos que todos posiblemente experimentemos en algún momento de la vida, por ejemplo el mal humor o la negatividad. En el apéndice encontrarás información sobre medicamentos antidepresivos, con su nombre comercial, el del componente y la dosificación. En el tratamiento de la depresión clínica, es importante utilizar la suficiente medicación durante el tiempo conveniente —normalmente la toma de antidepresivos entre dos y cuatro semanas surte efecto—. Es fundamental ceñirse a las instrucciones del médico; dejar de tomar la medicación de forma repentina puede tener graves repercusiones.

Está demostrado el efecto positivo del tratamiento de la depresión con la hierba de San Juan, que además calma las estructuras límbicas profundas. Hace muchos años que se utiliza en Europa, y es el antidepresivo más recetado y con menos efectos secundarios. A los adultos les recomiendo 500 mg dos veces al día de hierba de San Juan, que contienen un 0,3% de hipericina y que tiene menos efectos secundarios que los antidepresivos tradicionales, aunque no carece por completo de ellos. Algunas personas desarrollan una mayor sensibilidad al sol y se queman más fácilmente cuando la toman. Además, tengo un paciente al que, después de ingerir la hierba de San Juan durante un mes, se le desaceleró el ritmo cardíaco. Por tanto, quien tome hierba de San Juan para tratarse la depresión debe hacerlo bajo la supervisión del psiquiatra.

Por mi parte, y para conseguir los mejores resultados, suelo combinar los medicamentos con las prescripciones para el sistema límbico profundo expuestas en este capítulo.

PRESCRIPCIÓN 10 PARA EL SISTEMA LÍMBICO PROFUNDO: el ejercicio físico

El ejercicio físico puede producir un efecto muy beneficioso para el sistema límbico profundo. Libera endorfinas que crean una sensación de bienestar. También aumenta el flujo sanguíneo en el cerebro, que así se nutre para funcionar adecuadamente. Pensemos en los beneficios del flujo sanguíneo y la nutrición para el resto del cuerpo. Cuando le faltan, este no se siente bien. Lo mismo ocurre con el cerebro. Un buen flujo sanguíneo pone en un nivel sano al sistema límbico profundo, lo cual, a su vez, afecta al humor de la persona.

Aquellos que hacen ejercicio físico de forma asidua suelen hablar de una sensación de bienestar que no experimentan los que llevan una vida sedentaria. Tienen mayor energía y más apetito, duermen más profundamente y suelen estar de mejor humor. Con los años me he dado cuenta de la utilidad del ejercicio físico para los enfermos de depresión. Más importante es aún para quienes no toleran los antidepresivos. En lugar de tomar una medicación, algunos de estos pacientes consiguen tratarse a sí mismos, bajo la supervisión del médico, con un programa de ejercicio que les sea agotador, con el que llegan a sentirse tan bien como con productos farmacéuticos.

Con el ritmo trepidante de la vida moderna —muchas horas de trabajo, atascos en horas punta y familias en las que trabajan el padre y la madre—, es fundamental recordar la importancia que el ejercicio físico y el cuidado personal tienen para la salud; no hay que abandonarlos. La tecnología actúa en cierto modo en nuestra contra, porque muchos de los avances producidos en los últimos veinte años han reducido e incluso eliminado de nuestra vida cotidiana la actividad y el esfuerzo físicos. En la película *Tres mujeres para un caradura,* Steve Martin sale corriendo de casa, se mete en el coche, conduce unos diez metros hasta la casa del vecino, salta del coche y llama a la puerta. Un poco exagerado, quizás, pero pensemos en cuántas veces podríamos ir a pie por el periódico, por ejemplo, pero decidimos ahorrar tiempo y lo hacemos en coche. Esta inactividad física hace que el cuerpo pierda eficiencia; en otras palabras, no quema la grasa que debiera. Todos los especialistas en nutrición, fisiología y medicina convienen en que, para mantener un cuerpo con poca grasa, un corazón fuerte y sano, y un buen tono muscular, es necesario un programa de ejercicio físico continuado.

Un buen programa de ejercicio físico producirá también beneficios límbicos, ya que:

1. Nos da más energía y evita que nos sintamos aletargados.
2. Acelera el metabolismo, ayuda a controlar el apetito y, con ello, nos mantiene en el peso adecuado.
3. Ayuda a normalizar la producción de melatonina en el cerebro, y optimiza el ciclo del sueño.
4. Permite que entre en el cerebro mayor cantidad del aminoácido natural triptófano, con lo que mejora el estado de ánimo. El triptófano es el precursor del neurotransmisor serotonina, cuyo nivel se ha observado que es bajo en los enfermos de depresión. Se trata de un aminoácido relativamente pequeño, y a menudo tiene que competir con otros mayores para cruzar los canales sanguíneos y llegar al cerebro. Con el ejercicio, los músculos del cuerpo utilizan los aminoácidos mayores y disminuyen la competencia para que el triptófano pueda entrar en el cerebro. La actividad física hace que nos sintamos mejor.

Muchas personas se quejan y reniegan cuando se les dice que han de hacer más ejercicio. Creen que es una ocupación aburrida y que les resta tiempo para otras cosas. Mi consejo es probar diferentes actividades hasta dar con la que a uno mejor le vaya. Busquemos lo que más nos convenga. Pero debemos asegurarnos de seguir un programa de ejercicio físico (andar, correr, ir en bicicleta) de forma asidua y a diario, y un programa de ejercicios aeróbicos (que aumentan el ritmo cardíaco y el flujo de oxígeno a los músculos), de veinte minutos seguidos como mínimo, tres veces a la semana. Muchas personas se equivocan al pensar que basta con el deporte que practican como *hobby*, ya que depende del deporte en cuestión. Traté en cierta ocasión a un hombre que padecía obesidad, con un programa específico de dieta y ejercicio físico. Después de varias semanas, se quejaba de que no perdía peso. Al preguntarle qué tipo de ejercicios físicos hacía, me dijo que jugaba dos partidas completas de golf a la semana. Tuve que decirle que andar por el campo de golf no le daba el grado de actividad que necesitaba, porque no era continua —en el golf hay que detenerse a golpear la pelota—. Con cara de sorpresa, me contestó: «Un momento, doctor. No voy andando y me paro a darle a la pelota. Bajo del carro, doy el golpe y subo de nuevo. Subir y bajar del carro supone mucha actividad».

PRESCRIPCIÓN 11 PARA EL SISTEMA LÍMBICO PROFUNDO: cuida tu dieta límbica

En los últimos diez años se han realizado importantes estudios sobre los alimentos, los nutrientes y la depresión, cuyos resultados sorprenden a muchos. Nos avasallan los especialistas que nos dicen que debemos seguir una dieta baja en grasas y alta en hidratos de carbono. Lo de «bajo en grasas» se encuentra por doquier. Lamentablemente, con el «bajo en grasas» no queda todo resuelto. En dos estudios publicados en el *American Journal of Psychiatry,* los varones con mayores índices de suicidio tenían los niveles más bajos de colesterol. El sistema límbico profundo necesita la grasa para funcionar adecuadamente. Es cierto que algunas grasas nos convienen más que otras, por ejemplo los ácidos grasos omega-3 que se encuentran sobre todo en el pescado. Las proteínas también son esenciales para una «dieta límbica profunda» sana. Son los materiales con los que se construyen los neurotransmisores del cerebro. Se ha visto que la depresión y los trastornos del estado de ánimo van acompañados de un bajo nivel de dopamina, serotonina y norepinefrina. Es fundamental tomar suficientes proteínas con una cantidad equilibrada de grasas e hidratos de carbono. En algunas personas, el exceso de proteínas puede reducir la cantidad de «proteínas cerebrales» que entran en el cerebro, y de la misma manera la insuficiencia de proteínas provoca un déficit de proteínas cerebrales —las fuentes más ricas de proteínas son el pescado, el queso, las alubias y los frutos secos.

Unos niveles bajos de serotonina suelen ir asociados a la preocupación obsesiva, la rigidez emocional y la irritabilidad (una mezcla de problemas cingulados y límbicos profundos). Para mejorar los niveles de serotonina, conviene tomar alimentos que incluyan hidratos de carbono complejos (por ejemplo, galletas o pan integrales). El ejercicio puede ser un complemento a la dieta de muchísima ayuda. Una opción es el aminoácido l-triptófano, recientemente aprobado de nuevo por la Administración de Alimentos y Fármacos. El l-triptófano es un aminoácido natural que se encuentra en la leche, la carne y los huevos. He observado que ayuda mucho a los pacientes a dormir mejor, aliviar la agresividad y tener mayor control del humor. Además, no tiene ningún efecto secundario, una auténtica ventaja frente a los antidepresivos. El l-triptófano se retiró del mercado hace unos años porque una partida de un fabricante provocó una rara enfermedad, de la que murieron varias personas. En realidad, no tuvo nada que ver en sí mismo con las muertes. Yo lo recomiendo en dosis de 1.000 a 3.000 mg tomados al acostarse. Ha habido una serie de estudios recientes con inositol, de la familia de la vitamina B, que se puede encontrar en tiendas de dietética. Está demostrado que, en dosis de 12 a 20 mg diarios, alivia el mal humor y la depresión. Antes de tomar estos complementos u otros del estilo, sin embargo, hay que consultarlo al médico.

Los niveles bajos de norepinefrina y dopamina suelen ir asociados a la depresión, el letargo, los problemas de atención y la confusión mental. Para mejorarlos, conviene ingerir más alimentos ricos en proteínas (carne, huevos o queso) y evitar los hidratos de carbono simples, como el pan, la pasta, la bollería y pastelería y los caramelos. También suelo recomendar a mis pacientes que tomen aminoácidos naturales, como la tirosina (entre 1.000 y 1.500 mg al día) —para tener más energía, mayor concentración y control de la impulsividad—, y la dl-fenilalanina (400 mg tres veces al día con el estómago vacío) —para evitar el mal humor y la irritabilidad—. También hay que hablar con el médico antes de tomar estos complementos.

5

LA ANSIEDAD Y EL MIEDO

Los ganglios basales

FUNCIONES DEL SISTEMA DE LOS GANGLIOS BASALES

➡ *Integra el sentimiento y el movimiento.*
➡ *Cambia y suaviza la conducta motriz fina.*
➡ *Suprime las conductas motrices no deseadas.*
➡ *Establece la velocidad de ralentí o nivel de ansiedad.*
➡ *Mejora la motivación.*
➡ *Logra el placer/éxtasis.*

Los ganglios basales son un conjunto de grandes estructuras situadas hacia el centro del cerebro y que rodean el sistema límbico profundo. Intervienen en la integración de los sentimientos, los pensamientos y el movimiento, y ayudan a cambiar y suavizar la conducta motriz. En nuestra clínica hemos observado que intervienen en el establecimiento de la «velocidad de ralentí» del cuerpo (o nivel de ansiedad). También ayudan a modular la motivación y posiblemente intervienen en los sentimientos de placer y éxtasis. Veamos cada una de estas funciones con mayor detalle.

En los ganglios basales se produce la integración de los sentimientos, los pensamientos y el movimiento. Esta es la razón de que saltemos cuando estamos excitados, temblemos cuando nos sentimos nerviosos, nos quedemos paralizados por el miedo, o mudos cuando el jefe nos reprende. Los ganglios basales posibilitan la suave integración de los sentimientos, los pensamientos y el movimiento físico, y cuando el *input* es excesivo suelen bloquearse. Uno de mis pacientes sufrió quemaduras graves en un accidente de moto en San Francisco. Mientras yacía en el suelo quemándose, la gente de su alrededor se quedó paralizada por el miedo, incapaz de ayudarle. Estuvo muchos años preguntándose por qué nadie se movió en su ayuda. «¿Es que nos les importaba? ¿No valía la pena intentar ayudar?», decía. Vivió mucho tiempo con el dolor físico que le provocó el accidente, y con el emocional del hecho de que nadie se preocupara de socorrerle. Se sintió aliviado al escuchar otra explicación de lo ocurrido: la intensidad de los sentimientos que el brutal accidente despertó en quienes lo vieron superó la capacidad

El sistema de los ganglios basales

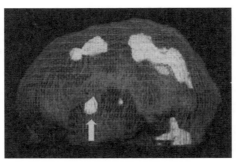

Imagen 3D de la actividad lateral

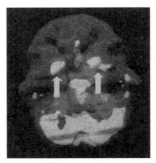

*Imagen 3D de la actividad
en la parte inferior*

de sus ganglios basales, por lo que aquellas personas se quedaron sin poder moverse, pese a que probablemente la mayoría de ellas quiso hacerlo.

Cuando los ganglios basales están hiperactivos (como hemos visto en el caso de individuos proclives a agobiarse o con trastornos de ansiedad), es más probable que la persona se sienta abrumada por las situaciones estresantes y tienda a quedarse paralizada (física y mentalmente). Por el contrario, cuando los ganglios basales se hallan hipoactivos (como hemos visto en aquellos que padecen el trastorno de déficit de atención), una situación estresante suele provocar que la persona actúe. Los que padecen TDA suelen ser los primeros que acuden al lugar de un accidente, y reaccionan sin miedo a las situaciones de mucha tensión. Sé, por ejemplo, que uno de mis amigos que padece TDA reacciona ante situaciones críticas mucho más deprisa que yo (como ya he dicho en el capítulo 2, tengo por naturaleza unos ganglios basales hiperactivos). Recuerdo una ocasión en la que estábamos pagando la cuenta en el mostrador al salir de un restaurante, cuando de repente una señora que se encontraba delante de nosotros se desplomó. Mi amigo reaccionó enseguida y fue a ayudarla; en cambio, yo me quedé paralizado por la intensidad de la situación, pese a que yo tenía experiencia médica, y mi amigo no. Antes me sentía culpable de no reaccionar con prontitud en situaciones de este tipo, pero me ha ayudado saber que simplemente mi cerebro no me permite hacerlo. La actividad de mis ganglios basales me dificulta desenvolverme en situaciones de mucha tensión.

Otra función de los ganglios basales es cambiar y facilitar la conducta motriz fina, algo fundamental para la capacidad de escribir a mano y para la coordinación de movimientos. Veamos de nuevo el caso del trastorno de déficit de atención. Muchos niños y adultos que lo padecen escriben muy mal. El acto de escribir les resulta difícil y les exige mucho esfuerzo, por lo que suelen tener una letra descuidada e irregular. Muchos niños y adultos con este trastorno escriben con letras sueltas. Les es más fácil porque no requiere un movimiento suave y continuo, sino una actividad repetida de inicio y final. Muchas de estas personas también se quejan de que les cuesta expresar por escrito lo que piensan. Sabemos que los medicamentos que van bien para el TDA, como los psicoestimulantes del tipo Ritalin, Dexedrine o Adderall, lo que hacen es optimizar la producción de dopamina en los ganglios basales. Estos medicamentos a veces mejoran en buena medida la escritura y la capacidad de poner por escrito los pensamientos. Además

Hello, my name is Tommy.

Letra de Tommy, de catorce años, antes de tomar medicación

Hello, my name is Tommy.

Letra de Tommy después de diagnosticarle TDA y del tratamiento con estimulantes

muchas personas que padecen TDA dicen que con estos fármacos mejora su coordinación motriz general. El de arriba es un ejemplo de uno de mis pacientes.

Otra pista sobre las funciones de control motor de los ganglios basales la dan dos enfermedades, la de Parkinson (EP) y el síndrome de Tourette (ST). La EP está causada por la deficiencia de dopamina dentro del sistema de los ganglios basales. Se caracteriza por un temblor similar al de quien hace rodar una pastilla entre los dedos, rigidez muscular, sacudidas al intentar mover alguna articulación, pérdida de agilidad y de expresión facial, y lentitud de movimientos. La administración de medicamentos que mejoran el nivel de dopamina, como l-dopa, alivia significativamente estos síntomas, y facilita una mayor suavidad de movimientos. Cuando existen anormalidades en esta parte del cerebro, la persona corre más peligro de padecer ST, una mezcla de tics motores y vocales (en el capítulo siguiente hablaremos con mayor detalle de él).

En nuestro trabajo con imágenes del cerebro, hemos visto que los ganglios basales deben de intervenir también en el establecimiento de la «velocidad de ralentí» del cuerpo, o nivel de ansiedad. Los ganglios basales hiperactivos suelen ir asociados a la ansiedad, la tensión, una mayor conciencia y más miedo. Los hipoactivos pueden provocar problemas de motivación, energía, iniciativa y empuje.

Es interesante observar que algunas de las personas más motivadas que hemos escaneado, por ejemplo, los altos ejecutivos de empresas importantes, tienen una actividad significativamente mayor en esta parte del cerebro. Nuestra teoría es que algunos individuos saben emplear esta mayor actividad en forma de motivación para convertirse en quienes «mueven los hilos» de su entorno. Mi madre, por ejemplo, que, como yo, tiene mayor actividad en esta parte del cerebro, tiende a ser un tanto ansiosa, pero no para. Juega al golf cuatro o cinco veces a la semana, crió a siete hijos sin que pareciera estresarle, y siempre está dispuesta a «hacer algo» por los demás. Creo que utilizar la mayor energía y el empuje de la mayor actividad de los ganglios basales ayuda a prevenir la ansiedad.

Otro descubrimiento interesante sobre esta área es que los ganglios basales probablemente intervienen en los bucles de control del placer del cerebro. Un estudio con imágenes cerebrales que realizó el grupo de Nora Volkow, del Brookhaven National Laboratory de Upton, Nueva York, se centró en localizar los puntos del cerebro en los que actúan la cocaína y el Ritalin. Ambos eran absorbidos principalmente por los ganglios basales. La cocaína es una sustancia adictiva; el Ritalin, en dosis normales, no. El estudio mostró claramente por qué. La cocaína mejora sustancialmente la disponibilidad de dopamina en el cerebro, se absorbe y elimina muy deprisa. Llega como una fuerte oleada, y luego se desvanece. Quien la toma experimenta un «subidón» y, cuando desaparece, quiere más. El Ritalin, en cambio, también aumenta la disponibilidad de dopamina para los ganglios basales, pero sus efectos tienen menor fuerza, y se elimina del cerebro mucho más despacio. El grupo de la doctora Volkow postuló que la activación de los ganglios basales por la cocaína perpetúa el deseo compulsivo de la droga. El Ritalin, por otro lado, mejora la motivación, la concentración y el seguimiento, pero no despierta en quien lo consume un deseo intenso de tomar más (a no ser que se ingieran dosis muy superiores a las que se prescriben clínicamente). De hecho, uno de los mayores problemas clínicos que tengo con los adolescentes que padecen TDA es que se olvidan de tomar los medicamentos.

El amor romántico intenso también puede producir en el cerebro un efecto similar al de la cocaína, pues libera gran cantidad de dopamina en los ganglios basales. El amor produce efectos físicos. Tuve la oportunidad de escanear a un buen amigo, Bill, poco después de que conociera a su nueva mujer. Estaba loco por ella. Después de su tercera salida, todo un día acaramelados en la playa, mi amigo vino a la consulta a contarme que había

Cerebro de Bill bajo los efectos del amor

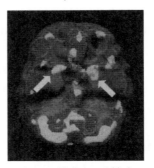

*Imagen 3D de la actividad
en la parte inferior*
Observa la mayor actividad
en los ganglios basales de la
derecha y la izquierda (flechas)

descubierto de nuevo el amor. Casualmente, mientras Bill hablaba, entró el especialista en medicina nuclear para decirme que disponíamos de una dosis extra del isotopo, y que podíamos hacer otro escáner si había alguien que lo necesitara. Ya tenía un escáner anterior de Bill porque formaba parte de nuestro grupo de control, y decidí hacerle otro para echarle un vistazo al cerebro del nuevo enamorado. Para mi sorpresa, el cerebro tenía el aspecto del de quien acaba de tomar una gran cantidad de cocaína. La actividad en los ganglios basales, tanto de la derecha como de la izquierda, era muy intensa, casi hasta el extremo de parecer una actividad convulsiva. El amor produce efectos reales en el cerebro, tan fuertes como los de las drogas adictivas.

PROBLEMAS DE LOS GANGLIOS BASALES

➡ *Ansiedad, nerviosismo.*

➡ *Ataques de pánico.*

➡ *Sensaciones físicas de ansiedad.*

➡ *Tendencia a esperar lo peor.*

➡ *Evitación del conflicto.*

➡ *Síndrome de Tourette/tics.*

➡ *Tensión/dolor muscular.*

➡ *Temblores.*

➡ *Problemas de motricidad fina.*

➡ *Dolores de cabeza.*

➡ *Motivación escasa/excesiva.*

LOS TRASTORNOS DE ANSIEDAD, NERVIOSISMO Y PÁNICO

El exceso de actividad en los ganglios basales coloca la «velocidad de ralentí» del cuerpo a más revoluciones y puede provocar que la persona se sienta angustiada, nerviosa, tensa y pesimista. Casi todos los pacientes con trastorno de pánico que he tratado y escaneado tenían una mayor actividad en los ganglios basales.

El siguiente es un ejemplo de trastorno de pánico.

Gary

Gary vino a verme hace unos ocho años. Había estado yendo al médico por unos dolores de espalda. El médico le reconoció la espalda y observó que tenía un lunar sensible encima de los riñones. Le dijo que se hiciera una radiografía de estos. Gary enseguida empezó a darle vueltas a la cabeza: «Seguro que me encontrarán un cáncer». (Observa lo ilógico de la deducción). Pero su imaginación no se detenía aquí. «Me dirán que tengo cáncer. Tendré que pasar por la quimioterapia». Diez segundos después ya se había puesto en tratamiento. «Voy a estar vomitando continuamente, se me caerá el pelo, tendré dolores horribles, y luego me moriré». Todo un recorrido que su mente hizo en treinta segundos. Finalmente sufrió un ataque de pánico. El corazón se le aceleró. Se le enfriaron las manos. Empezó a hiperventilar. Y comenzó a sudar. Se dirigió al médico y le dijo: «No me puedo hacer la radiografía».

Sorprendido, el doctor le respondió: «Vino a que le ayudara. Necesito la radiografía para ver si...»

Gary dijo: «No me entiende usted. No me puedo hacer la radiografía».

El médico buscó mi número de teléfono, me llamó y dijo: «Daniel, por favor, ayúdame con este tipo».

Cuando Gary me contó lo sucedido, me enteré de que hacía mucho tiempo que sufría un trastorno de pánico. También era experto en imaginar lo peor, una actitud que alentaba sus temores patológicos.

En el tratamiento, le enseñé la «prescripción para los ganglios basales» que expongo en el capítulo 6. Incluso lo acompañé a hacerse las radiografías de riñón porque era importante tenerlas enseguida. Le hipnoticé, para que estuviera tranquilo durante todo el proceso. Se comportó estupendamente. Respiraba relajado e hizo todo lo que hubo que hacer sin problema alguno...

Hasta que el radiólogo regresó a la habitación con cara de preocupación y le preguntó qué lado del cuerpo le dolía. Gary cruzó los brazos con fuerza contra el pecho y me miró como diciéndome: «¡Lo sabía! ¡Sabía que me estaba mintiendo! ¡Me voy a morir!» Le di una palmadita en el muslo y le respondí: «Mire, Gary, antes de que se muera, déjeme que eche un vistazo a la radiografía». (Los psiquiatras también somos médicos). Miré la radiografía y observé que tenía una enorme piedra en el riñón, algo que puede ser muy doloroso, pero normalmente nadie se muere por una piedra en el riñón. Los ganglios basales de Gary, que trabajaban demasiado deprisa, le provocaban un intenso dolor emocional porque le hacían imaginar la peor de las situaciones posibles.

La ansiedad de los ganglios basales puede agudizar el dolor. A medida que Gary se iba angustiando por el dolor que sentía, las mismas señales de ansiedad hacían que se le contrajeran los músculos. Los delicados músculos de la uretra (el conducto que va de los riñones a la vejiga) se contraían, oprimían la piedra e intensificaban el dolor. Una combinación de psicoterapia, Nardil (antidepresivo inhibidor de la monoaminooxidasa con efectos antipánico) y la administración ocasional de Valium ayudó a Gary a llevar una vida normal.

Las situaciones que generan ansiedad también provocan que la persona con ganglios basales hiperactivos se quede paralizada por el miedo, incapaz de salir de casa, un problema denominado «agorafobia» (miedo a estar en público). He tratado a muchas personas que se habían pasado años encerradas en casa (una mujer estuvo cuarenta años) por miedo a sufrir un ataque de pánico.

Marsha

Marsha, enfermera de cuidados intensivos, tuvo que someterse a tratamiento porque su marido no cejó en su empeño hasta que lo hizo. Empezó a tener ataques de pánico a los treinta y seis años. La primera vez estaba en una tienda de comestibles cuando de repente se sintió mareada, con dificultades para respirar, y el corazón se le aceleró produciéndole una terrible sensación de que algo fatal le iba a ocurrir. Dejó el carrito y se fue corriendo al coche, donde permaneció llorando más de una hora. Después del primer episodio, los ataques de pánico fueron aumentando, hasta el punto de que dejó de salir de casa por miedo a sufrir un ataque y que nadie la socorriera.

Abandonó el trabajo y obligó a su marido a llevar y traer a los niños a la escuela. Se negaba a tomar cualquier tipo de medicación, porque su madre, que también sufría ataques de pánico, tomaba Valium para tratarlos y se hizo adicta a él, una dependencia que la llevó a tratarla mal a menudo. Marsha no quería ser en modo alguno como su madre. Pensaba que «debía» ser capaz de controlar esos ataques. Su marido, al ver que su disfunción iba de mal en peor, la llevó al orientador familiar. Este le enseñó técnicas de relajación y a replicar a los pensamientos negativos, pero no sirvió de nada. La situación empeoraba, y su marido la trajo a mi consulta. Dada su oposición a los medicamentos, decidí pedir un estudio SPECT para evaluar a Marsha y mostrarle cómo funcionaba su propio cerebro.

La SPECT revelaba una actividad focal notablemente mayor en el lado derecho de los ganglios basales. Es algo muy común en las personas que padecen el trastorno de pánico. Es interesante señalar que los pacientes con propensión a las convulsiones también tienen zonas focales del cerebro con mayor actividad. Vista la gran cantidad de sentimientos que van asociados a los ataques de pánico, mis colegas y yo nos preguntamos si lo que observamos en los ganglios basales son el equivalente de las convulsiones conductuales.

Lo que se veía en el escáner de Marsha la convenció de que debía tomar una medicación. Le receté Klonopin, un ansiolítico que se utiliza también para controlar los ataques. En poco tiempo consiguió salir de casa, volver al trabajo y reanudar su vida. Además de la medicación, le enseñé el conjunto

Cerebro de Marsha, afectado de trastorno de pánico

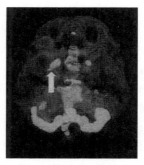

*Imagen 3D de la actividad
en la parte inferior
Observa la mayor actividad de
los ganglios basales (flecha)*

de prescripciones para los ganglios basales (que expongo más adelante), entre ellas unas técnicas complejas de biorretroalimentación y relajación, y trabajé con ella para corregir sus pensamientos de «adivinación del futuro». Al cabo de pocos años, pudo dejar por completo la medicación, y desde entonces sigue sin ningún ataque de pánico.

EL TRASTORNO DE ESTRÉS POSTRAUMÁTICO

Mark

Mark, ejecutivo de cincuenta años, fue ingresado en el hospital poco después de que intentara quitarse la vida. Su mujer acababa de iniciar los trámites del divorcio, y a él se le antojaba que la vida se le venía abajo. Se sentía airado y frustrado, desconfiaba de todo el mundo y sufría crisis de ansiedad. En el trabajo la gente se daba cuenta de que «siempre estaba enfadado». También se quejaba de unos dolores de cabeza constantes. Era veterano condecorado de Vietnam, soldado de infantería que había matado a más de cien personas. Me decía que en Vietnam había perdido su sentido humanitario, y que la experiencia lo había «entumecido».

En el hospital, afirmaba que le atormentaban los recuerdos del pasado. Mark padecía el trastorno de estrés postraumático (TEPT). Su mujer iba a dejarle, y él pensaba que ya no tenía razón para vivir. Dada la gravedad de los síntomas que presentaba, pedí, además del historial de una herida en la cabeza que sufrió en Vietnam, un estudio SPECT de su cerebro. Era anormal, con una actividad notablemente mayor en el lado izquierdo de los ganglios basales, la actividad más intensa que jamás había visto en esa parte del cerebro.

En las personas crónicamente irritables o airadas se suele observar esta mayor actividad en la parte izquierda de los ganglios basales. Los estabilizantes del humor, por ejemplo el litio, Tegretol o Depakote, pueden ir bien para aliviar la irritabilidad y calmar las zonas focales «calientes» del cerebro. A Mark le receté Depakote. Casi de inmediato desaparecieron los dolores de cabeza y empezó a sentirse mejor, dejó de hablar con brusquedad a todo el mundo, y consiguió hacer el esfuerzo psicológico necesario para curar las heridas que Vietnam y el divorcio le habían producido.

Cerebro de Mark, afectado de TEPT

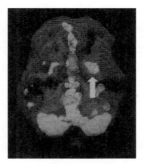

*Imagen 3D de la actividad
en la parte inferior*
Observa la mayor actividad
de los ganglios basales
izquierdos (flecha)

Mientras estuve tratando a Mark, tenía a menudo la sensación de que lo que había vivido en Vietnam había dispuesto sus ganglios basales en un estado de alerta permanente. Casi todos los días de los trece meses de guerra, había tenido que estar «en guardia» para no morir de un disparo. En todos los años transcurridos desde entonces, nunca había tenido oportunidad de «resetear» el cerebro y ponerlo de nuevo en estado de normalidad. Con la medicación y la terapia consiguió relajarse y sentir, por primera vez en veinticinco años, que realmente había dejado ya la zona de guerra.

LA EVITACIÓN DEL CONFLICTO

La ansiedad es, por definición, muy incómoda. Por esto, las personas que la padecen procuran evitar cualquier situación que agudice su desazón y, en especial, enfrentarse al conflicto. El conflicto suele paralizar a aquellos que tienen problemas de ganglios basales, que hacen todo lo posible por evitarlo. Lamentablemente, rehuir el conflicto puede producir un efecto negativo en nuestra vida.

Loren

Loren, propietario de una charcutería, odiaba el conflicto. También tenía problemas de sentimientos crónicos de ansiedad y tensión, unos problemas que, por miedo a la confrontación, le impedían despedir a los empleados que no le convenían a su negocio. También le hacían ser amable con personas que no le tenían ninguna consideración, por lo que empezó a resentirse de su falta de determinación. Sus problemas afectaban incluso a su vida conyugal. Llevaba años sin hablar con su mujer de todo lo que le hacía infeliz. Fue callándoselo hasta que no pudo más y estalló. Aprender a afrontar el conflicto fue fundamental en su tratamiento.

Betsy

También a Betsy la tendencia a evitar el conflicto le estaba arruinando su carrera profesional. Trabajaba en una empresa petrolera local. Mujer brillante, llegó muy pronto a ocupar un cargo en el que tenía que tratar con hombres de mucho poder, muy competitivos, y habituados al conflicto y la confrontación. Su reacción ante ellos fue la de mostrarse siempre apacible y considerada. Buscaba la manera de complacerlos, para así evitarse la temida ansiedad en la que preveía que iba a caer de producirse un conflicto abierto. ¿Y qué ocurrió? Se truncó su carrera profesional. Era incapaz de mostrarse decidida y manifestar sus propias ideas si eran distintas de las de aquellos hombres.

Inicialmente vino a mi consulta por un trastorno de pánico grave que le impedía conducir. Su marido y sus amigos se veían obligados a llevarla a todas partes porque tenía miedo de sufrir un ataque de pánico en cualquier momento.

En el tratamiento, le enseñé a afrontar el conflicto, a enfrentarse a aquellos hombres y a no salir corriendo para evitarlos. Después empezó a hablar en las reuniones y a defender sus ideas en la empresa. Como consecuencia, la dirección comenzó a prestarle atención de forma positiva.

Es muy importante aprender a calmar los ganglios basales. De lo contrario, la ansiedad y los condicionantes del pasado serán los que nos gobiernen la vida.

EL SÍNDROME DE TOURETTE (ST)

El ST es un curioso trastorno en el que convergen los ganglios basales y dos trastornos aparentemente opuestos, el de déficit de atención (TDA) y el obsesivo-compulsivo (TOC). Se caracteriza por unos tics motores y vocales que se prolongan más de un año. Los tics motores son unos movimientos físicos involuntarios, como parpadeos, sacudidas de la cabeza, de los brazos o las piernas, o encogimiento de hombros. Los vocales suelen ser ruidos involuntarios, como toser, soplar, resoplar, gritar y a veces soltar palabrotas (coprolalia). El ST es genético y puede ir asociado a otras anormalidades genéticas que se encuentran en la familia de la dopamina. En estudios SPECT de pacientes con este síndrome, realizados en mi clínica y en otros lugares, se han observado anormalidades en los ganglios basales del cerebro. Uno de los aspectos más fascinantes del ST es su elevado grado de asociación tanto con el TDA como con el TOC. Se calcula que el 60% de las personas que sufren ST padecen también TDA, y el 50%, TOC. A simple vista se diría que son trastornos opuestos. Quienes padecen TDA tienen problemas para concentrarse, mientras que las personas con TOC prestan excesiva atención a los pensamientos negativos (obsesiones) o conductas negativas (compulsiones). Después de examinar más detenidamente a pacientes con ambos trastornos, he visto un elevado grado de relación de cada uno de estos con sus historias familiares. Por ejemplo, los individuos con TDA suelen tener familiares con características propias del TOC, y los que sufren TOC tienen en su familia a enfermos de TDA. Existe incluso un subtipo de TDA que se ha llamado TDA por exceso; quienes lo padecen muestran síntomas tanto de desatención como de exceso de atención.

En estos casos hay que seguir un tratamiento estricto de los neurotransmisores (mensajeros químicos que ayudan a funcionar al cerebro) dopamina y serotonina. En el cerebro suele haber un mecanismo de equilibrio entre la dopamina y la serotonina. Este equilibrio normalmente se ajusta en los ganglios basales. La primera interviene en los movimientos, la motivación, el alcance de la atención y la fijación de la «velocidad de ralentí» del cuerpo, mientras que la segunda participa más en el control del humor, el cambio de la atención y la flexibilidad cognitiva. Cuando en el cerebro ocurre algo que eleva los niveles de dopamina, la serotonina pierde efectividad. Por ejemplo, cuando administro a alguien un psicoestimulante para tratar el TDA, su efecto es el de aumentar realmente la disponibilidad de dopamina en los ganglios basales. Esto estimula la concentración, el seguimiento y la motivación. Si la dosis es excesiva, es posible que el paciente se muestre obsesivo, malhumorado e inflexible (síntomas de insuficiencia de serotonina). Asimismo, si al paciente con TDA le receto una medicación que mejore la disponibilidad de serotonina en el cerebro, por ejemplo Prozac (un inhibidor selectivo de la recaptación de serotonina), lo más probable es que empeoren los síntomas del TDA, pero al paciente no le va a preocupar tal empeoramiento, y mostrará también una menor motivación.

Los ganglios basales intervienen en la producción de dopamina (escasa en el TDA) y en los movimientos de cambio o supresión (la falta de suavidad o el movimiento entrecortado se pueden traducir en tics), y se ha observado que son hiperactivos en el TOC (en conjunción con el giro cingulado), de ahí que probablemente los ganglios basales intervengan de forma significativa en estos tres trastornos. El bloqueo de la dopamina mediante algún antipsicótico, como Halol (haloperidol) u Orap (pimozida), ayuda a eliminar los tics pero empeora los síntomas del TDA. Los psicoestimulantes, como Ritalin (metilfenidato), Dexedrine (dextroanfetamina) o Adderall (una combinación de sales de anfetaminas), van bien para el TDA, pero su efecto sobre los tics es variable (pueden mejorar o empeorar los síntomas). Además, como ya he dicho, los psicoestimulantes tienden a exacerbar los síntomas del TOC, y hacen que la persona se concentre más en los pensamientos o las conductas que le molestan. Es probable que en todo ello intervenga un mecanismo de interferencia en los ganglios basales, que desbarata el equilibrio de los niveles de dopamina y serotonina en el cerebro.

LOS PEQUEÑOS PROBLEMAS MOTORES

Como explicaba antes, los pequeños problemas suelen ir asociados a anormalidades de los ganglios basales. Anteriormente he hablado de los problemas de escritura. Otra conexión interesante probablemente relacionada con la actividad de los ganglios basales es el desarrollo de los temblores cuando nos ponemos nerviosos. Cuando hablo ante un público, no sostengo los papeles con la mano porque, por la ansiedad que siento, es probable que me empiece a temblar. Cuando los ganglios basales están hiperactivos, corremos un riesgo más alto de tener un mayor tono muscular o temblores. Para calmar los temblores que los músicos sufren a menudo mientras interpretan, les suelo recetar propranolol.

La mayor tensión muscular relacionada con la hiperactividad de los ganglios basales suele ir asociada a dolores de cabeza. He observado que algunas personas que padecen dolores de cabeza insistentes tienen unas intensas áreas focales de mayor actividad en los ganglios basales. Parece que así ocurre tanto con los dolores por contracción muscular (que se suelen describir como un dolor en la base del cuello, o como si se tuviera una cinta tensada sobre la frente) como con las migrañas (normalmente unos dolores punzantes en uno de los lados de la cabeza, precedidos a veces de un aura visual u otros fenómenos sintomáticos). Es interesante señalar que los anti-convulsivos como Depakote o Tegretol, que reducen las áreas de hiperactividad del cerebro, ayudan a aliviar ciertos tipos de dolor de cabeza.

POCA Y MUCHA MOTIVACIÓN

Como ya he dicho, la motivación suele ser poca en estados de deficiencia de dopamina, como en el TDA. Lo interesante es que, cuando los niveles de serotonina suben en exceso, la disminución de la motivación también se convierte en un problema. Los médicos saben que el exceso de antidepresivos que mejoran la serotonina (como Prozac [fluoxetina], Zoloft [sertralina], Paxil [paroxetina] o Luvox [fluvoxamina]) provoca una disminución de la motivación. Muchas personas me cuentan que dejaron estos medicamentos porque abandonaban cosas importantes para su trabajo o su casa. Un alto ejecutivo me decía que había dejado de tomar Zoloft porque no conseguía llevar al día el trabajo y, además, no le importaba. «Yo no soy así», decía.

Los estados de elevado nivel de dopamina o de ganglios basales hiperactivos también pueden provocar una mayor motivación, incluso excesiva. Como decía antes, hemos observado que muchos altos ejecutivos de empresas importantes tienen una mejor actividad de los ganglios basales. También suelen trabajar en exceso. De hecho, cuando peor lo pasan estas personas es en el fin de semana. Durante la semana, tienen una rutina con la que lo llevan todo al día, pero en sus días libres, sin una rutina ni horario fijos, se quejan de que se sienten inquietos, angustiados y alicaídos. La relajación no va con ellos. De hecho, les es completamente incómoda. La causa de la adicción al trabajo puede estar en los ganglios basales. Su «velocidad de ralentí» interior, o nivel de ansiedad, no les deja reposar. Naturalmente, la situación tiene su lado positivo. Muchas de las personas que hacen que la sociedad avance están impulsadas por unos ganglios basales que las mantienen activas durante largos periodos.

LISTA DE CONTROL DE LOS GANGLIOS BASALES

La que sigue es la lista de control de los ganglios basales. Léela y anota tu calificación (o la de la persona que se analice) a cada una de las conductas enumeradas. Cinco o más síntomas señalados con 3 o 4 indican una alta probabilidad de que existan problemas de los ganglios basales.

0 = *nunca*	3 = *con frecuencia*
1 = *raramente*	4 = *con mucha frecuencia*
2 = *alguna vez*	

	Sentimientos de nerviosidad o ansiedad
	Ataques de pánico
	Síntomas de mayor tensión muscular (dolores de cabeza, dolor muscular, temblor de manos)
	Períodos de latidos fuertes del corazón, ritmo cardíaco acelerado o dolor de pecho
	Periodos de dificultades para respirar o de sensación de asfixia
	Periodos de mareos, desmayos o flojedad de piernas
	Periodos de náuseas o trastornos abdominales
	Periodos de sudor, sensación de frío o calor, manos frías
	Tendencia a prever lo peor
	Miedo a morirse o a hacer una locura
	Evitación de los espacios públicos por miedo a sufrir un ataque de ansiedad
	Evitación del conflicto
	Miedo exagerado a ser juzgado o escudriñado por los demás
	Fobias persistentes
	Poca motivación
	Motivación excesiva
	Tics
	Mala letra
	Sobresaltos súbitos
	Tendencia a quedarse paralizado en situaciones que provocan ansiedad
	Preocupación excesiva por lo que piensen los demás
	Timidez o retraimiento

6

DOMINAR EL MIEDO

Prescripciones para los ganglios basales

Las siguientes prescripciones ayudan a optimizar la función de los ganglios basales y resolver sus problemas. Se basan en lo que hemos averiguado sobre ellos, y en la experiencia clínica con mis pacientes. Recordemos que los ganglios basales intervienen en los sentimientos de integración y en el movimiento, cambian y suavizan la conducta motriz, fijan la «velocidad de ralentí» del cuerpo o nivel de ansiedad, modulan la motivación, e impulsan los sentimientos de placer y éxtasis.

PRESCRIPCIÓN 1 PARA LOS GANGLIOS BASALES: acaba con los pensamientos negativos automáticos

Las personas que tienen problemas de los ganglios basales suelen ser expertas en prever siempre lo peor. Poseen abundantes PNA (pensamientos negativos automáticos) de adivinación del futuro. Aprender a vencer la tendencia a las predicciones pesimistas ayuda mucho a curar esta parte del cerebro. A lo largo de los años, he conocido a muchos que me dicen que son pesimistas. Me cuentan que si esperan que ocurra lo peor en una determinada situación, nunca se van a sentir decepcionados. Es probable que nunca se sientan decepcionados, pero lo previsible es que mueran antes. El estrés permanente que las predicciones negativas generan disminuye la efectividad del sistema inmunológico y aumenta el peligro de enfermar. Los pensamientos afectan a todas y cada una de las células del cuerpo.

Para tratar la ansiedad que se genera en esta parte del cerebro, es fundamental aprender a acabar con los PNA de adivinación del futuro que nos pasan por la cabeza. Siempre que te sientas ansioso o tenso, prueba los siguientes pasos:

Paso 1 Pon por escrito aquello que te provoque ansiedad, por ejemplo, tener que hablar en público.

Paso 2 Observa y escribe los PNA que te vengan a la mente. Lo más probable es que, cuando estés ansioso, tus pensamientos prevean un desenlace negativo de la situación en cuestión. Entre los pensamientos más comunes que provocan ansiedad está: «Creerán que soy estúpido. Se reirán de mí. Se me trabará la lengua. Me pondré nervioso. Comenzaré temblar».

Paso 3 Etiqueta o identifica el pensamiento como un PNA de adivinación del futuro. Muchas veces, basta con ponerle nombre para quitarle toda la fuerza.

Paso 4 Replica al PNA y mata esa «hormiga» que es. Escribe una respuesta para desactivar el pensamiento negativo. En este ejemplo, escribe algo así: «Lo más seguro es que no se van a reír de mí y que lo haré muy bien. Si se ríen, me reiré yo también. Sé que a muchas personas hablar en público las pone nerviosas, y si yo me pongo nervioso, probablemente habrá alguien que sienta empatía por mí».

No aceptes todos los pensamientos que te vengan a la cabeza, ya que no son más que pensamientos, no hechos reales. Como tales, cuando se basan en la ansiedad de los ganglios basales suelen ser inexactos. No tienes por qué creerte todo lo que se te ocurra. Puedes aprender a cambiar este patrón y, con la previsión de lo mejor, ayudar a que se calmen los ganglios basales.

PRESCRIPCIÓN 2 PARA LOS GANGLIOS BASALES: utiliza la imaginería guiada

Es importante que sitúes (o resitúes) tus ganglios basales en un nivel relajado y sano. Para ello, lo mejor es seguir un régimen de relajación diario. Dedicar entre veinte y treinta minutos al día a practicar la relajación corporal te producirá muchos beneficios, entre ellos el de disminuir la ansiedad, bajar la presión sanguínea, aliviar el dolor muscular y evitar el mal genio ante los demás. La imaginería guiada es una magnífica técnica que se puede emplear a diario.

Instrucciones: busca un lugar tranquilo donde puedas aislarte veinte o treinta minutos todos los días. Siéntate en una silla cómoda (o, si no te vas a quedar dormido, túmbate en el suelo) y ejercita la mente para tranquilizarse. Con los ojos de la mente, dibújate tu propio remanso. A mis pacientes les pregunto: «Si pudieras ir al lugar que quisieras del mundo para relajarte y sentirte a gusto, ¿adónde irías?» Imagina tu sitio especial con los cinco sentidos. Ve lo que quieras ver; oye los sonidos que te encante oír, huele las fragancias del aire, deléitate con todos los sabores y siente lo que quisieras sentir. Cuanto más viva sea la imaginación, mejor podrás abandonarte en esa imagen. Si irrumpen pensamientos negativos, tenlos en cuenta pero no te detengas en ellos. Concéntrate de nuevo en la seguridad y placidez de tu remanso. Respira hondo, despacio y con calma. Disfruta de tus minivacaciones.

PRESCRIPCIÓN 3 PARA LOS GANGLIOS BASALES: la respiración diafragmática

Respira hondo y despacio, llevando el aire a la parte inferior de los pulmones. Es uno de los muchos ejercicios que enseño a mis pacientes que padecen trastornos de pánico. Les doy por escrito las instrucciones para que lo practiquen: cuando sientas ansiedad o pánico, haz lo siguiente:

➠ *respira lenta y profundamente con el vientre,*
➠ *elimina el PNA de adivinación del futuro,*
➠ *no pienses en la ansiedad,*
➠ *y si todo lo anterior no basta, toma la medicación que receto para la ansiedad».*

La respiración es una parte importante de la prescripción. Su finalidad es llevar oxígeno del aire al cuerpo y expulsar productos de desecho como el dióxido de carbono. Todas las células del organismo necesitan oxígeno para poder funcionar. Las cerebrales son particularmente sensibles al oxígeno, pues a los cuatro minutos de que les falte empiezan a morir. Unos pequeños cambios en el contenido de oxígeno del cerebro pueden alterar la forma de sentirse y comportarse de la persona. Cuando nos enfadamos, nuestros patrones de respiración cambian casi de inmediato: la respiración se hace mucho menos profunda y significativamente más rápida. Es un patrón de respiración ineficiente, y el contenido de oxígeno en la sangre de la persona airada disminuye. En consecuencia, hay menos disponibilidad de oxígeno para el cerebro, y el individuo puede mostrarse más irritable, impulsivo, confuso o dado a la conducta negativa (por ejemplo, gritar, amenazar o pegar a otra persona).

Aprende a respirar bien. Prueba este ejercicio:

Siéntate en una silla. Ponte cómodo, cierra los ojos y coloca una mano en el pecho y otra en el abdomen. Siente durante unos minutos el ritmo de tu respiración.

¿Respiras sobre todo con el pecho? ¿Sobre todo con el vientre? ¿O con el pecho y el vientre?

La forma de respirar afecta muchísimo a cómo nos sentimos en cada momento. ¿Te has fijado en cómo respira un bebé? ¿O un cachorro? Lo hacen casi exclusivamente con el vientre. Mueven muy poco la parte superior del pecho. En cambio, la mayoría de los adultos respiramos casi totalmente desde la parte superior del pecho.

Para corregir este patrón de respiración negativo, enseño a mis pacientes a ser expertos en respirar lenta y profundamente, en especial con el vientre. En la consulta, dispongo de un sofisticado equipo de biorretroalimentación que emplea indicadores de presión para determinar la actividad respiratoria. Coloco un indicador alrededor del pecho de la persona y otro alrededor del vientre, así que el equipo mide el movimiento del pecho y del vientre cuando aspira y espira. Si al aspirar se expande el vientre (mediante los músculos del diafragma), se deja espacio a los pulmones para hincharse en la parte inferior, con lo que aumenta la cantidad de aire disponible para el cuerpo. Para enseñarles a respirar con el vientre, a mis pacientes les muestro un modelo en la pantalla del ordenador. En más o menos media hora la mayoría de ellos aprenden a cambiar la forma de respirar, y a hacerlo de modo que los relaja y les permite controlar mejor cómo se sienten y comportan. Si no tienes acceso a ningún equipo de biorretroalimentación, te puedes tumbar de espaldas y colocar un libro pequeño encima del vientre. Al aspirar, haz que el libro suba, y al espirar, que baje. Al situar el centro de la respiración más abajo, podrás relajarte y controlarte mejor. Practica esta respiración diafragmática entre cinco y diez minutos al día para calmar los ganglios basales.

Es uno de los ejercicios que más útiles me han sido. Cuando aprendí por primera vez a respirar con el diafragma, descubrí que mi ritmo medio de respiración era de veinticuatro respiraciones por minuto y que lo hacía sobre todo con la parte superior del pecho. Había pasado diez años en el ejército, donde me habían enseñado a sacar pecho y meter la tripa (todo lo contrario de lo que hay que hacer para respirar). Aprendí rápidamente a respirar con más calma y eficacia. Esto no solo me ayudó con la ansiedad, sino también a sentirme más sosegado en general. Todavía lo utilizo para aplacar los nervios antes de las reuniones difíciles, antes de hablar en actos públicos o de aparecer en la televisión. Junto con la autohipnosis, también me ayuda a dormir cuando estoy estresado. Mi actual ritmo respiratorio es de menos de diez respiraciones por minuto.

PRESCRIPCIÓN 4 PARA LOS GANGLIOS BASALES: prueba con la meditación/la autohipnosis

Hay muchas formas de meditación. Normalmente requieren la respiración diafragmática y la imaginería guiada. El doctor Herbert Benson, en su obra clásica *The Relaxation Response,* explica que hacía que sus enfermos se concentraran en una palabra, y no hicieran otra cosa durante cierto tiempo, un ejercicio que debían repetir todos los días. Si empezaban a distraerles otros pensamientos, tenían que entrenar su mente para concentrarse de nuevo. Hablaba de unos resultados asombrosos con este sencillo ejercicio. A sus pacientes les bajaban considerablemente la presión arterial y la tensión muscular.

Para «calmar los ganglios basales», la autohipnosis aprovecha una fuente de energía natural que la mayoría de las personas ni siquiera saben que existe. Se encuentra dentro de nosotros, en la capacidad que tenemos de orientar nuestra concentración. Muchos no comprenden que la hipnosis es un fenómeno natural, un estado alterado en el que entramos y del que salimos a menudo. Entre los ejemplos naturales de hipnosis se encuentra la «hipnosis de la autopista», un estado en el que se alteran nuestra noción del tiempo y nuestra conciencia. ¿No te ha ocurrido haber hecho un viaje largo en coche y después no acordarte de las ciudades por las que pasaste? ¿O no se te han pasado un par de horas en lo que se te antojaron veinte o treinta minutos? La distorsión del tiempo es un rasgo común de los estados hipnóticos. ¿Quién no se ha enfrascado en la lectura de un libro o en una buena película hasta el punto de que las horas han transcurrido en lo que le han parecido unos minutos? Nos concentramos tanto que entramos en un estado hipnótico.

Como comprenderás, dada la hiperactividad natural de mis ganglios basales y mi tendencia a la ansiedad, mi año de médico residente me producía mayor ansiedad de la habitual. Cuando trabajaba en la unidad de cuidados intensivos de cardiología, me costaba mucho dormir por las noches, por la angustia que me producía la situación de los pacientes que estaban a mi cargo. El cansancio que esto me provocaba al día siguiente no me ayudaba en nada. En aquellos años de estudio y práctica de la medicina aprendí la hipnosis, e incluso la practicaba con el personal de enfermería para ayudarlos a dejar de fumar o perder peso. No había pensado en utilizarla conmigo mismo. Además, creía que realmente yo no era de los que se pueden hipnotizar. Un día, ya a altas horas de la madrugada, uno de mis pacientes tenía problemas para dormir. Pidió un somnífero. Pensé que quizás fuera mejor utilizar la hipnosis para ayudarle a conciliar el sueño. Le pareció bien, y funcionó enseguida. En la visita de la mañana siguiente, el paciente me preguntó qué iba a hacer la noche en la que yo no estuviera de guardia. Le enseñé a autohipnotizarse y le sugerí algunas prescripciones. Luego caí en la cuenta de que también yo me podía hipnotizar a mí mismo. Descubrí que la autohipnosis, como tantísimas cosas, es una destreza que mejora con la práctica. Con una sencilla técnica de autohipnosis conseguía dormirme en menos de un minuto. Dormir bien también contribuye a calmar la ansiedad, mientras que la falta de sueño hace que todo empeore.

Los siguientes son los sencillos pasos de la autohipnosis que yo sigo. No tendrás más que reservarte dos o tres periodos de diez minutos el primer día y seguir estos pasos.

Relajación

Paso 1 Siéntate en una silla cómoda con los pies en el suelo y las manos en el regazo.

Paso 2 Elige en la pared un punto que esté un poco por encima de la altura de los ojos. Concentra en él la vista. Al mismo tiempo cuenta despacio hasta veinte. Observa que enseguida te empiezan a pesar los párpados. Deja que se te cierren los ojos. Si no parece que quieran cerrarse, ve cerrándolos a medida que te acerques a veinte.

Paso 3 A continuación, aspira profundamente, lo más profundamente que puedas, y espira lentamente. Repítelo tres veces. En cada aspiración, siente cómo suben el pecho y el vientre, e imagina que respiras tranquilo y sosegado. En cada espiración, siente cómo se relajan el pecho y el vientre, y elimina toda tensión, de modo que la relajación te lo impregne todo. En este momento ya notarás que te invade la calma.

Paso 4 A continuación, aprieta fuerte los músculos de los párpados. Cierra los ojos con fuerza, y después deja que los músculos de los párpados se vayan relajando lentamente. Observa lo mucho que se han relajado. Luego imagina que la relajación se extiende de los músculos de los párpados a los de la cara, y va bajando por el cuello, los hombros y los brazos, el pecho y finalmente todo el cuerpo. Los músculos responderán a la relajación de los párpados y se irán relajando progresivamente de arriba abajo, hasta la planta de los pies.

Paso 5 Cuando todo el cuerpo se sienta relajado, imagina que estás en lo alto de una escalera mecánica. Ponte en el primer peldaño y ve bajando, poco a poco, contando desde veinte hacia atrás. Cuando llegues abajo, lo más probable es que estés muy relajado.

Paso 6 Disfruta unos momentos de la tranquilidad. Luego ponte de nuevo en la escalera y sube. Cuenta hasta diez. Cuando llegues a diez, abre los ojos, siéntete relajado, como nuevo y totalmente despierto.

Para acordarte fácilmente de los seis pasos, piensa en las siguientes palabras:

CONCENTRARSE (en un punto)
RESPIRAR (despacio y profundamente)
RELAJARSE (relajación muscular progresiva)
ABAJO (por la escalera mecánica)
ARRIBA (por la escalera mecánica y abrir los ojos)

Si te cuesta recordar estos pasos, los puedes grabar, para escucharlos cuando quieras hacer el ejercicio.

Las primeras veces que lo hagas tómate mucho tiempo. Algunas personas llegan a relajarse tanto que se quedan dormidas unos minutos. Si así te ocurre, no te preocupes. En realidad es una buena señal: significa que te has relajado de verdad.

Cuando hayas practicado la técnica suficientes veces, incorpora la imaginería visual.

La imaginería visual

Escoge un sitio tranquilo donde te sientas cómodo, un lugar en el que puedas imaginar con los cinco sentidos. Yo suelo «ir» a la playa, un lugar donde consigo relajarme y que me evoca muchas imágenes hermosas. Veo el mar, siento la arena bajo los pies, el calor del sol y la brisa sobre mi piel, huelo la sal en el aire y la saboreo ligeramente en la lengua, oigo las gaviotas, las olas y jugar a los niños. Tu remanso puede ser real o imaginario, cualquier lugar donde te apetecería estar.

Cuando llegues abajo con la escalera mecánica, imagínate en este remanso de paz que has escogido. Represéntalo en tu mente con los cinco sentidos durante unos minutos.

Y aquí es donde empieza lo divertido. Después de haber dado todos los pasos de la relajación y de imaginarte en el remanso, tienes la mente preparada ya para el cambio.

Comienza a experimentarte tal como quieres ser, no como eres realmente, sino como *quieres* ser. Resérvate al menos veinte minutos diarios para este ejercicio de «repostaje» que te va a cambiar la vida. Te sorprenderás de los resultados.

En todas las sesiones, elige una idea, algo que consideres ideal o un estado de sentimiento en los que centrarte. Mantente en esa idea, ideal o sentimiento hasta que consigas imaginarte inmerso en ellos. Por ejemplo, si quieres estar más relajado, contémplate en un estado sosegado, imagínalo con los cinco sentidos. Mírate relajado. Interactúa con los demás de forma positiva y relajada. Huele lo que te rodea. Siente cómo se relajan los músculos. Tómate algo caliente y saboréalo con la lengua, aspira el aroma, siente el calor de la taza en las manos. Experimenta la relajación. Hazla real en tu imaginación, y empieza así a hacerla real en tu vida. Si la relajación no llega enseguida, recuerda que la autohipnosis no tiene nada de magia. Es una destreza que necesita atención y práctica. Merece la pena el esfuerzo.

Uno de mis pacientes me dice que siempre que sale de un estado de autohipnosis escribe con mejor letra y tiene una mayor coordinación general. Se me antoja que los ganglios basales se tranquilizan.

PRESCRIPCIÓN 5 PARA LOS GANGLIOS BASALES:
piensa en la «regla 18/40/60»

Las personas que tienen problemas de ganglios basales se suelen pasar el día preocupadas por lo que los demás piensen de ellas. Para ayudarlas a resolver este problema les enseño la «regla 18/40/60»:

➡ *A los dieciocho años, te preocupa lo que los demás piensen de ti.*
➡ *A los cuarenta, te importa un comino lo que la gente piense de ti.*
➡ *A los sesenta, te das cuenta de que nadie piensa en ti.*

Las demás personas se pasan el día preocupadas por sí mismas y pensando en ellas mismas, no en ti. Piensa qué haces tú. ¿En qué has pensado hoy, en lo que hacen los demás o en lo que tú debes o quieres hacer? Lo más probable es que hayas estado pensando en ti mismo: lo que has de hacer ese día, con quién vas a estar, qué gastos vas a tener, los quebraderos de cabeza que te producirán el jefe y los niños, si tu cónyuge te va a dar muestras de cariño, etc. Las personas piensan en ellas, no en ti. Debes basar tus pensamientos y tus decisiones en los que son tus objetivos, no en los de tus padres, amigos o compañeros de trabajo.

Preocuparse por lo que piensen los demás es la esencia de quienes padecen fobias «sociales», o de quienes se sienten incómodos y con miedo en las situaciones sociales. Muchas veces el problema subyacente es que estas personas creen que las demás las están juzgando, que juzgan su aspecto, su forma de vestir, de hablar, etc.

Mis pacientes se sorprenden al descubrir que toda la energía que invierten en preocuparse por lo que los demás puedan pensar de ellos es un desperdicio, una energía que podrían emplear de forma más constructiva en lograr lo que se proponen.

¿Sabías que uno de los miedos más comunes en Estados Unidos es el de hablar en público? He tenido varios pacientes que me contaban que habían suspendido alguna asignatura en su carrera porque se negaron a ponerse en pie delante de la clase a exponer algo. El origen del miedo radicaba en que creían que los demás los juzgarían o juzgarían lo que expusieran y cómo lo expusieran. Los individuos que tienen miedo a hablar en público suelen pensar que su audiencia se va a reír a escondidas o pensará cualquier cosa de ellos. Sin embargo, la verdad es que probablemente algunas personas del público ni siquiera atiendan a la exposición, porque estarán pensando angustiadas en la que tendrán que hacer ellas a continuación, o en sus propios problemas. Aquellos del público que escuchen probablemente estarán deseando que quien habla lo haga bien, porque saben por experiencia propia lo difícil que es ponerse a hablar delante de un grupo de personas.

Deja de preocuparte por lo que los demás piensen de ti. Asienta tus pensamientos, tus decisiones y tus objetivos en lo que desees y lo que sea importante en tu vida. No estoy diciendo que seas el único centro de tu vida. La mayoría de las personas queremos mantener unas relaciones afables con los demás y poder ayudarlos. Pero debes comportarte de acuerdo con lo que *tú* pienses, no con lo que creas que los demás piensan de ti.

PRESCRIPCIÓN 6 PARA LOS GANGLIOS BASALES: aprende a afrontar el conflicto

Como ocurre con las relaciones entre los diferentes países, la paz a cualquier precio suele ser devastadora para las relaciones entre las personas. Mucha gente tiene tanto miedo al conflicto con los demás que hace todo lo que puede para evitarlo. Esta «conflictofobia» en realidad predispone a unas relaciones más tensas, no menos.

Los siguientes son cuatro escenarios típicos de aquellos que temen el conflicto:

1. En un intento por ser una «buena madre», Sara se encuentra con que siempre cede ante las rabietas de su hijo de cuatro años. La exaspera lo mucho que han aumentado esas pataletas en el último año. Hoy se siente ya impotente y, para que haya paz, siempre cede.

2. Billy, un chico de diez años, sufría el acoso y las agresiones de Ryan, también de diez años pero más corpulento. Ryan lo amenazaba con pegarle si no le daba el dinero del almuerzo. Para evitar la paliza, Billy se pasó el curso aterrorizado por Ryan.

3. Kelly se sentía muy alejada de su marido, Carl. Tenía la sensación de que este siempre intentaba controlarla y de que la trataba como a una niña. Él se quejaba de lo mucho que ella gastaba, de cómo se vestía y de los amigos que tenía. Era una situación que preocupaba a Kelly, pero apenas replicaba, porque no quería pelearse. Sin embargo, se daba cuenta de que no sentía interés alguno por el sexo, de que se encontraba cansada e irritada a menudo, y de que prefería pasar el tiempo del que disponía con sus amigos más que con Carl.

4. Bill llevaba seis años trabajando de supervisor en la empresa de Chet. Hacía cuatro que este no dejaba de mostrarse cada vez más crítico con él, y lo menospreciaba delante de otras personas. Por miedo a perder el empleo, Bill se callaba, pero cayó en una depresión, empezó a beber más en casa, y perdió interés por su trabajo.

Siempre que cedemos ante las pataletas del niño, o dejamos que alguien nos acose o controle, nos sentimos muy mal con nosotros mismos. Se resiente nuestra autoestima, y la relación con la otra persona queda dañada. Con lo que toleramos y lo que nos negamos a tolerar decimos mucho a los demás sobre cómo pueden tratarnos. Las personas «conflictófobicas» proclaman que no les importa que las pisoteen, que quien lo haga no tendrá que pagar consecuencia alguna.

Para poder tener alguna fuerza en una relación, uno ha de estar dispuesto a defenderse a sí mismo y lo que cree que es correcto. Esto no significa que deba tratar mal a los demás; hay muchas formas racionales y amables de mostrarse firme. Pero la firmeza es fundamental.

Veamos cómo podrían afrontar su situación las cuatro personas de los ejemplos anteriores, de forma más productiva, y que les diera mayor voz y fuerza en su relación:

1. Sara debe establecer como norma que cuando su hijo recurra a la pataleta para conseguir lo que quiere, no lo tendrá; *y punto, sin ninguna excepción.* Al ceder a las rabietas de su hijo, Sara le ha enseñado a recurrir a ellas como arma, lo cual no solo daña su relación con su madre, sino que también le enseña a exagerar en sus exigencias a los demás, y mermará su capacidad de relación con las personas. Si Sara sabe mostrarse firme, amable, constante y consecuente, observará notables cambios en poco tiempo.

2. Al ceder al acoso, Billy enseñó a Ryan que no ocurría nada al intimidarlo. Si se hubiera defendido enseguida, aunque le hubiese pegado, habría sido mejor que pasarse dolido todo un curso. Casi todos los acosadores escogen a personas que no son capaces de enfrentárseles. Emplean la intimidación y raramente les interesa el auténtico conflicto.

3. Kelly cometió un error estratégico al evitar ya en sus primeros tiempos el conflicto con Carl. Al ceder desde un principio a sus exigencias, le enseñó que no sucedía nada si la controlaba. Es muy difícil plantarse ante él después de años de resignación, pero resulta fundamental para salvar su relación mutua. Me encuentro con muchas, muchísimas personas que después de años de aguantar aprenden a defenderse y consiguen cambiar su relación. A veces el precio de convencer al otro de nuestra determinación puede ser la separación, pero las consecuencias de estar controlado en el matrimonio suelen ser la depresión y la inapetencia sexual. Defenderse uno mismo de forma educada pero firme sirve muchas veces para salvar un matrimonio.

4. Bill renunció a su poder cuando dejó que Chet lo menospreciara ante los demás. No hay empleo que valga someterse al tormento

del jefe. En cambio, muchas personas se dan cuenta de que si se defienden con respeto de quien está por encima de ellas, es menos probable que las pisoteen en el futuro. Si después de plantarnos de forma razonable el jefe nos sigue vilipendiando, ha llegado el momento de que nos busquemos otro trabajo. Seguir trabajando en algo o en circunstancias que odiamos nos restará años de vida.

Reafirmación personal significa manifestar los sentimientos de forma razonable pero firme. No significa hacerse mezquino ni agresivo. Las siguientes son cinco reglas que te ayudarán a imponerte de forma saludable:

1. *No te resignes a la ira de los demás simplemente para evitar sentirte incómodo.*
2. *No dejes que las opiniones de los demás controlen lo que pienses de ti. Tu opinión, razonable, debe ser la que cuente.*
3. *Di lo que quieras decir, y mantente firme en lo que consideres que es lo correcto.*
4. *Mantén el autocontrol.*
5. *Sé amable, si es posible, pero ante todo mantente firme en tu postura.*

Recuerda que enseñamos a los demás cómo deben tratarnos. Cuando cedemos a sus berrinches, les enseñamos que así es como se nos puede controlar. Cuando nos imponemos con firmeza, y buenos modales, nos respetan más y nos tratan en consecuencia. Si llevas mucho tiempo dejando a los demás que te avasallen emocionalmente, se resistirán un poco a la nueva determinación que observen en ti. Pero mantente firme, y les ayudarás a aprender cómo deben tratarte a partir de ahora. También los ayudarás a calmar sus ganglios basales.

PRESCRIPCIÓN 7 PARA LOS GANGLIOS BASALES: medicamentos para los ganglios basales

Los ansiolíticos suelen ir bien para los problemas graves de los ganglios basales. La nerviosidad, el estrés crónico, los ataques de pánico y la tensión muscular suelen responder a los medicamentos cuando otras técnicas han resultado ineficaces. Hay cinco tipos de medicación que ayudan a tratar la ansiedad.

1. Las benzodiazepinas son fármacos ansiolíticos comunes que se llevan utilizando muchos años. Valium (diazepam), Xanax (alprazolam), Ativan (lorazepam), Serax (oxazepam) y Tranxene (clorazepato) son algunas. Estos medicamentos tienen varias ventajas: actúan enseguida, normalmente tienen pocos efectos secundarios y son muy eficaces. La parte negativa es que su uso prolongado puede provocar adicción. En el plan contra el pánico del que hablaba antes, solía recetar Xanax como ansiolítico a corto plazo combinado con las demás prescripciones para los ganglios basales.

2. BuSpar (buspirona) suele ser eficaz para tratar la ansiedad prolongada. Además, no es adictiva. Lo negativo es que tarda unas semanas en ser efectiva, y para que lo sea se ha de tomar de forma ininterrumpida. Está demostrado que produce un efecto calmante en la conducta agresiva.

3. Algunos antidepresivos, como Tofranil (imipramina) y el inhibidor de la monoaminooxidasa Nardil (fenelzina), van especialmente bien para las personas que sufren trastornos de pánico. He observado que ayudan a pacientes míos que tienen problemas del sistema límbico o de los ganglios basales.

4. Para las anormalidades focales de los ganglios basales, como los cambios focales del sistema límbico, suelen ir bien los medicamentos estabilizadores de los nervios, como el litio, Tegretol o Depakote.

5. La última clase de medicamentos que considero útiles para los casos graves de ansiedad son los antipsicóticos, como Risperdal (risperidona), Mellaril (thioridazina) y Haldol (haloperidol). Tienen efectos secundarios, por lo que solo los suelo recetar después de haber probado otras opciones. Cuando hay síntomas psicóticos, estos fármacos normalmente son decisivos para evitar desenlaces fatales.

PRESCRIPCIÓN 8 PARA LOS GANGLIOS BASALES:
cuida la dieta de tus ganglios basales

Como decía en el capítulo dedicado a las prescripciones para el sistema límbico profundo, lo que comemos produce un efecto importante en cómo nos sentimos. Si nuestros síntomas revelan una elevada actividad y ansiedad de los ganglios basales, conviene que sigamos una dieta equilibrada que nos evite un exceso de hambre durante el día. Los episodios de hipoglucemia agudizan mucho la ansiedad. Cuando la actividad de los ganglios basales es baja y la motivación escasa, lo mejor que podemos hacer es seguir una dieta alta en proteínas y baja en hidratos de carbono, para tener más energía durante el día. También suele ser útil eliminar la cafeína, porque puede empeorar la ansiedad. Igualmente es buena idea prescindir del alcohol. Este reduce la ansiedad a corto plazo, pero su abstinencia provoca ansiedad y hace que la persona ansiosa corra mayor riesgo de hacerse adicta a él.

Se ha visto también que preparados herbales como el extracto de kava y la raíz de valeriana van bien para la ansiedad y probablemente producen un efecto tranquilizante en los ganglios basales. Las vitaminas B, especialmente la B6, en dosis de entre 100 y 400 mg, son asimismo efectivas. Si se toma B6 en estas dosis, es importante añadir además un complejo de vitamina B. A mis padres también les producen un efecto tranquilizante los olores de aceites esenciales de manzanilla y lavanda.

7

LA DESATENCIÓN Y LA IMPULSIVIDAD

La corteza prefrontal

FUNCIONES DE LA CORTEZA PREFRONTAL

➠ *Alcance de la atención.*
➠ *Perseverancia.*
➠ *Juicio.*
➠ *Control del impulso.*
➠ *Organización.*
➠ *Automonitorización.*
➠ *Resolución de problemas.*
➠ *Pensamiento crítico.*
➠ *Pensamiento de futuro.*
➠ *Aprender de la experiencia.*
➠ *Capacidad de sentir y expresar emociones.*
➠ *Interacción con el sistema límbico.*
➠ *Empatía.*

La corteza prefrontal

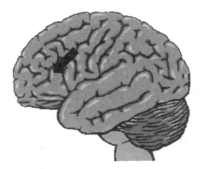

Imagen exterior de la corteza prefrontal lateral dorsal

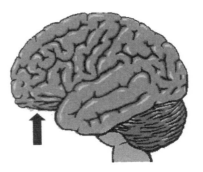

Imagen exterior de la corteza prefrontal orbital inferior

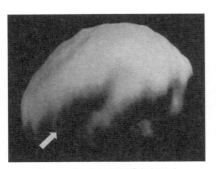

Imagen 3D de la superficie lateral del área prefrontal lateral dorsal

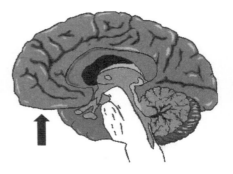

Imagen interior del área prefrontal orbital inferior

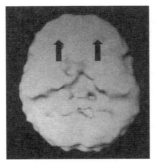

Imagen 3D de la superficie inferior del área prefrontal orbital inferior

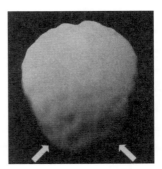

Imagen 3D de la superficie vertical del área prefrontal

La corteza prefrontal (CPF) es la parte más evolucionada del cerebro. Ocupa su tercio frontal, por debajo de la frente. Se suele dividir en tres secciones: la lateral dorsal (en la parte exterior de la CPF), la orbital inferior (en la cara frontal inferior del cerebro) y el giro cingulado (que cruza el centro de los lóbulos frontales). Dedicaré un capítulo específico al giro cingulado, considerado normalmente parte del sistema límbico; al giro lateral dorsal y el inferior se los suele llamar el centro de control ejecutivo del cerebro, y me ocupo de los dos juntos en este capítulo. Cuando es necesario, distingo lo que se sabe sobre sus funciones.

En términos generales, la CPF es la parte del cerebro que observa, supervisa, orienta, dirige y centra nuestra conducta. Supervisa las «funciones ejecutivas», y para ello gobierna habilidades como las de gestión del tiempo, el enjuiciamiento, el control del impulso, la planificación, la organización y el pensamiento crítico. Nuestra capacidad como especie de pensar, planificar, utilizar razonablemente el tiempo y comunicarnos con los demás está muy influida por esta parte del cerebro. La CPF es responsable de las conductas necesarias para comportarnos a la hora de alcanzar unos objetivos, ser socialmente responsables y eficientes.

Thomas Gualtieri, neuropsiquiatra de Carolina del Norte, resume las funciones humanas de la CPF como «la capacidad de formular objetivos, de hacer planes para su ejecución y llevarlos a cabo de forma efectiva, de cambiar de curso y mejorar ante los obstáculos o el fracaso, *y de hacerlo con éxito, en ausencia de una dirección o estructura exteriores*. La capacidad de la persona de generar objetivos y alcanzarlos se considera un aspecto esencial de una personalidad madura y eficaz. Está integrada en la estructura de la corteza prefrontal y sus conexiones»[1].

La CPF (en especial la orbital inferior) nos ayuda a pensar lo que decimos o hacemos antes de decirlo o hacerlo. Por ejemplo, si estamos discutiendo con nuestro cónyuge y nos funciona bien la CPF, lo más probable es que demos una respuesta sensata que será positiva para la situación. Por el contrario, si su funcionamiento es deficiente, es más fácil que hagamos o digamos algo que empeore las cosas. La CPF nos ayuda a resolver los problemas, a anticiparnos a una situación y, mediante la experiencia, a escoger

---

1. John Ratey, The Neuropsychiatry of Personality Disorders, Cambridge, Mass., Blackwell Science, 1995, pág. 153.

entre las alternativas que mejor convengan. Jugar al ajedrez bien requiere un buen funcionamiento de esta parte del cerebro.

También es el área que nos ayuda a aprender de los errores. Un buen funcionamiento de la CPF no significa que no vayamos a cometerlos. Normalmente quiere decir que no vamos a cometer el mismo error una y otra vez. Sabemos aprender del pasado y aplicar sus lecciones. Por ejemplo, es previsible que un estudiante al que le funcione bien la CPF descubra que si empieza pronto un trabajo largo, hay más tiempo para investigar y menos ansiedad por terminarlo en el plazo. El que tiene una CPF con un funcionamiento mermado no aprende de los fallos del pasado, y es posible que tienda a dejarlo todo para última hora. Las personas a las que les cuesta aprender de las experiencias suelen mostrar un deficiente funcionamiento de la CPF. Repiten a menudo los mismos errores; no basan sus acciones en la experiencia, sino en el momento y en sus carencias y necesidades inmediatas.

La CPF (en especial la dorsolateral) interviene también en el mantenimiento del alcance de la atención. Nos ayuda a centrarnos en la información importante así como a filtrar otros pensamientos y sensaciones menos significativos. La memoria y el aprendizaje a corto plazo necesitan el alcance de la atención. La CPF, a través de sus múltiples conexiones con el cerebro, nos ayuda a mantenernos centrados en lo que estamos haciendo, y nos permite seguir con el trabajo hasta que lo terminamos. En realidad, lo que hace es mandar señales tranquilizadoras a las partes límbicas y sensoriales del cerebro cuando necesitamos concentrarnos, y disminuir la entrada de distracciones que le llegan de otras partes del cerebro. Cuando la CPF está hipoactiva, nos distraemos con mayor facilidad (hablaré de ello con más detalle cuando me refiera al trastorno de déficit de atención, a continuación).

La CPF (en especial la dorsolateral) es también la parte del cerebro que nos permite sentir y expresar emociones: felicidad, tristeza, alegría y amor. Es diferente del sistema límbico, que es más primitivo. Este último controla el humor y la libido, pero la corteza prefrontal puede traducir el funcionamiento del sistema límbico en sentimientos, emociones y palabras reconocibles, por ejemplo amor, pasión u odio. La hipoactividad o la lesión en esta parte del cerebro suele llevar a una menor capacidad de expresar los pensamientos y sentimientos.

La CPF influye mucho en la reflexión y el control de los impulsos. La capacidad de pensar a partir de las consecuencias de la conducta —la

Derrame cerebral en el lóbulo frontal izquierdo

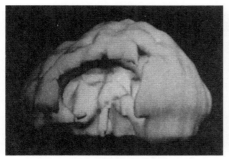 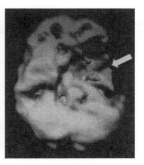

Imagen 3D de la superficie lateral   *Imagen 3D de la superficie inferior*

Observa el gran déficit de actividad en el lóbulo frontal izquierdo

elección de pareja, la interacción con los clientes, el trato con hijos difíciles, el gasto de dinero, la conducción en la carretera...— es fundamental para vivir de forma efectiva en casi todos los aspectos de la vida. Sin un adecuado funcionamiento de la CPF, es difícil actuar de forma coherente y juiciosa, y se corre el peligro de que se impongan los impulsos.

La CPF tiene muchas conexiones con el sistema límbico. Envía mensajes inhibitorios que contribuyen a mantenerlo controlado; nos ayuda a «utilizar la cabeza además de las emociones». Cuando esta parte del cerebro se halla dañada o hipoactiva, especialmente cuando lo está el lado izquierdo, la CPF no puede inhibir adecuadamente el sistema límbico, con lo que genera una mayor vulnerabilidad a la depresión cuando este pasa a ser hiperactivo. Un ejemplo clásico de este problema es el de las personas que han tenido un derrame cerebral en el lóbulo frontal. El 60% de los pacientes con tales derrames desarrollan una grave depresión al cabo de un año.

Cuando los científicos escanean la corteza prefrontal con estudios de neuroimagen del tipo SPECT, suelen hacer dos estudios, uno en estado de reposo y el segundo durante una tarea de concentración. Al evaluar el funcionamiento del cerebro, es importante observarlo mientras trabaja. Cuando el cerebro normal se encuentra realizando una tarea de concentración, como la de resolución de problemas matemáticos o la de clasificar fichas, aumenta la actividad de la CPF. En determinadas condiciones cerebrales, como el trastorno de déficit de atención y la esquizofrenia, la actividad de la corteza prefrontal disminuye ante cualquier reto intelectual.

PROBLEMAS DE LA CORTEZA PREFRONTAL

- *Corto alcance de la atención.*
- *Distraibilidad.*
- *Falta de perseverancia.*
- *Problemas de control de los impulsos.*
- *Hiperactividad.*
- *Retraso crónico, problemas de gestión del tiempo.*
- *Desorganización.*
- *Posposición.*
- *Carencia de emociones.*
- *Falsas percepciones.*
- *Juicio deficiente.*
- *Dificultades para aprender de la experiencia.*
- *Problemas de memoria a corto plazo.*
- *Ansiedad social y ante exámenes.*

Los problemas de la corteza prefrontal lateral dorsal suelen derivar en un menor alcance de la atención, distraibilidad, problemas de memoria a corto plazo, menor rapidez mental, apatía y menor expresión verbal. Los de la corteza orbital inferior suelen originar un deficiente control de los impulsos, dificultades en el control del estado de ánimo (debido a la conexión de la CPF con el sistema límbico), menores habilidades sociales y menor control sobre la conducta.

Las personas que tienen problemas de la CPF suelen hacer cosas de las que después se arrepienten, y muestran problemas de control de los impulsos, de alcance de la atención, de posposición, de torpeza de juicio y de expresión de sí mismas. Las situaciones que requieren concentración, control de los impulsos y rapidez de reacción suelen verse dificultadas por los problemas de la CPF, y la ansiedad producida por los exámenes y la ansiedad social pueden ser indicadores distintivos de este tipo de problemas. Los exámenes requieren concentración y la recuperación de información. Muchos individuos con problemas de la CPF tienen dificultades en los exámenes porque en una situación de estrés no consiguen activar esta parte del cerebro, aunque hayan preparado el examen como corresponde. De forma similar, las situaciones sociales exigen concentración, control de los impulsos y afrontar la incertidumbre. La desactivación de la CPF suele provocar que la mente de la persona «se quede en blanco» en la conversación, lo cual naturalmente provoca incomodidad en las situaciones sociales. Los varones que tienen problemas de esta parte del cerebro suelen carecer de emociones, y sus parejas se quejan de que no comparten sus sentimientos. Esto puede provocar graves complicaciones en una relación. Muchas mujeres, por ejemplo, culpan a sus parejas masculinas de ser fríos o faltos de sentimientos, cuando lo que provoca la falta de «sintonía» con los sentimientos de cada momento realmente es un problema de la corteza prefrontal.

EL TRASTORNO DE DÉFICIT DE ATENCIÓN (TDA)

El TDA es el resultado de una disfunción neurológica en la corteza prefrontal. Como ya he dicho, cuando la persona que sufre este trastorno intenta concentrarse, la actividad de la CPF disminuye, en lugar de aumentar como hace en el cerebro normal de los sujetos de control. Como tal, el afectado de TDA muestra muchos de los síntomas de los que hablaré en este capítulo, como una deficiente supervisión interna, un corto alcance de la atención, distraibilidad, desorganización, hiperactividad (aunque solo la mitad de las personas con TDA son hiperactivas), problemas de control de los impulsos, dificultad para aprender de los errores pasados, falta de previsión o reflexión previa, y posposición.

El TDA me ha interesado de forma especial en los últimos quince años. Dos de mis tres hijos lo padecen. Siempre digo que sé de este trastorno más de lo que quisiera. Con los estudios SPECT realizados en mi clínica, sumados al trabajo genético y de imaginería cerebral que han realizado otros, hemos descubierto que el TDA es básicamente un trastorno de la CPF heredado, debido en parte a una deficiencia del neurotransmisor dopamina.

Las que siguen son algunas de las características habituales del TDA que claramente relacionan este trastorno con la CPF.

Cuanto más lo intentas, peor

Los estudios demuestran que la persona que padece TDA cuanto más intenta concentrarse, más difícil se le hace. La actividad en la CPF, en lugar de aumentar, disminuye. Cuando el padre o la madre, el profesor, el supervisor o el director somete a mayor presión a la persona con TDA para que haga lo que se espera de ella, esta suele hacerse menos efectiva. Ocurre muy a menudo que los padres, el profesor o el jefe interpretan este menor rendimiento como una mala conducta intencionada, de lo que surgen problemas graves. Traté a un hombre con TDA que me decía que cuando su jefe le presionaba para que trabajara más o mejor, empeoraba mucho su rendimiento, pese a que realmente intentaba hacer mejor las cosas. Es verdad que el elogio hace que todos trabajemos mejor, pero he descubierto que en el caso de las personas con TDA es algo esencial. Cuando el jefe anima de forma positiva a una de estas personas a que haga mejor las cosas, produce más. En las relaciones entre padres e hijos, en la enseñanza, en la supervisión o en la gestión con alguien que padezca TDA, es mucho más eficaz emplear el elogio y la estimulación que la presión. Los individuos con TDA se comportan mejor en entornos que tengan mucho interés, y sean estimulantes y relativamente relajados.

Corto alcance de la atención

Un signo distintivo de este trastorno es un corto alcance de la atención. Los que padecen TDA tienen problemas para mantener la atención y el esfuerzo durante largos periodos. Lo habitual es que su atención divague y que se despisten a menudo de lo que estén haciendo, pensando o realizando algo distinto de lo que tienen entre manos. Pero uno de los detalles que a menudo desconciertan a los médicos inexpertos al evaluar este trastorno es que las personas que lo sufren no tienen un alcance de la atención corto para todo. Ocurre a menudo que pueden prestar toda la atención que haga falta a cosas que sean nuevas, novedosas, estimulantes, interesantes o que asusten, y que de esta forma proporcionan la suficiente motivación intrínseca para activar la CPF, de modo que la persona se puede centrar y concentrar. Es posible que el niño con TDA se desenvuelva perfectamente en situaciones en las que haya que actuar siguiendo un paso después de otro, y descentrarse completamente en un aula de treinta y cinco alumnos. Uno de mis hijos, que tiene TDA, solía emplear cuatro horas en hacer unos deberes que no debían costarle más de media, y se despistaba a menudo. Pero si le dabas una revista de equipos estéreo para coche, la leía de principio a fin enseguida y recordaba hasta el más mínimo detalle. Las personas con TDA tienen problemas continuados para prestar atención a las cuestiones habituales de todos los días, como los deberes, el estudio, las tareas de la casa o el papeleo. Lo rutinario les resulta terrible, y *no* pueden evitarlo. Necesitan un estímulo y un interés que les activen la CPF.

Muchas parejas me cuentan que al principio de su relación el que padece TDA podía prestar atención a la otra persona durante horas. El estímulo del nuevo amor le ayudaba a centrarse. Pero cuando la «novedad» y el entusiasmo de la relación empezaban a menguar (como ocurre con casi todas las parejas), le costaba mucho más prestar atención, y le fallaba la capacidad de escuchar.

Distraibilidad

Como señalaba antes, la CPF envía señales inhibidoras a otras partes del cerebro, con lo que se reduce la entrada de información desde el entorno para que la persona se pueda concentrar. Cuando la CPF está hipoactiva, no sosiega adecuadamente las partes sensoriales del cerebro, y se produce sobre este un bombardeo excesivo de estímulos. La distraibilidad es manifiesta en muchas situaciones diferentes para el afectado de TDA. En clase, en las reuniones o mientras escucha a otra persona. Quien padece el TDA tiende a fijarse en otras cosas, y le cuesta mantenerse concentrado en lo que esté haciendo. Tiende a mirar por toda la habitación, a quedarse dormido, a parecer aburrido, a perder el hilo de la conversación y a interrumpir con comentarios que no vienen al caso. Su distraibilidad y el corto alcance de su atención también pueden hacer que emplee mucho más tiempo del necesario para terminar su trabajo.

Impulsividad

La falta de control de los impulsos también le provoca muchos problemas a la persona con TDA. Puede decir cosas inadecuadas a los padres, los amigos, los profesores, los supervisores, otros empleados o los clientes. Tuve un paciente al que habían despedido de trece trabajos porque le costaba controlarse en lo que decía. Quería conservar de verdad algunos de esos trabajos, pero soltaba lo que se le ocurría antes de poder pensarlo. La falta de reflexión al tomar decisiones también está relacionada con la impulsividad. Muchas personas con TDA, en lugar de detenerse a reflexionar sobre un problema, quieren una solución inmediata y actúan sin pensar lo suficiente. De modo similar, la impulsividad provoca que les cueste trabajar del modo habitual. Muchas veces van directamente a solucionar el problema, sin dar antes todos los pasos previos necesarios. Esto puede causar resentimiento en quienes trabajan con ellas y sus supervisores inmediatos. La impulsividad también puede generar conductas problemáticas, como las de mentir (decir lo primero que a uno se le ocurre), robar, tener aventuras amorosas o gastar en exceso. He tratado a muchas personas con TDA que se han sentido avergonzadas y culpables de este tipo de comportamientos.

En mis conferencias suelo preguntar al público: «¿Cuántos de ustedes están casados?» Un elevado porcentaje de los presentes levantan la mano. Luego pregunto: «¿Les es útil en su matrimonio decir todo lo que piensan?» El público se ríe, porque sabe la respuesta: «Claro que no». Y sigo: «Las relaciones requieren tacto. Pero debido a la impulsividad y la falta de reflexión, muchas personas con TDA dicen lo primero que se les ocurre. Y en lugar de disculparse por expresar algo que pueda molestar, justifican lo que han dicho y empeoran las cosas. Un comentario impulsivo puede echar al traste una velada agradable, un fin de semana o todo un matrimonio».

Búsqueda del conflicto

Muchas personas con TDA buscan el conflicto sin darse cuenta, como forma de estimular su propia CPF. No son conscientes de que lo hacen. No se proponen hacerlo. Es más, niegan que lo hagan. Pero lo hacen. La relativa falta de actividad y estímulo de la CPF reclama más acción. La hiperactividad, la inquietud y el tarareo son formas habituales de autoestímulo. También he visto en personas con este trastorno otra forma de «activar su cerebro»: la de provocar confusión y desconcierto. Si pueden conseguir que sus padres o cónyuge se muestren exaltados emocionalmente o que les griten, pueden aumentar la actividad en sus lóbulos frontales y sentirse más centrados. Tampoco en este caso se trata de algo consciente. Pero parece que mucha gente con TDA se hace adicta a la confusión y la alteración.

Tuve un paciente que tenía la costumbre de esconderse en un rincón de la casa para salir de súbito y asustar a su mujer cuando pasaba por su lado. Los gritos de esta lo estimulaban. Lamentablemente, ella, debido a tantos sustos repetidos, desarrolló una arritmia cardíaca. También he tratado a muchos adultos con hijos con TDA que parecía que se divertían con molestar a sus mascotas con juegos duros o martirizándolas.

Las padres de hijos con TDA suelen decir que estos son expertos en disgustarlos. Una madre me contaba que cuando se despertaba por la mañana se hacía la promesa de que no se iba a enfadar con su hijo de ocho años ni le iba a gritar. Pero, invariablemente, antes de salir hacia la escuela, ya habían tenido como mínimo tres peleas y ambos se sentían pésimamente. Cuando le expliqué la necesidad inconsciente que el niño tenía de estimulación, dejó de chillarle. Cuando los padres dejan de proporcionar una estimulación negativa (gritar, sermonear, palmadas en el trasero), estos niños reducen su comportamiento negativo. Cuando nos sintamos con ganas de gritarle a uno de estos niños, detengámonos y, en su lugar, hablémosle con la mayor suavidad que podamos. De este modo al menos ayudamos a desbaratar su adicción a los altercados y a bajarnos la presión sanguínea.

Otra conducta de autoestímulo común en las personas con TDA es preocuparse de determinados problemas u obsesionarse con ellos. La confusión emocional generada por la preocupación o el enfado produce unas sustancias químicas estresantes que mantienen activo el cerebro. Tuve una paciente que sufría depresión y TDA. En todas las visitas, empezaba por decirme que se iba a suicidar. Observó que tal afirmación me ponía nervioso, y parecía que disfrutaba al contarme los truculentos detalles de cómo iba a hacerlo. Después de más o menos un año de escucharla, descubrí por fin que realmente no iba a acabar con su vida, que utilizaba mi reacción como fuente de estimulación. Cuando llegué a conocerla bien, le dije: «Deje de hablar de suicidio. No me creo que se vaya a matar. Adora usted a sus cuatro hijos, y no me puedo creer que vaya a abandonarlos. Pienso que me cuenta todas estas cosas para provocar confusión. Sin darse cuenta, su TDA le hace jugar a 'tener problemas'. Un juego que arruina cualquier dicha que pueda tener en su vida». Al principio se enfadó mucho conmigo (otra fuente de conflicto, le dije), pero confió en mí lo suficiente al menos para analizar su conducta. Reducir su necesidad de confusión y agitación pasó a ser el principal objetivo de la psicoterapia.

Un problema importante de recurrir al enfado, la agitación emocional y la negatividad para autoestimularse es el riesgo que supone para el sistema inmunológico. Los elevados niveles de adrenalina que provoca la conducta impulsada por el conflicto reducen la efectividad del sistema inmunológico y aumenta la vulnerabilidad a la enfermedad. He visto muchas veces pruebas de esta deficiencia en la relación entre el TDA e infecciones crónicas, y en la mayor incidencia de fibromialgia, un dolor muscular crónico que se cree que va asociado a una deficiencia inmunológica.

Como he señalado, mucha gente con TDA suele estar en permanente estado de agitación con una o más personas, en casa, el trabajo o la escuela. Parece que inconscientemente escogen a individuos vulnerables para pelearse o discutir con ellos. Muchas madres de niños con TDA me dicen que tienen ganas de huir corriendo de casa. No pueden soportar la agitación constante en su relación con su hijo. Muchos niños y adultos que padecen este problema presentan una tendencia a avergonzar a los demás sin motivo alguno, lo cual, evidentemente, hace que su «víctima» se distancie de ellos, cuyo resultado final puede ser un aislamiento social. Pueden ser el payaso de la clase o el chistoso del trabajo. *Witzelsucht* es un término que se emplea en la literatura de neuropsiquiatría para referirse a la «adicción a hacer chistes malos». Se describió por primera vez en pacientes que tenían un tumor en la parte lobular frontal del cerebro, especialmente en el lado derecho.

Desorganización

El desorden es otro signo distintivo del TDA. Incluye tanto la desorganización del espacio físico, por ejemplo, la habitación, la mesa, la mochila, los archivos y armarios, como del tiempo. Al observar las zonas de trabajo de personas con TDA, uno se pregunta cómo pueden trabajar en ellas: almacenan montones de objetos, les suele costar llevar los papeles al día y parece que dispongan de un sistema de archivo que solo ellas pueden entender (y únicamente en días buenos). Muchas personas con TDA suelen ser impuntuales, y dejar las cosas para el último momento. He tenido varios pacientes que se habían comprado sirenas industriales para poder despertarse. ¡Qué pensarían los vecinos! También suelen perder la noción del tiempo, lo cual hace que siempre se retrasen.

Empezar muchas cosas y acabar pocas

La energía y el entusiasmo de las personas con TDA muchas veces las empujan a empezar demasiados proyectos. Lamentablemente, su distraibilidad y el corto alcance de su atención les merman la capacidad de terminarlos. El director de una emisora de radio me contaba que el año anterior había empezado más de treinta trabajos especiales, pero solo había finalizado tres o cuatro. Me decía: «Siempre me pongo a reanudarlos, pero se me ocurren nuevas ideas que se entrometen». También traté a un profesor universitario que me decía que el año antes de acudir a mi consulta había comenzado trescientos proyectos distintos. Su mujer me resumió lo ocurrido con ellos: había concluido tres.

Mal humor y pensamiento negativo

Muchas personas con TDA suelen estar siempre de mal humor e irritables, con una actitud negativa. La CPF, debido a su hipoactividad, no puede sosegar por completo el sistema límbico, cuya actividad aumenta exageradamente, y con ello plantea problemas de control del estado de ánimo. Como ya he dicho, muchos pacientes de TDA, de forma más sutil, se preocupan o se obsesionan con pensamientos negativos como forma de autoestímulo. Si no consiguen alterar a las personas de su entorno, buscan la confusión en ellos mismos. Suelen tener la actitud de aquel al que «se le viene el cielo encima», una actitud que los aleja de los demás.

Se pensaba antes que el TDA era propio de chicos hiperactivos, que lo superaban antes de llegar a la pubertad. Hoy sabemos que la mayoría de las personas con TDA no superan los síntomas de este trastorno, y que también lo padecen muchas niñas y mujeres. Se calcula que afecta a setenta millones de estadounidenses.

Kent

Kent tenía veinticuatro años la primera vez que vino a la consulta. Buscaba ayuda porque llevaba seis semestres seguidos en formación profesional de grado superior y no había conseguido aprobar ni una asignatura. Quería estudiar medicina. Todo el mundo le decía que no se hiciera ilusiones. ¿Cómo iba a hacer medicina si no había aprobado ni un solo semestre? Luego su madre leyó mi libro *Windows into the ADD Mind*, sospechó que su hijo podía tener el trastorno de déficit de atención.

Cuando estudié el historial de Kent, vi claramente que llevaba padeciendo TDA hacía mucho tiempo. Ya en el parvulario le costaba quedarse sentado en su sitio; había sido un niño inquieto, desorganizado y que se distraía con facilidad, y lo habían catalogado como alumno que no rinde al nivel de su capacidad.

Su padre pidió que le hiciéramos un estudio SPECT para observar su cerebro. Quería asegurarse de que Kent no estaba simplemente buscando otra excusa para explicar su fracaso en la vida. La SPECT del cerebro de Kent en estado de reposo era normal. Sin embargo, cuando intentaba concentrarse, se le desactivaba la corteza prefrontal.

Ante los resultados de la revisión clínica y los estudios SPECT, le receté Adderall a Kent, un estimulante que se emplea para tratar los síntomas del TDA. La reacción fue magnífica. Aprobó todas las asignaturas del semestre siguiente. En dieciocho meses se sacó el título correspondiente, y tres años después terminaba la diplomatura en biología. Fue aceptado en la Facultad de Medicina. Seis meses después de iniciar la medicación con Adderall, hice un estudio de seguimiento de su cerebro. Como se puede ver en las imágenes, no solo se observaba una respuesta clínica positiva, sino también un importante aumento de la actividad en la corteza prefrontal.

Cerebro de Kent, afectado de TDA

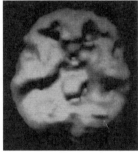

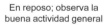

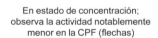

Imagen 3D de la superficie inferior

En reposo; observa la buena actividad general

En estado de concentración; observa la actividad notablemente menor en la CPF (flechas)

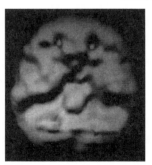

En estado de concentración, con Adderall; observa la mejoría generalizada de la actividad

Es asombroso lo mucho que ha cambiado la actitud de su padre. Me decía: «Creía que era sencillamente un vago. Me entristece pensar en todos esos años que estuvo con un problema de salud y no hice sino fastidiarle porque no trabajaba como debía. Ojalá pudiera recuperar aquellos años para enmendarme».

Tengo en mi consulta a un hombre que se dedica a diez negocios distintos porque es lo que necesita para mantenerse activo. Cuando el cerebro trabaja menos de lo debido, nos sentimos mal. Inconscientemente, aprendemos a activarlo, mediante el conflicto, el café, el tabaco (ambos estimulantes suaves), la ira, una vida ajetreada o una actividad física muy estimulante, por ejemplo los saltos con cuerda elástica (una actividad que puede llegar a ser una enfermedad que conviene diagnosticar con precisión).

El TDA de familia

Hoy se cree que muchos trastornos psiquiátricos tienen importantes influencias genéticas. El TDA no es una excepción. Valga el siguiente ejemplo de una familia.

Paul, de veinte años, vino a mi consulta porque tenía problemas para terminar el último curso en el politécnico. Le costaba finalizar los trabajos trimestrales, no conseguía concentrarse en clase y estaba muy poco motivado. Empezó a pensar que debía abandonar los estudios y ponerse a trabajar con su padre. Odiaba tener que dejarlos cuando le faltaba tan poco para graduarse. Mientras iba redactando su historial, me habló de episodios de épocas de depresión, que le habían tratado con Prozac pero con escaso éxito. El estudio SPECT de su cerebro mostraba una mayor actividad en el sistema límbico (algo habitual en la depresión) y una desactivación de la corteza prefrontal durante una tarea de concentración (común en el TDA). Reaccionó estupendamente a una combinación de antidepresivos y estimulantes. Acabó los estudios y consiguió el trabajo que quería.

Cuando Pam, su madre, vio esa magnífica respuesta al tratamiento, vino también a verme para hablarme de sus dolencias. De niña había tenido problemas de aprendizaje. Poseía dotes artísticas, pero poca motivación para los estudios, y los profesores la etiquetaron de alumna que no rendía al nivel que podía. De mayor, retomó los estudios y se sacó el título de maestra. Pero para poder impartir clases tenía que aprobar el Examen Nacional de Profesores. Lo había suspendido en cuatro ocasiones. Estaba dispuesta a abandonar y probar con otro tipo de estudios, cuando vio que su hijo Paul mejoraba. Pensó que tal vez se podía hacer algo en su caso. De hecho, los estudios SPECT de su cerebro eran similares a los de Paul, y respondió bien a la misma combinación de medicamentos. Cuatro meses después aprobaba el examen.

Con dos éxitos en la familia, la madre me remitió a continuación a su hija adolescente, Karen. Esta, como su hermano, era una niña brillante a la que la escuela no le fue bien. Cuando vino a mi consulta, vivía en Los Ángeles y estaba matriculada en un curso de periodismo radiofónico. Se quejaba de que le costaba aprender el temario. Además, estaba malhumorada e inquieta, se distraía con facilidad y tenía mal genio. Unos años antes había seguido un tratamiento para el abuso del alcohol y las anfetaminas. Decía que el alcohol la calmaba y las anfetaminas la ayudaban a concentrarse. Sus estudios SPECT se parecían mucho a los de su madre y su hermano. Una vez que empezó la medicación, observó una diferencia que la asombraba. Conseguía concentrarse en clase y acababa los trabajos en la mitad de tiempo que antes. Aumentó su confianza hasta el punto de que supo buscarse trabajo en la radio, algo que nunca había podido hacer antes.

El miembro de la familia más reticente a venir a verme fue el padre, Tim, por mucho que Pam, Paul y Karen le decían que debía hacerlo. Él se defendía: «No me ocurre nada; fijaos lo bien que me va todo». Pero su familia sabía que no era así. Aunque era dueño de una concurrida tienda de comestibles, Tim era una persona distante y dada a recluirse. Durante el día se cansaba enseguida, se distraía fácilmente y trabajaba de forma intermitente. El éxito en el trabajo se debía en parte a que tenía buenos empleados, que hacían realidad lo que él ideaba. También le costaba aprender juegos nuevos, de naipes, por ejemplo, lo cual lo llevaba a evitar determinadas situaciones sociales. Le gustaban las actividades muy estimulantes, como montar en moto, pese a que ya tenía cincuenta y cinco años. En su época escolar las cosas le habían ido bastante mal. Apenas consiguió terminar los estudios de formación profesional de grado superior, aunque tenía un coeficiente intelectual alto. Fue de trabajo en trabajo hasta que pudo comprar la tienda. Su mujer consiguió por fin convencerle para que viniera a verme. Estaba dispuesta a divorciarse porque pensaba que Tim no se preocupaba por ella. Después su marido me confesó que estaba demasiado agotado física y emocionalmente para compartir gran cosa de su vida con ella.

En la primera visita, Tim me dijo que era imposible que tuviera TDA, visto lo muy bien que le iba el negocio. Sin embargo, a medida que le hacía preguntas sobre su pasado, se le iban encendiendo lucecitas en la mente. Su apodo de niño era «el Rápido». Muchas veces no terminaba los deberes, en la escuela se distraía y aburría, y a mediodía ya estaba agotado. Al preguntarle cómo tenía organizado el trabajo, me dijo que todo lo llevaba Elsa, su ayudante. Al final de la entrevista, le comenté: «Si realmente tiene usted TDA, me pregunto cuantísimo mejor le podrían ir las cosas con todo lo que ya ha conseguido». Los estudios SPECT del cerebro de Tim mostraban el patrón típico del TDA. Cuando intentaba concentrarse, se le desactivaba la corteza prefrontal. Cuando se lo dije, se quedó impresionado de verdad. «Quizás por esto me cuesta aprender juegos nuevos. Cuando estoy en alguna situación social y me veo obligado a aprender o responder, simplemente me quedo paralizado. De modo que evito estas situaciones», manifestó.

Tim reaccionó muy bien al Ritalin. Estaba más despejado durante el día, hacía más cosas en menos tiempo y la relación con su esposa mejoró espectacularmente. Los dos me decían que nunca hubieran imaginado que su relación pudiera ser tan buena después de tantos años de distanciamiento y de tantas heridas.

LOS TRASTORNOS PSICÓTICOS

Los trastornos psicóticos, por ejemplo, la esquizofrenia, afectan a la capacidad de la persona de distinguir entre la realidad y la fantasía. Son disfunciones complejas en las que están implicadas diversas partes del cerebro, aunque, en parte al menos, las anormalidades de los neurotransmisores provocan una menor actividad de la corteza prefrontal.

La esquizofrenia es un trastorno crónico y prolongado que se caracteriza por ideas delirantes, alucinaciones y un razonamiento distorsionado. Cuando empecé a pedir estudios SPECT de pacientes esquizofrénicos, comencé a entender por qué tergiversan la información que les llega. El siguiente caso es un buen ejemplo.

Julie

Julie tenía cuarenta y ocho años cuando vino a verme. Había estado hospitalizada varias veces por ideas paranoicas, oír voces y razonamiento delirante. Su principal falsa imagen era que alguien la atacaba con una sonda eléctrica que la «quemaba». Había seguido diversos tratamientos sin éxito. Dado que no reaccionaba a los tratamientos estándares, pedí que le hicieran un estudio SPECT.

En cierto sentido, Julie tenía razón. La electricidad la *quemaba* (observa los múltiples puntos calientes por todo su cerebro), pero, debido a la escasa actividad en su corteza prefrontal, era incapaz de procesar la naturaleza fisiológica de su enfermedad, y daba unas razones delirantes para explicar el dolor que sentía. Con la información de la SPECT en la mano, le receté una elevada dosis de Depakote, que le disminuyó el dolor y la ansiedad. Por primera vez, estaba dispuesta a considerar la posibilidad de que sus síntomas fueran consecuencia de una actividad cerebral anormal, y no de un ataque exterior. La SPECT de ocho meses después mostraba una notable disminución de los puntos calientes en todo su cerebro, además del consiguiente aumento de la actividad en su corteza prefrontal.

Derrick

Me trajeron a Derrick, un muchacho de trece años, porque sufría de grave ansiedad. Mostraba síntomas psicóticos, pensaba que los demás niños hablaban de él a sus espaldas y que lo iban a avergonzar delante de todo

Cerebro de Julie, afectado de esquizofrenia

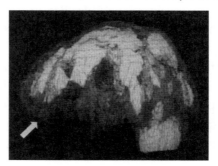

Imagen 3D de la superficie lateral
Observa la actividad notablemente
menor prefrontal (flecha) y los múltiples
puntos calientes por toda la corteza

el colegio, motivo por el cual empezó a evitar el contacto con sus compañeros. En las tiendas, si veía a alguien que lo conocía, se escondía entre los percheros de ropa, por miedo a que se rieran de él o que hablaran de él con otras personas. Estos pensamientos lo tenían paralizado, y dejó de ir al colegio. Incluso contemplaba en serio la idea del suicidio. Tenía episodios de llanto, insomnio y una extrema ansiedad. Seguí con él varios meses de psicoterapia y probé algunos antidepresivos y antipsicóticos, pero no hubo respuesta terapéutica. Le retiré la medicación y le hicimos una SPECT para ver mejor qué le sucedía.

El estudio mostraba una actividad notablemente menor en su corteza prefrontal en situación de reposo, algo habitual en los trastornos psicóticos. También suele ser común en algunas depresiones psicóticas. Visto el estudio, probé con otro tipo de medicamentos, más efectivos. En dos meses se produjo una mejoría clínica espectacular: el muchacho era menos sensible ante los demás y tenía mayor capacidad de buscar alternativas a sus pensamientos distorsionados. Al cabo de siete meses, era prácticamente un adolescente normal. Un estudio SPECT realizado seis meses después mostraba una normalización de la actividad de su corteza prefrontal. Seis años más tarde, veo a Derrick cada seis meses. Hoy es un alumno de matrícula en una prestigiosa universidad.

El estudio SPECT fue muy importante en el proceso de tratamiento. Mostró claramente a los padres de Derrick que los problemas de su hijo se debían a anormalidades, y que no podía evitar lo que pensaba y sentía. Supieron reaccionar positivamente, con lo que disminuyó el grado de estrés en la familia.

LAS HERIDAS EN LA CABEZA

Por su ubicación, la CPF es especialmente sensible a las lesiones craneales. Muchos no entienden del todo que las heridas en la cabeza, a veces incluso las «leves» en las que no hay pérdida del conocimiento, pueden alterar el carácter de la persona y su capacidad de aprendizaje. Así ocurre en especial cuando la herida se produce en el director ejecutivo del cerebro: la corteza prefrontal. El cráneo es muy duro, pero el cerebro es muy blando y está emplazado en un espacio cerrado que tiene muchos extremos agudos. Para desgracia de la CPF, la corteza orbital inferior se sitúa encima de varias protuberancias huesudas y afiladas, y la corteza prefrontal lateral dorsal se encuentra exactamente debajo de donde se producen muchos de los golpes en la cabeza.

Es importante señalar que muchas personas se olvidan de los golpes que han sufrido en la cabeza a lo largo de su vida. En nuestra clínica preguntamos varias veces a los pacientes si han sufrido algún trauma importante de este tipo. En el formulario de ingreso se pregunta: «¿Ha sufrido usted alguna herida o contusión en la cabeza?». El responsable de los historiales médicos pregunta otra vez al paciente, antes de que lo vea el médico, por los golpes en la cabeza que haya podido sufrir. Y en el test informático, se lo volvemos a preguntar. Si veo que en los tres casos la respuesta es negativa, se lo pregunto de nuevo. Si responde otra vez negativamente, insisto: «¿Está usted seguro? ¿No se ha caído nunca de un árbol, de una valla, ni en algún hoyo de poca profundidad?» No deja de sorprenderme la cantidad de personas que entonces recuerdan golpes en la cabeza que habían olvidado por completo, o que pensaban que no tenían importancia suficiente para que las recordaran. Un paciente, al hacerle la pregunta por quinta vez, se llevó la mano a la frente y dijo: «¡Sí! Cuando tenía cinco años me caí por la ventana de un segundo piso». También he tenido otros pacientes que olvidaron que habían salido disparados por el parabrisas, se habían caído de algún vehículo en marcha o se habían quedado inconscientes al caerse de la bicicleta.

Los golpes en la cabeza tienen mucha importancia. Suelo decirles a mis pacientes que el cerebro es más complejo que cualquier ordenador que podamos imaginar. Si tiramos un ordenador al suelo, pensamos que se puede estropear. De la misma forma, nuestro cerebro es frágil, y si sufre un traumatismo en alguna de sus partes sensibles, es posible que se alteren nuestras funciones.

Phineas P. Gage fue un caso extremo de disfunción de la CPF como consecuencia de una lesión craneal. Fue uno de los primeros casos que se recogieron en la literatura médica sobre las consecuencias de lesiones en la corteza prefrontal. Gage era un prometedor capataz de Rutland y Burlington Railroad, una empresa de Vermont que trabajaba en la construcción del ferrocarril en Estados Unidos. Un día se produjo un terrible accidente: una explosión lanzó con fuerza una barrena de dos centímetros y medio de diámetro, un metro de largo y seis kilos de peso, que atravesó la parte frontal del cráneo de Gage. Le entró por el ojo izquierdo, cruzó la corteza prefrontal izquierda y salió por la parte superior frontal del cráneo. Al principio, el caso despertó interés porque sobrevivió a lo que se llamó «un caso sin precedentes en la historia de la cirugía». Más adelante, en 1868, el médico de Gage empezó a fijarse en los cambios de personalidad de este. Antes del accidente, había sido una persona sincera, de confianza y reflexiva, y un buen trabajador. Después del accidente, aunque no parecía que sufriera ninguna discapacidad intelectual, se lo describía como infantil, caprichoso y obstinado, con escasa capacidad de juicio, blasfemo y desconsiderado. En pocas palabras, sus médicos llegaron a la conclusión de que «Gage ya no era Gage». En muchos sentidos, la CPF contiene nuestra capacidad de ser nosotros mismos. Los dos casos siguientes son ejemplos actuales similares al de Gage.

Zachary

Zachary, de diez años, era un niño que disfrutaba de la diversión, cariñoso, encantador y dispuesto siempre a complacer. Le fue muy bien en el parvulario; todos los demás niños lo querían. Un verano, cuando ya iba a ingresar en primaria, iba en el asiento trasero del coche con su madre, de viaje a casa de los abuelos. De repente, un conductor bebido dio un volantazo e invadió su carril, lo que obligó a la madre de Zachary a frenar e intentar detener el coche en el arcén. Perdió el control, y el coche chocó contra un árbol. La madre se rompió la pierna en el accidente, y Zachary, afortunadamente frenado por el cinturón de seguridad que llevaba puesto, únicamente se golpeó la cabeza contra la ventanilla lateral. Se quedó inconsciente, aunque solo unos diez minutos.

Unas seis semanas después, el pequeño empezó a cambiar. Tenía una actitud agresiva, rompía los juguetes y lastimaba a su hermano menor. Comenzó a decir palabrotas, a soltar exabruptos intempestivos y a interrumpir. Se hizo maleducado, respondón, discutidor y provocador. Al curso siguiente, perdió a los amigos de la escuela porque decía cosas que les herían sus sentimientos. También martirizaba a dos gatos que había en la casa, que huían ante su presencia. Seis meses después del accidente, su madre sabía que ocurría algo grave. Lo llevó al orientador, que dictaminó que se trataba de un problema psicológico, consecuencia del accidente. Pensó que Zachary y su madre estaban demasiado unidos, y formuló estrategias que ayudaran al niño a ser más independiente, un tratamiento que parecía que

Cerebro de Zachary, afectado de traumatismo

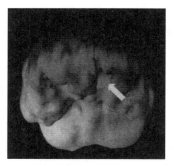

Imagen 3D frontal superior
Observa la actividad notablemente
menor de la CPF izquierda

no hacía más que empeorar las cosas. Después de dos años de orientación, que al parecer no sirvieron para mucho, la madre habló con el pediatra. Este diagnosticó TDA al niño, y le recetó Ritalin. Pero tampoco esa medicación produjo mucho efecto. En realidad, parecía que exacerbaba la agresividad de Zachary. Cuando vino a mi consulta tenía nueve años, y pensé que quizás padeciera algún síndrome postraumático crónico, consecuencia del accidente. El estudio SPECT de su cerebro revelaba una actividad notablemente menor en la CPF izquierda, y menor actividad en la corteza occipital izquierda, señal de una herida frontal y posterior (común en los traumatismos craneales). Además, había menos actividad en el lóbulo temporal izquierdo. Ante todas estas circunstancias, sometí a Zachary a una combinación de medicamentos (un anticonvulsivo, para estabilizar su agresividad y ayudar a funcionar al lóbulo temporal, y amantadina [Symmetrel] para facilitar la atención, la concentración y el control de los impulsos). También lo pusieron en una clase especial en la escuela, donde realizaba ejercicios de reentrenamiento cognitivo. Al cabo de unos meses, empezó a mejorar su comportamiento.

Tim

Tim, de quince años, estaba en segundo de secundaria postobligatoria. Había tenido problemas graves de conducta desde pequeño. Era hiperactivo, impulsivo, inestable y estaba casi siempre enfadado, en especial cuando se le negaba algo. Tenía frecuentes explosiones de ira por asuntos triviales, sin importancia alguna. Ya lo habían arrestado por robar en las tiendas, hacía novillos, y desafiaba y maltrataba a sus padres. Se llevaba mal con los otros muchachos de la escuela, y parecía que nunca «encajaba». Se fumaba un paquete de cigarrillos al día, y consumía marihuana y cocaína a menudo. Ya había seguido un programa de tratamiento e iba por el segundo cuando sus padres lo trajeron a nuestra clínica. Había probado muchos medicamentos sin resultado alguno.

El estudio SPECT de su cerebro mostraba uno de los casos más graves de lesión en la corteza prefrontal izquierda que jamás he visto. A los dieciocho meses se había caído por las escaleras. Su madre decía que desde entonces nunca fue el mismo. Estaba segura de que había cambiado su personalidad. Ante el elevado grado de lesión funcional en el cerebro de Tim, decidí recetarle una combinación de un anticonvulsivo y un estimulante. El tratamiento ayudó a mitigar su ira y a mejorar el control de sus impulsos, aunque la gravedad de la lesión hacía que fueran pocas las probabilidades de que el chico adquiriera una completa función ejecutiva. La finalidad del tratamiento era aprovechar toda medicación posible que le ayudase a desarrollar unos mecanismos auxiliares de supervisión interior. De lo contrario, era posible que las autoridades judiciales le impusiesen una supervisión exterior en forma de algún tipo de reclusión, algo que garantizase el adecuado comportamiento de Tim. El chico no tenía capacidad para la supervisión interna, ubicada en la corteza prefrontal.

Comprender las funciones y los problemas de esta parte del cerebro suele ser fundamental para el proceso de curación de los pacientes.

Cerebro de Tim, afectado de traumatismo

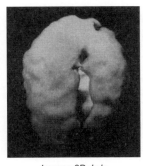 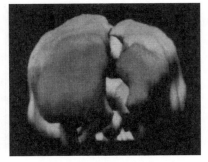

Imagen 3D de la superficie vertical

Imagen 3D de la superficie frontal

Observa el gran agujero en la zona frontal media izquierda

LISTA DE CONTROL DE LA CORTEZA PREFRONTAL

Completa (tú o la persona que haga la evaluación) la siguiente lista de conductas con el número que creas oportuno a cada una. Si le das un 3 o un 4 a cinco o más síntomas, hay muchas probabilidades de que existan problemas de la corteza prefrontal.

0 = nunca

1 = raramente

2 = alguna vez

3 = con frecuencia

4 = con mucha frecuencia

	Incapacidad de fijarse bien en los detalles o de evitar errores por falta de atención
	Dificultad para mantener la atención en situaciones rutinarias (deberes, tareas del hogar, papeleo, etc.)
	Problemas para escuchar
	Incapacidad de terminar las cosas, y escasa capacidad de seguimiento
	Deficiente organización del tiempo y el espacio
	Distraibilidad
	Escasa capacidad de planificación
	Falta de objetivos claros o de previsión
	Dificultad para expresar los sentimientos
	Dificultad para manifestar empatía por los demás
	Exceso de ensoñaciones
	Aburrimiento
	Apatía o falta de motivación
	Letargo
	Sentimiento de despiste o de estar «en las nubes»
	Inquietud o dificultad para permanecer sentado y tranquilo
	Dificultad para permanecer sentado en situaciones en las que se espera que así se haga

La desatención y la impulsividad

	Actitud provocadora
	Hablar demasiado o hablar poco
	Soltar la respuesta antes de que se acabe de hacer la pregunta
	Dificultad para aguardar el turno
	Interrumpir a los demás (por ejemplo, en una conversación, o en los juegos)
	Impulsividad (decir o hacer cosas sin antes pensarlas)
	Problemas para aprender de la experiencia; tendencia a repetir los mismos errores

8

LA CONCENTRACIÓN

Prescripciones para la corteza prefrontal

La corteza prefrontal es la parte más evolucionada del cerebro. Como tal, constituye una ayuda esencial para conseguir lo que nos proponemos. Hemos visto que interviene en la concentración, el alcance de la atención, el enjuiciamiento, el control de los impulsos y el pensamiento crítico. Controla nuestra capacidad de observar las situaciones, organizar nuestros pensamientos, hacer planes y llevarlos a cabo. Para sanar esta parte del cerebro hace falta desarrollar un concepto que denomino «concentración total».

PRESCRIPCIÓN 1 PARA LA CPF:
desarrolla y mantiene una concentración clara
(el milagro de una hoja de papel)

Desarrollar la capacidad de estar completamente concentrado nos ayudará en nuestros pensamientos y nuestra conducta, y nos proporcionará una «corteza prefrontal extra». Contribuirá a fortalecer la parte consciente de nuestra mente.

Para tener éxito en la vida, necesitamos unos objetivos claramente definidos. Concretamente, debemos saber quiénes somos y qué queremos conseguir en nuestras relaciones, en el trabajo y dentro de nosotros mismos. Cuando sabemos lo que queremos, es más probable que, para conseguirlo, cambiemos la forma de comportarnos. Actuar con unos objetivos claros nos ayuda a mantener la conducta precisa.

Cuando a mis pacientes les hablo por primera vez de fijarse unos objetivos, normalmente me miran desconcertados o mascullan alguna vaguedad sobre dinero o carrera profesional. Fijarse objetivos no tiene nada que ver con sueños lejanos. Es una tarea concreta y que hay que realizar ahora. Establecer unos objetivos en los que nos podamos concentrar todos los días marca una gran diferencia en nuestra vida.

Todos mis pacientes, de cualquier edad, hacen un ejercicio de fijación de objetivos mío que denomino el «milagro de una hoja de papel» (MHP). Al reconocer a niños y adultos de éxito, he observado que lo que tienen en común es un sentido de la responsabilidad personal y unas metas claras. El MHP te ayudará a orientar casi todos tus pensamientos, palabras y acciones. He comprobado que este ejercicio consigue rápidamente que la persona se centre y cambie.

Así puedes desarrollar tu propio MHP: toma una hoja de papel y escribe claramente tus principales objetivos. Utiliza estos encabezamientos: «Relaciones», «Trabajo», «Dinero» y «Yo». Debajo de «Relaciones», escribe los subapartados «Cónyuge/amante», «Hijos», «Resto de la familia» y «Amigos». Debajo de «Trabajo», escribe tus objetivos profesionales actuales y futuros, e incluye un apartado para cómo quieras relacionarte con tu jefe. Debajo de «Dinero», registra tus objetivos económicos actuales y futuros. Por último, debajo de «Yo», anota «Cuerpo», «Mente», «Espíritu» e «Intereses».

Al lado de cada subapartado, escribe claramente lo que en ese aspecto consideres importante; escribe lo que quieres, *no* lo que no quieres. Sé positivo y hazlo en primera persona. Lleva contigo una copia durante varios días para que la puedas ir concretando. Cuando termines el primer borrador (querrás actualizarlo a menudo), coloca la hoja donde puedas verla todos los días, por ejemplo, en la cartera, en la puerta de la nevera, junto a la cama o en el espejo del baño. Así siempre podrás ver lo que consideras importante. De esta forma, te será más fácil supervisarte y comportarte para conseguir lo que quieres. Tu vida será más consciente, y dedicarás más energía a objetivos que son importantes para ti.

Separo las áreas de las relaciones, el trabajo, el dinero y uno mismo para estimular una forma de vivir más equilibrada. Cuando llevamos una vida desequilibrada o excesivamente centrada en un área a expensas de las otras, nos quemamos.

El siguiente es un ejemplo real de MHP que realicé con un paciente que padecía una lesión en la corteza prefrontal. Jarred estaba casado, tenía tres hijos, y su propio despacho de abogado. Desde que sufrió esa lesión, había tenido problemas graves de control de los impulsos, y se pasaba demasiado tiempo en el trabajo, razones por las que vino a mi consulta.

Después de ver el ejemplo, hazte tú también un MHP. Cuando lo termines, ponlo donde lo puedas ver y leer a diario. Empezar el día con la lectura del MHP es una magnífica idea para seguir centrado toda la jornada.

Milagro de una hoja de Jarred
¿Qué quiero para mi vida?

RELACIONES

Cónyuge: una relación íntima, cariñosa, cordial y amorosa con mi esposa.

Hijos: ser un apoyo firme, amable y positivo en la vida de mis hijos. Estar siempre presente en su vida para facilitar su desarrollo como personas responsables y felices.

Resto de la familia: seguir en estrecho contacto con mis padres y hermanos, para darles cariño y ayuda.

Amigos: dedicar tiempo a conservar y cuidar mis amistades.

TRABAJO (ser el mejor abogado que pueda)

Conseguir que el trabajo funcione lo mejor posible, sin dejar de mantener una vida equilibrada. Concretamente, mi actividad laboral se centra en dedicarme a cuidar de mis clientes actuales, trabajar para conseguir nuevos y, para agradecer mi buena situación, realizar todos los meses alguna actividad *pro bono publico*. En el trabajo me centraré en mis objetivos, sin que me distraigan cuestiones que no estén relacionadas directamente con ellos.

DINERO

A corto plazo: pensar en qué nos gastamos el dinero, para asegurarnos de que lo hacemos directamente para satisfacer las necesidades y alcanzar los objetivos míos y de mi familia.

A largo plazo: ahorrar el 10% de lo que gano. En primer lugar me pago y pago a mi familia. Aportaré 2.500 dólares todos los meses a un plan de pensiones, que me dará el esperado beneficio de 5.000 al mes a partir de los sesenta y cinco años.

YO

Cuerpo: cuidar de mi cuerpo todos los días.

Mente: sentirme estable, positivo y agradecido, para así vivir de forma que me haga sentir orgulloso de mí mismo.

Espíritu: tener a Dios presente en mi vida, y ser el tipo de persona que Él querría que fuera.

Tu nombre:_____

Milagro de una hoja
¿Qué quiero para mi vida?

RELACIONES

Cónyuge/amante:
Hijos:
Resto de la familia:
Amigos:

TRABAJO (ser el mejor_____ que pueda)

DINERO (el dinero es para satisfacer las necesidades y para la seguridad)
A corto plazo:
A largo plazo:

YO (tener la mejor salud posible)
Cuerpo:
Mente:
Espíritu:

Aprende a centrarte en lo que es importante para ti. Esta corteza prefrontal auxiliar te ayudará a llevar la vida siempre por donde te propongas.

PRESCRIPCIÓN 2 PARA LA CPF:
concéntrate mucho más en lo que quieres que en lo que no quieres

La corteza prefrontal está íntimamente relacionada con la concentración y el alcance de la atención. Aquello en lo que nos fijamos y concentramos produce un importante efecto en cómo nos sentimos y actuamos todos los días. Como ya he señalado, muchas personas con problemas de la CPF, en especial con TDA, suelen regirse por el conflicto, como forma de «poner en marcha» la actividad de la corteza prefrontal. Lamentablemente, este comportamiento tiene muchos efectos secundarios, en especial en las relaciones y en el funcionamiento del sistema inmunológico. Centrarnos en lo que nos gusta de nuestra vida y de la de los demás es una magnífica forma de mantener sana la corteza prefrontal.

Por esto colecciono pingüinos. Tengo seiscientos en la consulta, todo lo que uno pueda imaginar en forma de pingüino: veletas, relojes de pared y de pulsera, bolígrafos, lápices, muñecos, corbatas, un costurero, una aspiradora, y hasta un par de calzoncillos que me regaló un paciente de nueve años. Sé que puede parecer un poco extraño, pero le digo a la gente que mi condición de psiquiatra me autoriza a ser un poco raro. A mi familia y amigos les va muy bien cuando me buscan el regalo de Navidades. Déjame que te cuente por qué colecciono pingüinos y qué relación tienen con la corteza prefrontal.

Cuando hacía las prácticas de psiquiatría infantil y adolescente, vivíamos en Hawai. Un día llevé a mi hijo, de siete años, a pasar el día en un parque de ocio y educativo dedicado a la vida marina. Fuimos al espectáculo de la ballena asesina, al de los delfines, y al final al del pingüino. Este se llamaba *Freddie el Gordo*. Hacía cosas increíbles: saltaba desde un trampolín de seis metros, lanzaba la pelota con el hocico, contaba con las aletas e incluso saltaba por un aro de fuego. Tenía yo el brazo rodeándole el cuello a mi hijo, disfrutando del espectáculo, cuando la adiestradora pidió a *Freddie* que fuera a buscar algo. Él fue, lo tomó y lo devolvió. Pensé: «¡Pero bueno! Cuando a este crío le pido que me haga algo, se pone a discutir conmigo veinte minutos, y al final no lo hace!». Sabía que mi hijo era más inteligente que aquel pingüino.

Al finalizar al espectáculo, subí a saludar a la amaestradora y le pregunté: «¿Cómo consiguió que *Freddie* hiciera tan bien todas esas cosas?». Miró a mi hijo, luego a mí, y dijo: «Siempre que *Freddie* hace algo que quiero que haga, se lo reconozco, algo que no hacen los padres. Yo lo abrazo, y le doy un pescado». Se me encendió una luz en la cabeza. Cuando mi hijo *hacía* lo que quería que hiciera no le prestaba atención, porque estaba muy ocupado, como le ocurría también a mi padre. Sin embargo, cuando *no hacía* lo que deseaba que hiciera, le prestaba mucha atención, ¡porque no quería malcriarlo! Sin darme cuenta le enseñaba que, si quería que me fijara en él, tenía que comportarse como un pequeño monstruo. A partir de aquel día, he puesto todo mi empeño en demostrarle a mi hijo que me fijo en todo lo bueno que hace y en todo lo que se esfuerza (aunque no le lanzo una sardina, porque no le atrae lo más mínimo), y en quitar importancia a sus errores. Gracias a ello, los dos somos mejores personas.

Colecciono pingüinos para recordarme a mí mismo que debo fijarme en las cosas *buenas* de las personas de mi vida, mucho más que en las malas, una actitud que también me ha ayudado en mi relación con bastantes pacientes. Muchas veces necesitamos contar con algo que nos la recuerde. La mayoría de nosotros no somos por naturaleza personas a las que se nos note lo que nos gusta de nuestra vida o lo que nos gusta de los demás, sobre todo si inconscientemente recurrimos a la confusión y la agitación para estimularnos la corteza prefrontal.

Centrarnos en los aspectos negativos de los demás o de nuestra propia vida nos hace más vulnerables a la depresión, y puede dañar nuestras relaciones.

Jamie

El que sigue es un ejemplo evidente de lo bien que puede funcionar esta receta. Hace ocho años conocí a Jamie, una adolescente de catorce años que ingresó en el hospital después de un intento de suicidio. Quiso quitarse la vida porque los estudios le iban muy mal y académicamente no conseguía estar a la altura de sus amigos. La noche en que intentó suicidarse tuvo una terrible discusión con su madre, que la reprendía por sus malas notas. El padre de Jamie había tenido diversos episodios de depresión, y la madre mostraba síntomas de TDA (y se negaba a que la reconocieran y a seguir el tratamiento adecuado). La muchacha se sentía triste, y tenía tendencia a fijarse en la parte negativa de las cosas. También era desorganizada e impulsiva, y desde hacía tiempo le costaba mucho concentrarse en las tareas escolares. Le diagnosticaron depresión y TDA. Su estudio SPECT mostraba una menor actividad de la CPF, y mayor actividad límbica. Empezamos con una medicación (que con el tiempo se quedó en una combinación de Prozac y Ritalin) e iniciamos la psicoterapia. Al cabo de unos meses, mejoró significativamente. Tenía mejor humor, los estudios le resultaban más fáciles, toleraba mejor las contrariedades y controlaba los impulsos. La visita semanal pasó a ser quincenal cuando salió del hospital, y mensual a finales del primer año. Se mantenía positivamente estable, excepto en un aspecto: seguía discutiendo y peleándose con su madre.

Dos años después de la primera visita, vino a la consulta y rompió a llorar. «No soporto a mi madre —dijo para empezar—. No deja de meterse conmigo para que me enfade. Ya sé que me dijo usted que no le hiciera caso, pero no puedo. Sabe muy bien dónde me duele». Cuando acabó de contarme la última pelea con su madre, se fijó en mi despacho y me preguntó: «Doctor Amen, ¿cómo es que una persona mayor colecciona pingüinos?». Un tanto sorprendido, le respondí. «¿Ahora te das cuenta de los pingüinos? ¿Al cabo de dos años?». Y a continuación le conté la historia de *Freddie el Gordo*. Después le hablé de la idea de *configuración conductual*, de lo que la amaestradora hacía para conseguir que *Freddie* fuera toda una estrella del espectáculo. Le dije: «Voy a enseñarte cómo has de configurar la conducta de tu madre. Cuando se comporte mal contigo, cuando intente discutir y pelearse o se muestre maleducada, quiero que no digas nada y que no reacciones».

«No sé si seré capaz de hacerlo, Dr. Amen. Ya lo he intentado».

Le contesté: «Ya lo sé, pero quiero que lo intentes otra vez teniendo presente esta nueva idea. Y cuando se comporte bien contigo, cuando te escuche y te ayude, quiero que la abraces y le digas lo mucho que la quieres y que agradeces lo que hace por ti». Me prometió que haría todo lo que pudiera.

En la siguiente visita, me dijo que había pasado el mejor mes de su vida con su madre. Esta solo le había chillado una vez, y ella no reaccionó. Y que le había dado muchos abrazos a su madre. «Creo que voy entendiendo

CAMBIA TU CEREBRO - CAMBIA TU VIDA

lo que usted me dice, doctor Amen —comentó con una sonrisa—. Puedo hacer que las cosas vayan mejor o que empeoren. No soy responsable de cómo se comporta mi madre, pero influyo mucho en todo lo que ocurre». Me sentí orgulloso de Jamie. Había descubierto que al fijarse en lo que le gustaba de su madre mucho más que en lo que no le gustaba, podía influir positivamente en una situación negativa. Le enseñé a no ser víctima de su madre, sino al contrario, aprovechar su propia capacidad positiva en aquellas circunstancias.

PRESCRIPCIÓN 3 PARA LA CPF:
dale sentido, finalidad, estímulo e ilusión a tu vida

El sentido, la finalidad, el estímulo y la ilusión activan la corteza prefrontal, por lo que nos ayudan a evitar la paralización y nos estimulan para que nos concentremos. Como ya he señalado, en mi actividad profesional trato a muchos pacientes con TDA. Uno de los aspectos más importantes de este trastorno es la presencia habitual de síntomas de contradicción o incoherencia: a la persona le resultan difíciles las actividades rutinarias y prosaicas; en cambio, cuando realiza otras que son interesantes, estimulantes y apasionantes, las hace mucho mejor que otros. Una receta importante que les proporciono a mis pacientes es que den a su vida sentido y unos estímulos positivos, sea en el ámbito laboral, en el familiar o en el espiritual. Se trata de una actitud que puede marcar la diferencia entre el éxito y el fracaso crónico. Una persona con TDA que trabaje en algo aburrido y que no le guste seguramente necesitará más medicación para ser eficiente. Si tiene un empleo que le apasiona y motiva, lo más probable es que necesite menos medicación. Las circunstancias son las que estimulan. Voy a poner un ejemplo.

Seth
Seth, dueño de varios videoclubs boyantes en la bahía de San Francisco, vino a la consulta porque se sentía frustrado. Había reaccionado muy bien al tratamiento para su TDA, por lo que no entendía qué le podía ocurrir. «Doctor —empezó—, creo que mi modo de ser no es bueno, que soy un inútil. Hago todo lo que puedo para llevar los papeles al día, pero es que no puedo. Es tal el aburrimiento que me produce que me pongo a llorar,

literalmente. Me tomo los medicamentos y sigo la terapia, pero me es imposible». Le dije que me contara más cosas. «Me siento a trabajar —siguió—, cuando los medicamentos me están haciendo efecto, y me quedo mirando los papeles. No sé qué es lo que me paraliza». «Seth —le dije—, es posible que no tenga nada que ver con tu carácter. Quieres a tu mujer y a tus hijos, tienes un negocio que marcha muy bien y que da trabajo a mucha gente, y te preocupas por los demás. Quizás lo que tengas es una incapacidad para el trabajo burocrático. Muchas personas con TDA destacan en lo que les gusta hacer, y hacen terriblemente mal lo que no las motiva, por ejemplo el papeleo. Tal vez debas contratar a alguien que se encargue de esta parte de tu negocio. Así tendrías más tiempo para ampliarlo».

Lo que me dijo a continuación dio exactamente en el blanco: «Es muy posible. De adolescente, me encantaba navegar. Pero nunca quería salir cuando el mar estaba tranquilo. Esperaba hasta que se advertía de las malas condiciones y la posibilidad de tormenta. Salía al mar en plena tormenta, sentía un miedo de muerte, y me preguntaba por qué haría tal locura. Pero cuando la tormenta cesaba y regresaba a la orilla, no podía esperar a zarpar de nuevo. La excitación y el estímulo me motivaban mucho».

Contrató a una persona para que se encargara de todo el papeleo. El negocio creció y Seth se dedicaba a lo que mejor sabía hacer.

PRESCRIPCIÓN 4 PARA LA CPF:
sé organizado; busca ayuda cuando la necesites

Las personas que tienen problemas de la CPF los suelen tener también para organizarse, por los que les puede servir mucho aprender destrezas organizativas. Los planificadores diarios y los programas informáticos del mismo estilo les pueden ser vitales. También es importante que conozcas tus propias limitaciones y, si es posible, rodearte de gente que te ayuden a organizarte. Pueden ser personas muy integradas en tu vida, como tu cónyuge o tus amigos, u otras que trabajen para ti. Los individuos de mayor éxito con TDA u otros problemas de la CPF que conozco son los que cuentan con alguien que les echa una mano a la hora de organizarse. No tengas vergüenza de pedir ayuda.

Los consejos que siguen te ayudarán a organizarte:

➡ *Fíjate unos objetivos claros (como decía en la prescripción 1) en los siguientes aspectos: las relaciones (cónyuge/amante, hijos, resto de la familia y amigos), el trabajo, el dinero, la salud física, la salud emocional y la espiritualidad. Después pregúntate todos los días: «¿Me comporto para conseguir lo que quiero?». Es un ejercicio fundamental que te ayudará a seguir el camino que te hayas marcado. Gestiona el tiempo de que dispongas en consonancia con las metas que te hayas fijado.*

➡ *Tómate tiempo más que suficiente para organizar tu lugar de trabajo de vez en cuando. Dedícale un rato todas las semanas. Si no lo haces, caerás en el hábito de dejarlo todo para más tarde.*

➡ *Lleva al día todos los papeles, o dispón de alguien que lo haga por ti.*

➡ *Distribuye lo que tengas que hacer según su importancia.*

➡ *Ponte plazos.*

➡ *Lleva una lista de «Pendiente» y revísala asiduamente.*

➡ *Lleva siempre contigo una agenda, en la que anotarás las visitas que tengas que hacer o recibir, y los planes que debas ir desarrollando.*

➡ *Lleva también una grabadora para recordarte a lo largo del día lo que tengas que hacer.*

➡ *Divide las tareas pesadas y complejas en otras más sencillas. Es lo que se hace en las cadenas de montaje: Recuerda: «Un viaje de cien millas empieza con un paso».*

➡ *Haz primero las que más te desagraden. Así podrás pensar en las agradables que te esperan. Si dejas las pesadas para el final, no tendrás estímulo alguno para querer realizarlas.*

➡ *Utiliza carpetas, archivadores y lo necesario para organizar los papeles.*

➡ *Contrata a un organizador profesional para que te ayude.*

Cuando mi hijo con TDA tenía dieciséis años, contraté a una organizadora profesional para que lo ayudara. No quería escucharme (¿qué sabría yo? No era más que su padre). Era una mujer de talento que lo ayudó muchísimo. Organizó con él su habitación, y la mochila de la escuela, su agenda y la planificación del estudio y los deberes. Le enseñó a hacerse programaciones, y luego venía una vez al mes para trabajar con él y ayudarlo a retener lo que aprendía. Hoy sabe organizarse muy bien. Como les ocurre a muchas personas con TDA, la organización no es algo que le sea connatural, pero conoce lo más importante y no es víctima de su tendencia a la desorganización.

PRESCRIPCIÓN 5 PARA LA CPF:
la biorretroalimentación de las ondas cerebrales

Me he referido al TDA básicamente como un problema de la corteza prefrontal. La medicación es la piedra angular de los tratamientos «biológicos» del TDA, pero no es el único tratamiento biológico. En los últimos quince años, diversos investigadores, entre ellos el doctor Joel Lubar, de la Universidad de Tennessee, han demostrado la efectividad de un muy buen sistema de tratamiento del TDA y otros problemas de corteza prefrontal: la retroalimentación biológica de las ondas cerebrales.

La biorretroalimentación en general es un sistema de tratamiento que utiliza instrumentos para medir las reacciones fisiológicas (por ejemplo, la temperatura de las manos, la actividad de las glándulas sudoríparas, el ritmo respiratorio, el cardíaco, la presión sanguínea y los patrones de las ondas cerebrales). Los instrumentos proporcionan la información de estos sistemas corporales al paciente, quien así aprende a cambiarlos. En la retroalimentación de las ondas cerebrales, medimos el nivel de actividad de estas ondas en todo el cerebro.

Hay cinco tipos de patrones de ondas cerebrales:

➠ *Ondas cerebrales delta (1-4 ciclos por segundo): son muy lentas, y se producen sobre todo durante el sueño.*
➠ *Ondas cerebrales zeta (5-7 ciclos por segundo): son lentas, y tienen lugar durante las ensoñaciones, la relajación y los estados de somnolencia.*
➠ *Ondas cerebrales alfa (8-12 ciclos por segundo): se producen durante los estados relajados.*
➠ *Ondas cerebrales SMR (sensorymotor rhythm, ritmo sensoriomotor) (12-15 ciclos por segundo): se crean durante los estados de relajación centrada.*
➠ *Ondas cerebrales beta (13-24 ciclos por segundo): son rápidas y se producen durante los estados de concentración y trabajo mental.*

El doctor Lubar estudió a más de seis mil niños con TDA, y descubrió que el problema fundamental de esos niños era que carecían de la capacidad de mantener los estados de concentración «beta» durante determinados periodos. También observó que presentaban una excesiva actividad de ondas cerebrales «zeta», propias de las ensoñaciones. Vio que con el uso de la retroalimentación EEG (electroencefalográfica), se les podía enseñar a aumentar la cantidad de ondas cerebrales «beta» y disminuir la de ondas cerebrales «zeta», o de ensoñación.

Con la técnica de biorretroalimentación básica se enseña a los niños a jugar con la mente. Cuanto más consiguen concentrarse y producir estados «beta», más premios pueden acumular. Con mi equipo de retroalimentación EEG, por ejemplo, el niño se sienta delante del ordenador y se fija en la pantalla donde se desarrolla el juego. Si aumenta la actividad «beta» o disminuye la «zeta», el juego continúa. Pero cuando es incapaz de mantener el estado de ondas cerebrales deseado, el juego se detiene. A los niños les divierten las pantallas, y poco a poco configuramos su patrón de ondas cerebrales para que se acerque más al normal. Por los estudios realizados, sabemos que esta técnica de tratamiento no genera una curación de la noche a la mañana. Lo habitual es que los niños tengan que practicar esta forma de retroalimentación entre uno y dos años.

Según mi experiencia sobre la retroalimentación EEG y el TDA, muchas personas consiguen mejorar su destreza lectora y disminuir la necesidad de medicación. Además, la retroalimentación EEG ayuda a reducir la impulsividad y la agresividad. Es una herramienta de mucha fuerza, en parte porque el paciente, al asumir mayor control sobre sus propios procesos fisiológicos, pasa a formar parte del proceso de tratamiento.

Hay que seguir investigando y publicando los estudios que se realicen para demostrar la eficacia de la biorretroalimentación EEG, ya que no existe consenso sobre su uso. Algunos médicos e investigadores la cuestionan, mientras que en determinados círculos se exageran sus méritos. Algunos médicos alardean de la capacidad de curar el TDA con ella, sin necesidad de medicamento alguno. Lamentablemente, este tipo de exageraciones han perjudicado la credibilidad de esta técnica de tratamiento. Pese a todo, por mi experiencia clínica, considero que la biorretroalimentación EEG es un tratamiento apasionante, de mucha fuerza, y con posibilidades de futuro.

PRESCRIPCIÓN 6 PARA LA CPF:
la estimulación audiovisual

Un tratamiento similar a la biorretroalimentación EEG es la llamada estimulación audiovisual. Se trata de una técnica que desarrollaron los psicólogos Harold Russell y John Carter, de la Universidad de Texas, en Galveston. Ambos participaron en el diseño de un tratamiento de niños con TDA mediante la biorretroalimentación EEG. Querían desarrollar una técnica a la que pudieran acceder sin dificultad los menores que la necesitaran.

A partir de la idea de *entrainment* (sincronización de onda cerebral: las ondas cerebrales tienden a adquirir el ritmo de su entorno), fabricaron unas gafas y unos auriculares especiales que lanzan luces y sonidos a la persona a determinadas frecuencias, para ayudar al cerebro a «sintonizar» y centrarse mejor. Los pacientes llevan estas gafas entre veinte y treinta minutos al día.

He probado este tratamiento en varios pacientes, y los resultados han sido alentadores. Uno de ellos, a quien tanto el Ritalin como el Dexedrine le provocaban tics, probó las gafas un mes, durante el cual mejoraron notablemente sus síntomas de TDA. Al dejar la estimulación audiovisual, los síntomas reaparecieron. Y de nuevo remitieron al reanudar el tratamiento.

Creo que las técnicas de estimulación audiovisual son muy prometedoras, pero se necesitan más estudios.

PRESCRIPCIÓN 7 PARA LA CPF:
no seas el estímulo de otra persona

Ya he señalado que muchos individuos con problemas de la corteza prefrontal suelen buscar el conflicto para estimular el cerebro. Es fundamental que no alimentemos la agitación; todo lo contrario, debemos privarla de alimento. Cuanto más intente irritarnos inconscientemente alguien con este patrón de conducta, más tendremos que permanecer tranquilos y constantes. A los padres con hijos con TDA les enseño a dejar de gritar. Cuanto más gritan y agudizan la intensidad emocional de la familia, más agitación generan. También enseño a los hermanos y cónyuges a no levantar la voz y a mantener la calma. Cuanto más intente agravar la situación la persona con TDA, con menor intensidad debe responder quien esté a su lado.

La receta da unos resultados asombrosos. En general, las personas que incitan al conflicto están acostumbradas a conseguir que nos enfademos. Conocen todas nuestras teclas emocionales, y las pulsan con frecuencia. Cuando empezamos a negarles las situaciones dramáticas y los subidones (porque, en situaciones tensas, reaccionamos con mayor calma y serenidad), al principio reaccionan negativamente, casi como si estuvieran con el síndrome de abstinencia. Es posible que la primera vez que reaccionamos con más tranquilidad, su estado emocional empeore a corto plazo. Debemos mantenernos firmes en esa actitud, y acabarán por mejorar.

Las siguientes son estrategias para tu trato con alguien que tenga tendencia a buscar el conflicto:

⇒ *No grites.*
⇒ *Cuanto más levante la voz esa persona, bájala tú más.*
⇒ *Si crees que la situación se te está yendo de las manos, tómate un receso. Puedes excusarte en que necesitas ir al lavabo. Lo más probable es que la persona en cuestión no intente detenerte. Quizás convenga disponer de un buen libro por si la persona está realmente airada y necesitas alejarte un buen rato.*
⇒ *Para distender la situación, sírvete del humor (no del sarcasmo ni del mal humor).*
⇒ *Escucha con atención.*
⇒ *Di que quieres entender lo que sucede y solucionarlo, pero que solo lo podrás hacer cuando las cosas se calmen.*

PRESCRIPCIÓN 8 PARA LA CPF:
la medicación para la corteza prefrontal

Los fármacos que estimulan el rendimiento de la corteza prefrontal se deben ajustar específicamente al problema de que se trate. Las personas con TDA suelen responder muy bien a los estimulantes, como Ritalin (metilfenidato), Adderall (una combinación de cuatro sales de anfetamina), Dexedrine (dextroanfetamina), Desoxyn (metanfetamina) o Cylert (pemolina). Estos medicamentos estimulan el neurotransmisor dopamina, que a su vez ayuda a prevenir la desconexión de la corteza prefrontal que se produce en

Antes y después del tratamiento con estimulantes

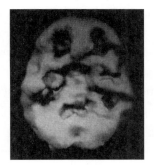 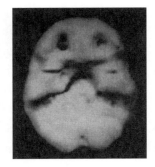

Imagen 3D de la superficie inferior

| TDA, concentración, sin medicación; observa la actividad notablemente menor prefrontal y temporal | TDA, concentración, con 15 mg de Ritalin; observa la notable mejoría general |

el TDA. Contrariamente a lo que se suele pensar, son medicamentos seguros y que se toleran muy bien, y sus efectos se manifiestan casi de inmediato.

He visto cómo este tipo de fármacos cambian la vida de las personas. Realicé estudios SPECT de un niño de diez años con TDA mientras se medicaba y cuando dejaba la medicación. Con 10 mg de Ritalin tres veces al día, se observaba un evidente aumento de la actividad en la corteza prefrontal, por lo que el niño conseguía centrarse, fijarse objetivos, planificar y controlar sus impulsos.

Llevé durante un año un diario de lo que mis pacientes adultos con TDA me comentaban sobre la efectividad de su medicación. Los siguientes son algunos de esos comentarios:

➡ *«Conseguí sentarme a ver una película por primera vez en mi vida».*
➡ *«Puedo manejar situaciones que antes me ponían histérico. Me doy cuenta de cuándo empiezo a sobreactuar».*
➡ *«Tengo el cristal de la mente mucho más claro».*
➡ *«Me asombra que una pastillita amarilla [15 mg de Ritalin] haga que pase de querer tirarme por el balcón a amar a mi esposo y disfrutar de mis hijos».*
➡ *«Ya no voy siempre como una locomotora».*
➡ *«Por primera vez me siento al mando de mi vida».*
➡ *«Antes pensaba que era estúpido. Me parecía que todo el mundo sabía hacer muchas más cosas que yo. Empiezo a creer que en mi cuerpo hay vida inteligente».*

➡ *«Duermo mucho mejor. ¿Quién diría que un estimulante me relaja?»*
➡ *«Era de las personas que a las dos de la tarde se pasean por el centro de Detroit, en medio de un tráfico endiablado. Con el tratamiento que ahora sigo no se me ocurriría hacer tal estupidez. Antes no pensaba en las consecuencias».*
➡ *«Ahora puedo hablar en público. Antes, se me quedaba la mente en blanco. Toda mi vida estaba organizada para evitar tener que hablar en público. Hoy siento el cerebro más tranquilo, más despejado».*
➡ *«Ya no me intimida la gente, como solía ocurrirme antes».*
➡ *«Es posible que mi marido no esté tan contento como antes de que yo tomara la medicación. Ahora soy capaz de reflexionar, y no es siempre él quien dice la última palabra. Tendré que enseñarle de nuevo a no pretender salirse siempre con la suya».*
➡ *«Siento que controlo mi vida».*
➡ *«No soporto la discusión inútil, cuando era algo en lo que siempre andaba metido».*

No todas las personas con TDA reaccionan de forma tan positiva a los estimulantes, por supuesto, pero sí muchas de ellas. Cuando estos medicamentos llegan a la corteza prefrontal, es sorprendente lo eficaces que pueden ser.

Algunos antidepresivos «estimulantes» son también buenos para el TDA. Norpramin (desipramina) y Tofranil (imipramina) aumentan el neurotransmisor norepinefrina y son especialmente útiles para los que sufren TDA y síntomas de ansiedad o depresión. Wellbutrin (bupropión) incrementa el neurotransmisor dopamina y suele ir bien en los casos de personas con TDA y depresión o falta de energía. Effexor (venlafaxina) aumenta los neurotransmisores serotonina, norepinefrina y, en dosis elevadas, dopamina, y funciona muy bien en los individuos con TDA obsesivos o con exceso de concentración.

PRESCRIPCIÓN 9 PARA LA CPF:
cuida de la nutrición de la corteza prefrontal

La intervención dietética puede ser especialmente útil en esta parte del cerebro. Hace años que a mis pacientes con TDA les recomiendo una dieta alta en proteínas, baja en hidratos de carbono y relativamente baja en grasas. Se trata de una dieta que produce un efecto estabilizador de los niveles de azúcar en sangre, y ayuda a tener más energía y mayor concentración. Lamentablemente, la dieta habitual estadounidense contiene muchos hidratos de carbono refinados, que producen un efecto negativo en los niveles de dopamina en el cerebro y en la concentración. Cuando la madre y el padre trabajan fuera de casa, hay menos tiempo para preparar comidas sanas, y las rápidas se han convertido casi en la norma. Hoy, el desayuno típico contiene muchos hidratos de carbono simples, como gofres y tortitas, bollería industrial y cereales. Los huevos con salchichas han desaparecido de muchas casas por la falta de tiempo y por la idea de que la grasa es mala. Es importante tener cuidado con la ingestión de grasa, pero el típico desayuno de otros tiempos no es tan malo para las personas con TDA u otros estados de carencia de dopamina.

Algunas de las principales fuentes de proteínas que recomiendo son las carnes sin grasa, los quesos bajos en grasa, los frutos secos y las legumbres, todo ello junto con una buena cantidad de verduras. El desayuno ideal consta de una tortilla con queso no graso y carne magra, por ejemplo, de pollo. La comida ideal, de atún, pollo o pescado fresco, con verduras variadas. La cena, de más hidratos de carbono para equilibrar la carne sin grasa y las verduras. Eliminar los azúcares simples (bollería, caramelos, helados, pasteles) y los hidratos de carbono simples que se descomponen rápidamente en azúcar (pan, pasta, arroz, patatas) produce un efecto positivo en el grado de energía y la cognición. Es una dieta que ayuda a elevar los niveles de dopamina del cerebro. Pero es importante señalar que no resulta adecuada para personas con problemas del cingulado o de exceso de concentración, que suelen ser consecuencia de una relativa deficiencia de serotonina. Los niveles de serotonina y dopamina tienden a equilibrarse mutuamente: cuando sube la primera, la segunda suele bajar, y viceversa.

Los suplementos nutritivos también pueden incidir positivamente en los niveles de dopamina, estimular la concentración y dar mayor energía. A mis pacientes les suelo recomendar una combinación de tirosina (500-1.500 mg de dos a tres veces al día); OPC (proantocianidinas oligoméricas) de semilla de uva o corteza de pino, que se pueden encontrar en tiendas de alimentos dietéticos (2 mg por kilo de peso), y gingko biloba (60-120 mg dos veces al día). Son complementos que ayudan a aumentar la dopamina y el flujo sanguíneo en el cerebro, y muchos de mis pacientes me dicen que les dan fuerza y les ayudan a concentrarse y a controlar los impulsos. Si quieres probarlos, conviene que lo consultes con tu médico.

PRESCRIPCIÓN 10 PARA LA CPF:
Mozart ayuda a concentrarse

En un estudio controlado se descubrió que la música de Mozart ayudaba a los niños con TDA. Rosalie Rebollo Pratt y sus colegas estudiaron a diecinueve niños, de entre siete y diecisiete años, con TDA. Les ponían discos de Mozart tres veces a la semana durante las sesiones de biorretroalimentación de las ondas cerebrales. Entre las obras que escuchaban estaban el *Concierto para piano nº 21 en Do mayor, Las bodas de Fígaro,* el *Concierto para flauta nº 2 en Re mayor, Don Giovanni,* y otros conciertos y sonatas. El grupo que escuchaba a Mozart reducía la actividad de las ondas cerebrales zeta (ondas lentas que suelen ser excesivas en las personas con TDA) exactamente al ritmo del compás de la música, y mostraban mayor concentración y control del humor, menos impulsividad y mejor habilidad social. Entre los sujetos que mejoraban, el 70% mantenía tal mejoría hasta seis meses después de finalizado el estudio sin ningún otro entrenamiento. (Las conclusiones se publicaron en el *International Journal of Arts Medicine,* 1995.)

9

LAS PREOCUPACIONES Y LAS OBSESIONES

El sistema cingulado

FUNCIONES DEL SISTEMA CINGULADO

➠ *Capacidad de cambiar el centro de atención.*
➠ *Flexibilidad cognitiva.*
➠ *Adaptabilidad.*
➠ *Paso de una idea a otra.*
➠ *Capacidad de ver las diversas opciones.*
➠ *Capacidad de «dejarse llevar».*
➠ *Capacidad de cooperar.*

El giro cingulado atraviesa longitudinalmente las partes profundas centrales de los lóbulos frontales. Es la zona del cerebro que nos permite cambiar el centro de nuestra atención de una cosa a otra, pasar de una idea a otra, ver las opciones que tenemos en la vida. También se han atribuido a esta área los sentimientos de seguridad física y emocional. Según mi experiencia, la expresión que mejor se corresponde con esta zona del cerebro es la de *flexibilidad cognitiva.*

La flexibilidad cognitiva define la capacidad de la persona de «dejarse llevar», de adaptarse al cambio, de abordar con éxito los problemas nuevos, es necesaria para muchas situaciones que se plantean en la vida. Por ejemplo, cuando empezamos un trabajo nuevo tenemos que aprender una forma distinta de hacer las cosas. Aunque en un empleo anterior hiciéramos algo de otra manera, aprender a cambiar para complacer al nuevo jefe o adaptarse a un nuevo sistema es fundamental para tener éxito en el trabajo. Asimismo, los alumnos de secundaria necesitan flexibilidad cognitiva para que los estudios les vayan bien. A los trece años, muchos alumnos empiezan a tener profesores distintos a lo largo del día. Es necesario cambiar de forma de aprendizaje para adaptarse a los diferentes estilos de los profesores. La flexibilidad también es importante para las amistades. Lo que funciona en la amistad con una persona puede no funcionar tan bien con otra.

El giro cingulado

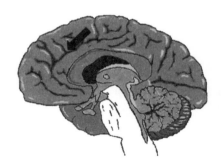

El giro cingulado

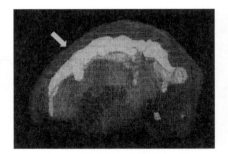

Imagen 3D de la actividad lateral

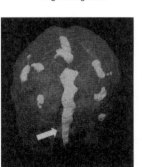

Imagen 3D de la
actividad vertical

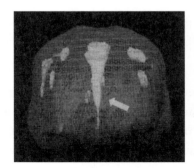

Imagen 3D de la actividad frontal

Gestionar bien el cambio y las transiciones es un ingrediente básico del progreso personal, interpersonal y profesional. El sistema cingulado puede ayudar o entorpecer mucho en este proceso. Cuando funciona bien, tenemos mayor capacidad de adaptarnos a las circunstancias de cada día. Cuando funciona mal o es hiperactivo, disminuye la flexibilidad cognitiva.

Hemos observado que esta parte del cerebro influye también, además de en la capacidad de cambiar el centro de atención, en la cooperación. Cuando el cingulado funciona eficazmente, es fácil cambiar a modos cooperativos de conducta. Las personas con problemas del cingulado tienen dificultades para mudar la atención y se quedan atascadas en unos patrones de conducta ineficaces.

También se ha relacionado el sistema cingulado (junto con los otros aspectos de la CPF) con el «pensamiento de futuro», por ejemplo, la planificación o la fijación de objetivos. Cuando esta parte del cerebro funciona bien, es más fácil planificar y establecer unos objetivos razonables. Pero si no lo hace, esto puede provocar que la persona vea situaciones temibles donde no las hay, prediga acontecimientos negativos y se sienta muy insegura en el mundo.

Ver las diferentes opciones es fundamental para saber adaptarse. En mi profesión, los médicos que se adaptan utilizan enseguida ideas y tecnologías nuevas (una vez que se ha desarrollado una base científica), y facilitan a los pacientes la más reciente información sobre todo lo que pueda haber de nuevo en el ámbito de la salud. Por el contrario, los médicos con problemas de cingulado (he escaneado a muchos) tienden a ser rígidos, a hacer las cosas como siempre las han hecho y a ser autocráticos («Si quiere que me ocupe de usted, ha de hacer lo que le diga»). La capacidad de ver las opciones y las ideas nuevas protege contra el estancamiento, la depresión y la conducta hostil.

PROBLEMAS DEL SISTEMA CINGULADO

➠ *Preocuparse.*
➠ *Aferrarse a las heridas del pasado.*
➠ *Quedarse atascado en determinados pensamientos (obsesiones).*

➡ *Quedarse atascado en determinadas conductas (deseos incontrolables de repetirlas: compulsiones).*

➡ *Conducta de oposición.*

➡ *Discusiones.*

➡ *Falta de cooperación; tendencia a decir que no de forma automática.*

➡ *Conductas adictivas (por ejemplo, abuso del alcohol o las drogas).*

➡ *Dolor crónico.*

➡ *Inflexibilidad cognitiva.*

➡ *Trastorno obsesivo-compulsivo (TOC).*

➡ *Trastornos del espectro obsesivo-compulsivo.*

➡ *Trastornos alimentarios.*

➡ *Ira y violencia al conducir.*

Cuando el sistema cingulado es anormal, la persona tiene tendencia a quedarse atascada en las cosas, encerrada en ellas, a darle vueltas al mismo pensamiento, una y otra vez. Se puede convertir en alguien permanentemente preocupado y siempre obsesionado por la misma idea. Puede aferrarse a las heridas y los rencores del pasado, incapaz de dejarlos estar. También es posible que se quede atascado en conductas negativas, o que desarrolle compulsiones, como la de lavarse las manos o comprobar las cerraduras de forma obsesiva.

Un paciente que tenía problemas en esta parte del cerebro decía de su situación que era «como estar en la ruedecilla del ratón, de modo que los pensamientos dan vueltas y vueltas y vueltas». Otro paciente me explicaba: «Es como tener siempre apretada la tecla de «resetear». Aunque no quiero tener más un determinado pensamiento, no deja de volver y volver».

Hablaré enseguida de los problemas clínicos asociados al cingulado. También hay una serie de los que yo llamo «patrones subclínicos» asociados a anormalidades de esta área del cerebro. Los problemas subclínicos son los que no alcanzan la intensidad del que es el auténtico trastorno o no provocan algún tipo de disfunción, pero aun así pueden mermar la calidad de vida de quien los sufre. Es posible que la preocupación continua, el hecho de aferrarse a las heridas del pasado, la inflexibilidad cognitiva y la rigidez no nos lleven al psiquiatra, pero nos pueden entristecer la vida sin necesidad alguna.

Las preocupaciones

Todos nos preocupamos en algunos momentos (y es necesario que lo hagamos en cierta medida para poder seguir trabajando o estudiando), pero los individuos con el cingulado hiperactivo pueden llevar integrada en su personalidad una preocupación crónica. Su inquietud puede llegar al punto de provocarse daños emocionales y físicos. Siempre que por la mente rondan preocupaciones negativas repetitivas, se puede provocar tensión, estrés, dolores de estómago y cabeza e irritabilidad. Además, manifestar las preocupaciones de forma permanente puede exasperar a los demás, y hace que la persona parezca más débil e incluso menos madura.

En una cena, un viejo amigo, también médico, se quejaba de que su esposa estaba «siempre» preocupada. «Le preocupa toda la familia —me contaba—. Es algo que nos molesta, a mí y a los niños. Parece que su preocupación constante está asociada a sus dolores de cabeza y su irritabilidad crónicos. ¿Qué puedo hacer para que se relaje y deje de alterarse por auténticas tonterías?». Hacía muchos años que yo conocía a su esposa. Aunque nunca había tenido una depresión clínica, ni mostraba los síntomas habituales del trastorno de pánico ni del obsesivo-compulsivo, yo sabía que la preocupación formaba parte de su personalidad. Los miembros de su familia, de los que me había hablado en varias ocasiones, sí tenían problemas clínicos (como alcoholismo, abuso de las drogas y conductas compulsivas) asociados con el sistema cingulado.

Aferrarse a las heridas del pasado

Recordar obstinadamente las heridas del pasado puede provocar problemas graves en la vida de la persona. Tuve una paciente que estaba muy enfadada con su marido. En un viaje a Hawai, este se había permitido detenerse a contemplar a una mujer ligera de ropa en la playa de Waikiki. Su esposa se puso furiosa. Pensaba que le había sido infiel con la vista. Su enfado dio al traste con el viaje, y años después la mujer seguía aireando el incidente.

Otro caso de problemas del cingulado se produjo en una familia reunificada. Don se casó con Laura, que tenía un hijo de tres años, Aaron. Laura y Aaron habían estado viviendo con los padres de ella. Poco después de la boda, Don, Laura y Aaron fueron a visitar a los padres de ella. Durante la visita, el niño pidió una segunda copa de helado. Don se lo negó porque le podía sentar mal. Pero los abuelos lo desautorizaron delante del pequeño, al que permitieron que se tomara otro helado. Contrariado, Don intentó hablar del asunto. Sus suegros le dijeron que se estaba comportando como un estúpido. ¿Qué sabía él, pensaban, de ser padre? Cuando Don insistía en hablar con ellos, los abuelos no le hacían el más mínimo caso. Incapaces estos de olvidar el incidente, estuvieron dieciocho meses sin hablar con Don y Laura. Muchas rupturas familiares se deben a un exceso de actividad del cingulado.

Inflexibilidad cognitiva

La inflexibilidad cognitiva, la incapacidad de adaptarse a los altibajos de la vida cotidiana, está en la raíz de la mayoría de los problemas del cingulado. Kimmy, una chica de dieciséis años, hija de un amigo, es un ejemplo perfecto de inflexibilidad cognitiva. Su hermana mayor le eligió una camisa y unos pantalones. Kimmy dijo que eran horribles. Lo mismo le parecieron las siguientes tres prendas que su hermana le propuso. Quería ponerse un vestido de tirantes (ocurría esto en febrero y en la calle hacía frío), y se echó a llorar para salirse con la suya. Nada había que la convenciera. Una vez decidido que quería el vestido de tirantes, era incapaz de cambiar de opinión.

En mi trabajo de orientación de parejas a lo largo de los años, he oído muchas veces otro ejemplo de inflexibilidad cognitiva: la necesidad de hacer algo *ya*. No dentro de cinco minutos, sino ¡ya! El escenario habitual es este: la esposa le pide al marido que saque la ropa de la secadora, y coloque en ella otra ropa que está en la lavadora. Él le dice que espere unos minutos, porque está viendo el final de un partido de baloncesto. Ella monta en cólera y dice que necesita que lo haga *ya*. Se pelean. La mujer no se queda tranquila hasta que se hace lo que quiere. Él se siente molesto, acosado y, en general, humillado. La necesidad de que las cosas se hagan *ya* puede provocar graves problemas de relación. Naturalmente, si el marido dijera que iba a hacer lo que se le pide, y después no lo hiciera, se comprendería la necesidad de la mujer de que las cosas que pide se hagan de inmediato.

Son muchos los ejemplos cotidianos de problemas para cambiar el centro de atención o de inflexibilidad cognitiva. La lista siguiente enumera unos pocos:

➡ *Comer únicamente ciertos alimentos, sin voluntad de probar nuevos sabores.*
➡ *Necesidad de tener la habitación ordenada siempre de una determinada manera.*

➥ *Tener que hacer el amor de la misma forma siempre (o evitar hacerlo porque incomoda el desorden que genera).*

➥ *Enfadarse si los planes para la noche cambian en el último momento.*

➥ *En el trabajo, tener que hacer las cosas de una manera concreta, aunque no sea la más conveniente para el negocio (por ejemplo, carecer de la flexibilidad suficiente para atender las necesidades de un cliente importante).*

➥ *Obligar al resto de la familia a hacer tareas domésticas como la de lavar los platos de una determinada manera (algo que suele alejar a los demás y hacer que se muestren menos dispuestos a ayudar).*

La inflexibilidad cognitiva puede ir minando insidiosamente la felicidad, la alegría y la intimidad.

El no automático

Por los problemas que tienen de cambiar el centro de la atención, muchas personas con hiperactividad en el cingulado se quedan atrapadas en la palabra «no». Parece que «no» sea la primera palabra que les sale, sin pensar realmente si ese «no» es siquiera lo que mejor les conviene. Uno de mis pacientes me hablaba de su padre. Siempre que le pedía algo, por ejemplo que le prestara el coche, su padre le decía automáticamente que no. Todos los hijos de la familia sabían que si querían algo de su padre, este empezaría por negárselo, y después, al cabo de una o dos semanas, reflexionaría sobre lo que le habían pedido y a veces cambiaría de opinión. «No» era siempre su primera respuesta.

He tenido varios empleados con evidentes problemas del cingulado. Se mostraban reacios a colaborar, y buscaban la forma de no hacer lo que se les pedía. Discutían sobre lo que se les mandaba y me decían por qué no se podía hacer, en lugar de intentar solucionar los problemas con espíritu constructivo.

Cuando el cónyuge o la pareja tienen problemas del giro cingulado, normalmente consiguen lo contrario de lo que quieren. Me contaba un señor que siempre que quería hacer el amor con su esposa tenía que actuar como si realmente no quisiera hacerlo. Decía: «Si se lo pido directamente, me dice que no el noventa y nueve por ciento de las veces. Si por la noche cierro con llave la puerta de nuestra habitación, automáticamente se pone tensa y dice que no le apetece. Si yo actúo sin mostrar demasiado interés, y me limito a rascarle la espalda un buen rato, entonces quizás consiga mi propósito. El trabajo y la planificación que necesito para lograrlo muchas veces no merecen la pena». El «no automático» genera una grave tensión en muchos tipos distintos de relaciones.

La ira al volante

Muchos individuos experimentan una metamorfosis cuando se sientan al volante: emerge de ellas un animal dispuesto a defender su territorio con uñas y dientes. El peor de los casos es el de las personas con problemas de giro cingulado. Se trata de nuevo de dificultades para cambiar el centro de la atención. Por ejemplo, si vamos conduciendo y alguien accidentalmente se nos cruza, la mayoría soltamos algún que otro improperio, y seguimos conduciendo. Conozco a muchas personas con problemas de cingulado cuya reacción ante cualquier contrariedad en la carretera es hacer locuras, por ejemplo, ponerse a despotricar, gesticular airadas o acosar al otro conductor. Tengo un paciente, profesional brillante y de mucho éxito, que ha perseguido muchas veces a conductores que le han cerrado el paso, y en dos ocasiones salió del coche y le rompió los cristales al otro con un bate de béisbol que siempre lleva en su vehículo. Después del segundo incidente, vino a verme. Decía: «Si alguien no me ayuda, estoy seguro de que acabaré en la cárcel». Tenía una destacada hiperactividad en el giro cingulado, que hacía que se quedara atrapado en pensamientos negativos y, en consecuencia, tuviera menor capacidad de controlar esas contrariedades.

Cerebro afectado de ira al volante

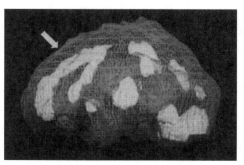

Imagen 3D de la actividad lateral
Observa la actividad notablemente
mayor del giro cingulado (flecha)

El trastorno obsesivo-compulsivo

Gail

Por fuera, Gail era perfectamente normal. Iba a trabajar todos los días, estaba casada con el chico del que se enamoró en el instituto y tenía dos hijos pequeños. Por dentro, se sentía fatal. Su marido estaba a punto de dejarla, y sus hijos la evitaban y se enfadaban con ella a menudo. Estaba alejada de su familia, encerrada en su infierno particular del trastorno obsesivo-compulsivo (TOC). Todas las noches, después del trabajo, se pasaba horas limpiando la casa. Cuando encontraba algo fuera de su sitio, se ponía furiosa. Ver un pelo en el suelo la ponía especialmente histérica, y siempre estaba en la pila de la cocina lavándose la mano. También hacía que se las lavaran su marido y sus hijos más de diez veces al día. Dejó de hacer el amor con su marido porque no podía soportar la sensación de desorden.

Al borde del divorcio, Gail y su marido acudieron a mi consulta. Al principio, él se mostraba muy escéptico sobre el carácter biológico de la enfermedad de su mujer. El estudio SPECT de esta mostraba una actividad notablemente mayor en el sistema cingulado, prueba de que Gail realmente tenía problemas para cambiar el centro de su atención.

Con esta información, le receté Zoloft. Al cabo de seis semanas, estaba mucho más relajada, su comportamiento ritual había remitido y había dejado de obligar a sus hijos a que se lavaran las manos cada dos por tres. El marido no se lo creía. Gail volvía a parecerse más a la mujer con la que se había casado.

Cerebro de Gail, afectado de TOC

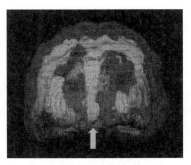

Imagen 3D de la actividad frontal
Observa la actividad notablemente
mayor del giro cingulado (flecha)

El TOC afecta a entre dos y cuatro millones de estadounidenses. Es un trastorno que, casi sin excepción, daña profundamente el funcionamiento de quien lo sufre, y que suele afectar a toda la familia. El TOC a menudo pasa desapercibido para las personas ajenas al enfermo, pero no para las que viven con él.

Los signos distintivos de este trastorno son las obsesiones (pensamientos desagradables o aterradores recurrentes) o las compulsiones (cosas que la persona sabe que no tienen sentido pero que, pese a ello, se siente empujada a hacerlas). Los pensamientos obsesivos normalmente son absurdos y repugnantes. Pueden ser pensamientos repetitivos de violencia (por ejemplo, matar al propio hijo), de contaminación (por ejemplo, infectarse al dar la mano) o de duda (por ejemplo, herir a alguien en un accidente de tráfico, aunque no se haya producido tal accidente). Son unas ideas que, cuanto más intenta controlarlas la persona, mayor fuerza cobran.

Las compulsiones más comunes son las de lavarse las manos, contar, comprobar y tocar. Son conductas que suelen seguir unas determinadas reglas de forma muy estricta o rígida. Por ejemplo, alguien con la compulsión de contar puede sentir la necesidad de contar todas las grietas de la acera cuando va al trabajo o a la escuela. Lo que para la mayoría de la gente sería un paseo de cinco minutos, para el afectado de TOC se puede convertir en una caminata de cuatro horas. Una parte de la persona normalmente reconoce el sinsentido de ese comportamiento, que no le produce ningún placer, aunque muchas veces sí la libera de tensión.

La intensidad del TOC varía muchísimo. En algunos casos es una afección leve, por ejemplo, el de aquel que ha de dejarse la casa perfectamente ordenada antes de salir de vacaciones, o que se pasa estas preocupado por cómo estará la casa. Otras formas más graves pueden provocar que la persona se quede encerrada años en su hogar. Tuve una paciente de ochenta y tres años que tenía unos pensamientos sexuales obsesivos que la hacían sentir sucia en su interior. Llegó al punto de cerrar todas las puertas con llave, bajar las persianas, apagar las luces, descolgar el teléfono y sentarse en el centro de una habitación a oscuras, intentando detener los detestables pensamientos sexuales que le venían a la cabeza. Esta conducta empezó a paralizarle la vida, y la mujer tuvo que ser hospitalizada.

Apasionantes estudios realizados en los últimos años demuestran la existencia de un patrón biológico asociado al TOC. En los estudios SPECT se observa un mayor flujo sanguíneo en el sistema cingulado, además de una mayor actividad en los ganglios basales (que muchas veces genera la ansiedad propia del TOC).

Como ocurre con la mayoría de las diversas enfermedades psiquiátricas, parte del tratamiento efectivo para este trastorno implica una medicación. En estos momentos, existen ocho «fármacos antiobsesivos» y hay más en perspectiva. Los que han demostrado ser efectivos para el TOC son Anafranil (clomipramina), Prozac (fluoxetina), Zoloft (sertralina), Paxil (paroxetina), Effexor (venlafaxina), Serzone (nefazodone), Remeron (mirtazapina) y Luvox (fluvoxamina). Son medicamentos que a muchos pacientes les han aliviado en muy alto grado los síntomas del TOC.

Además, la terapia conductual suele ir bien en muchos casos. Se expone gradualmente al paciente a las situaciones que con mayor probabilidad vayan a generar los rituales y hábitos. El terapeuta le enseña técnicas de detención de los pensamientos, y le estimula con fuerza a que afronte el peor de sus miedos (por ejemplo, al paciente que tiene miedo a la suciedad o la contaminación, le convence para que juegue en un terreno embarrado).

LOS TRASTORNOS DEL ESPECTRO OBSESIVO-COMPULSIVO

Hay un grupo de trastornos que últimamente se han denominado «trastornos del espectro obsesivo-compulsivo». Quienes los padecen se quedan atascados en pensamientos recurrentes no deseados, que no se pueden quitar de la cabeza a menos que actúen de una determinada forma. Según el psiquiatra Roland Pies, algunos de estos trastornos son la tricotilomanía (tirarse de los pelos), la onicofagia (morderse las uñas), el síndrome de Tourette (tics motores y vocales involuntarios), la cleptomanía, el desorden dismórfico corporal (creer que una parte del cuerpo es excesivamente fea), la hipocondría, el autismo, las compras convulsivas, la ludopatía, el dolor crónico, los trastornos adictivos y los trastornos alimentarios.

Una muestra de pensamientos repetitivos que interfieren significativamente en la conducta incluiría:

➡ *El dolor crónico: «¡Me duele, me duele, me duele».*

➡ *Los trastornos alimentarios, como la anorexia y la bulimia: «¡Estoy muy gorda, muy gorda, muy gorda!», pese a las pruebas evidentes de todo lo contrario.*

➡ *Los trastornos de adicción: «Necesito una copa, una copa, una copa».*

➡ *La ludopatía: «¡La próxima gano! ¡La próxima gano! ¡La próxima gano».*

➡ *Las compras compulsivas: «¡Tengo que comprármelo! ¡Tengo que comprármelo! ¡Tengo que comprármelo!».*

➡ *El trastorno de desafío con oposición: «¡No quiero! ¡No quiero! ¡No podréis conmigo!».*

En 1991, la doctora Susan Melo, de los Institutos Nacionales de Salud Mental de Bethesda, Maryland, formuló la hipótesis de que los pacientes de tricotilomanía mostraban la misma imaginería cerebral que los del TOC. En situación de reposo, estos pacientes mostraban un patrón cerebral distinto. Pero cuando se los trataba con el antidepresivo antiobsesivo Anafranil, disminuía la actividad en la parte cingulada de los lóbulos frontales, algo que también se había observado en el tratamiento del TOC con antidepresivos antiobsesivos.

Los siguientes son algunos ejemplos de casos míos que ilustran los trastornos del espectro obsesivo-compulsivo.

El dolor crónico
Stewart

Stewart, de cuarenta años y especialista en tejados, se había dañado la espalda diez años antes al caerse de uno. Lo habían operado seis veces pero el dolor no remitía. Estaba prácticamente postrado en cama y a punto de perder su familia porque no podía pensar en otra cosa más que en el dolor que sentía. La amenaza de perder la familia le impulsó a acudir al psiquiatra. Su SPECT revelaba una notable hiperactividad en el sistema cingulado. Le receté 200 mg de Anafranil al día, y al cabo de cinco semanas decía que aún le dolía la espalda, pero estaba mucho menos obsesionado por el dolor. También consiguió levantarse de la cama y empezar a hacer una vida normal. Otros investigadores también hablan de casos de un dolor de difícil cura a los que les fue bien el tratamiento con fármacos antiobsesivos.

Los trastornos alimentarios

Leslie

Leslie, de veinte años, llevaba tres enferma de bulimia. Llegó al extremo de utilizar laxantes varias veces al día en dosis cada vez mayores, además de hacer ejercicio físico dos o tres horas diarias. También los atracones eran cada vez más frecuentes. Cuando se decidió a someterse a un tratamiento, había perdido el control por completo. En la primera visita dijo que sabía que su comportamiento no era normal y que lo odiaba. Sin embargo, cuando tenía la necesidad apremiante de comer, sentía que tenía que ceder, y a continuación no se podía quitar de la cabeza la idea de que estaba gorda. Tenía una tía materna a la que le habían diagnosticado un trastorno obsesivo-compulsivo. El estudio SPECT del cerebro de Leslie revelaba una mayor actividad en el sistema cingulado y también en los ganglios basales derechos. Con esta información, se la incorporó a un grupo de otros pacientes con trastornos alimentarios y se le dio Prozac (un antidepresivo antiobsesivo). En los tres meses siguientes mejoró notablemente, hasta llegar a comer con normalidad, no tomar ningún laxante y no hacer más de una hora de ejercicio físico al día.

En 1992, el Grupo de Estudios Colaborativos sobre Prozac y Bulimia Nerviosa afirmaba que la terapia diaria de 60 mg de Prozac disminuía significativamente la frecuencia de los atracones de comida y de los vómitos inducidos. En la literatura médica se señala que este fármaco reduce la actividad del giro cingulado de los pacientes de TOC.

La adicción al alcohol y las drogas

Joshua

Joshua empezó a consumir drogas y alcohol a los doce años. Cuando, a los dieciséis, sus padres se dieron cuenta por fin de la realidad, el muchacho confesó que había tomado LSD más de cien veces, y que se bebía casi medio litro de whisky al día. Decía que era incapaz de parar, aunque lo había intentado muchas veces. Cuando sus padres lo trajeron a la consulta, se vio que había toda una historia de abuso de drogas y alcohol en ambas ramas de la familia, aunque ni el padre ni la madre los tomaban. Después de que su SPECT revelara una importante hiperactividad en el sistema cingulado, recetamos Zoloft a Joshua, además de la terapia individual y del grupo de apoyo. Decía que aún sentía periódicamente una necesidad apremiante de esas sustancias, pero que, con las técnicas que había aprendido, le era más fácil evitarlas. Conseguía dejar de pensar en las drogas y el alcohol.

La ludopatía

A muchas personas les gusta jugar. Se alegran cuando ganan y se deprimen cuando pierden. Y se dan cuenta de que el juego es puro azar, como muchas cosas de la vida. Pero algunos se hacen adictos al juego, que les puede arruinar la vida por completo. La Asociación Americana de Psiquiatría define la ludopatía como una conducta desajustada persistente y recurrente que desbarata todos los objetivos personales, familiares o profesionales. Normalmente empieza cuando la persona se hace con un «gordo». La idea de tal suerte se queda anclada en la cabeza del jugador, que no deja de darle vueltas, hasta el punto de la autodestrucción.

Adam

Adam acudió a nuestra consulta porque estaba desesperado. Su mujer acababa de dejarlo, y él había acudido al abogado a fin de arreglar los papeles para declararse en quiebra. El juego se le había ido de las manos. Era un emprendedor de éxito que había trabajado con mucho esfuerzo para poner en marcha su propio negocio, pero en los últimos años había empezado a abandonarlo y a dedicar más tiempo a ir y venir de los casinos de Reno y Lake Tahoe. En la primera visita me decía: «Siento necesidad de jugar. Sé que me está destruyendo la vida, pero es como si tuviera la obligación de apostar para detener un estado de tensión que no deja de agudizarse. Antes de que empezara a perderlo todo, sabía que podía ganar. No pensaba en otra cosa». Adam procedía de una familia de alcohólicos. Su padre y su abuelo paterno lo eran. Él nunca había tenido problemas con el alcohol, pero era evidente que sufría una adicción. Le sirvió de mucho que le explicáramos el funcionamiento del sistema cingulado. Pudo identificar a muchos miembros de su familia que tenían problemas de obsesión y de incapacidad de cambiar la atención. «Debería venir usted a nuestras reuniones familiares —me dijo—. Siempre hay alguien que está enfadadísimo con alguien. En mi familia los rencores persisten años y años». Además de acudir a Jugadores Anónimos y seguir la psicoterapia, Adam tomaba una pequeña dosis de Prozac diaria para que le ayudara a alejar los pensamientos obsesivos del juego. Al final consiguió volver con su mujer y reconstruir su negocio.

El gasto compulsivo

Las compras compulsivas son otra manifestación de problemas del sistema cingulado. A quienes sufren este trastorno comprar les produce todo un subidón. Emplean horas y horas en actividades relacionadas con la compra. Es una adicción que puede acabar con su estatus económico y sus relaciones, y que afecta negativamente a su trabajo.

Jill

Jill era directora de bufete de una importante empresa jurídica de San Francisco. Antes de entrar a trabajar, en las horas de comer y después del trabajo estaba siempre en las tiendas de Union Square, cerca de su oficina. Escoger ropa para ella y su familia la excitaba interiormente. También le encantaba comprar regalos, aunque fueran para simples conocidos: lo importante era el acto de comprar. Sabía que no debía gastar tal cantidad de dinero, pero disfrutaba tanto con las adquisiciones que no podía parar. Aquellos gastos sin freno eran motivo de permanentes discusiones con su marido, así que empezó a hurtar dinero del bufete. Era quien firmaba los cheques de la empresa, y empezó a extenderlos a vendedores ficticios para cubrir sus propias deudas. Cuando en una auditoría estuvieron a punto de descubrirla, paró. Pero no lo hizo su adicción. Cuando su marido vio un descubierto de treinta mil dólares en la tarjeta de crédito, fue la gota que colmó el vaso y se decidió a divorciarse de Jill. Avergonzada, asustada y deprimida, inició el tratamiento. Toda la vida había sido una persona que se preocupaba de todo. En la adolescencia sufrió un trastorno alimentario, y uno de sus primos padecía un trastorno obsesivo-compulsivo. Su estudio SPECT desvelaba un sistema cingulado notablemente hiperactivo. Cuando Jill se quedaba atascada en un pensamiento o una conducta (la de gastar), tenía auténticos problemas para salir de ellos. En el proceso de curación le fue muy bien Zoloft (un antidepresivo antiobsesivo).

El trastorno de desafío con oposición

El trastorno de desafío con oposición (TDO) se considera un trastorno de conducta de niños y adolescentes oposicionistas (dados a llevar siempre la contraria), de actitud negativa, hostil y desafiante. Suelen ser discutidores, se enfadan fácilmente y se ponen de muy mal genio a menudo, en especial cuando no consiguen lo que quieren. Son niños crónicamente faltos de espíritu de cooperación, que tienden a decir que no aun cuando decir que sí los beneficia claramente. Para diagnosticar este trastorno, la pregunta que les hago a los padres es: «¿Cuántas veces de cada diez su hijo hace lo que le piden a la primera, sin discutir ni pelearse?». La mayoría de los niños lo hacen entre siete y ocho veces de cada diez, sin ningún problema. En cambio, casi todos los que padecen TDO lo suelen hacer tres veces o menos, y algunos, nunca.

David

La primera vez que vi a David tenía siete años. Vino a la consulta con su madre. Llevaba los típicos zapatos sucios, y casi ni se había sentado cuando puso los pies en mi sofá de piel azul marino. Su madre, avergonzada por tan mala educación, le quitó los pies del sofá. Los volvió a poner, y ella se los quitó de nuevo. Mientras, yo observaba la interacción de sus respectivos sistemas cingulados. David tenía que poner los pies en el sofá sobre todo porque su madre no quería que lo hiciera (probablemente también quería ver qué ocurría si lograba irritarme). La madre no soportaba que no la escuchara, y tenía que quitarle los pies del sofá. Al ver en acción sus sistemas cingulados, supe que muchos de sus problemas con toda probabilidad nacían de una incapacidad de cambiar el centro de atención y de la decisión de no dar el brazo a torcer. Para confirmar mis sospechas sobre David, dije unas diez cosas inconexas, como: «Hace buen tiempo... ¿No te parece que California es un sitio estupendo? [el niño no era de California]... Me gusta la ropa que llevas», y frases de ese estilo. David se opuso a ocho de las cosas que dije. «Hace un tiempo horrible... Odio California... Mi madre me ha obligado a ponerme esto tan ridículo...». Con una expresión increíble, la madre discutía con él: «Es un clima estupendo... Ayer decías que querías vivir en California... Es la ropa que más te gusta...». El resto de la conversación con su madre indicaba que teníamos un problema generacional de cingulado.

Cuando hablé por primera vez de una posible relación entre la hiperactividad del sistema cingulado y el trastorno de desafío con oposición, muchos colegas no me tomaron en serio. ¿Cómo podía ser que el TDO, que es un trastorno conductual que se exterioriza, estuviera relacionado con el TOC, un trastorno de ansiedad interior? Después de observar el mismo patrón durante muchos años, me parece evidente. Estos niños no pueden cambiar el centro de su atención. Se quedan atascados en los *no, que no, nunca, no me puedes obligar...* Normalmente sus padres tienen problemas del sistema cingulado, y muchos de ellos una historia familiar de TOC y otras disfunciones similares.

Uno de los descubrimientos más interesantes entre los pacientes que estudiamos fue que las madres o los padres que presentaban pensamientos obsesivos, conductas compulsivas o una personalidad inflexible solían tener hijos con TDO. Estudiamos once casos que mostraban este patrón entre padres e hijos, e hicimos estudios SPECT del padre, la madre y el hijo. En nueve de los once casos, el estudio SPECT tanto de los padres como del hijo mostraba una mayor actividad del sistema cingulado, una realidad que permite considerar tanto una explicación biológica como una etiología conductual. Se puede postular que el descubrimiento de una mayor actividad del sistema cingulado (componente biológico) puede provocar que los progenitores tengan problemas para cambiar la atención, se queden atascados en pensamientos o conductas y se vuelvan inflexibles, mientras que la incapacidad del hijo de cambiar la atención hace que su comportamiento parezca de oposición. También es posible que la actitud rígida de los padres haga que el hijo reaccione con una actitud de oposición (el componente conductual) como forma de conseguir independencia y autonomía, que se refleja en la consiguiente SPECT.

Como decía antes, se ha observado que las anormalidades cerebrales que la SPECT señala en el sistema cingulado se normalizan con un buen tratamiento, algo que no parece que se pueda atribuir a la variabilidad normal entre un análisis y otro, pues se ha demostrado que, sin algún tipo de intervención, los patrones de la SPECT cerebral cambian muy poco. En el caso siguiente de TDO se hizo un seguimiento del que se obtuvieron datos específicos.

Jeremy

Jeremy, de nueve años, tenía un comportamiento de abierta confrontación. En segundo, a los siete años, lo habían expulsado de la escuela cinco veces por negarse a hacer lo que se le decía y desafiar abiertamente al profesor. A los padres se les dijo que, antes de llevarlo de nuevo al colegio, fueran a un especialista. El estudio clínico coincidía con el diagnóstico de un trastorno de desafío con oposición. La SPECT del cerebro mostraba una notable hiperactividad del giro cingulado. Después de que mejorara ligeramente gracias a intervenciones conductuales, se le administró Anafranil. Al cabo de dos semanas, la mejoría clínica era manifiesta. A los dos meses, se le repitió el estudio SPECT del cerebro, y mostraba una actividad prácticamente normal del sistema cingulado. El curso siguiente, las cosas en la escuela le fueron bien. La profesora no conseguía entender por qué sus colegas de cursos anteriores le habían advertido de que Jeremy era un niño problemático.

EL ESTRÉS SUELE AUMENTAR LA ACTIVIDAD DEL SISTEMA CINGULADO

A muchos niños y adolescentes con TDO les hago estudios SPECT en estado de reposo y en estado de concentración. Es interesante que en más o menos la mitad de los casos observo un mayor aumento de la actividad del sistema cingulado cuando estos pacientes intentan concentrarse. Desde el punto de vista clínico, creo que tal circunstancia se da más en los niños y adolescentes dados a llevar la contraria que, en condiciones de presión o cuando se los empuja a que hagan lo que se les dice, se comportan peor (están «más atascados»). Observé que así ocurría a menudo en una unidad de tratamiento de adolescentes. Algunos de ellos se quedaban tan «atascados» que se negaban a hacer lo que el personal sanitario les pedía, lo que obligaba a mantenerlos muy controlados e incluso, en algunos casos, encerrados, porque eran incapaces de cambiar la atención para comportarse más correctamente. Un caso especialmente malo puede ser el del adolescente con problemas de cingulado que se encuentra con una enfermera con problemas idénticos, y ni uno ni otra saben ceder un poco para distender la situación.

Ken y Katie

La familia de Ken ilustra los problemas que un sistema cingulado hiperactivo puede provocar. Su mujer y sus dos hijas fueron a recogerlo al despacho para ir a cenar. La hija menor, Katie, sonrió al verlo y le dio un caluroso abrazo. Como iban a ir en dos coches distintos, Ken le dijo: «Vamos, Katie, vente conmigo». A la niña le habían diagnosticado un trastorno de déficit de atención, y le gustaba llevarle la contraria a su padre. Este quería aprovechar el desplazamiento al restaurante para estar más rato con ella.

Cuando le dijo que fuera con él, la niña respondió: «No, no quiero ir». Ken se sintió un poco herido en sus sentimientos. Contestó: «Venga, Katie, que quiero estar contigo». Y ella: «¡No! Quiero ir con mamá». Ken no era de los que se rinden pronto, así que la agarró y la metió en el coche. Ella estuvo gritando, chillando y llorando la mitad del camino (en unos momentos típicos de relación más íntima entre padres e hijos). De repente dejó de llorar, se secó las lágrimas y dijo: «Lo siento, papá. De verdad que quería ir contigo». Cuando Ken la obligó a acompañarlo, el cerebro de Katie se bloqueó. Se quedó atascada en su primera reacción y era incapaz de pensar en qué era lo que realmente quería hacer.

El estudio SPECT de Katie mostraba una mayor actividad en el sistema cingulado. Todos los hijos de Ken son nietos de alcohólicos. He observado que existe una estrecha relación entre una historia familiar de alcoholismo y una mayor actividad en el sistema cingulado.

Los niños y adolescentes con TDO tienden a «bloquearse» cognitivamente cuando se les insta a hacer lo que se les dice, de ahí que haya observado que las técnicas conductuales, como la de distracción y la de ofrecer opciones, son más eficaces para conseguir que obedezcan. Si a los niños o adolescentes de talante opositor se les da una opción sobre *cuándo* podrían hacer algo, es menos probable que se queden atascados en el «¡no!, ¡no lo voy a hacer!». Cuando se quedan bloqueados en una idea o una conducta negativas, he visto que es bueno distraerlos un momento y luego retomar el asunto en cuestión. En el caso de Ken, su hija le habría acompañado con menor reticencia si, en lugar de comunicarle que iba a ir con él, le hubiese dado una opción.

TERAPIA PARA UNA FAMILIA CON SPECT CEREBRALES SIMILARES

El siguiente caso demuestra que una misma condición cerebral se puede manifestar clínicamente de diferentes formas. Se hicieron estudios SPECT del cerebro de una madre y dos de sus hijos.

Celina, Samuel y Laura

Celina es una mujer de treinta y seis años que había sufrido episodios de depresión desde que nació su primer hijo, diez años antes de que la reconociéramos. Padecía una aguda irritabilidad, episodios de lloros, insomnio, falta de apetito y pérdida de peso, problemas de concentración y dificultad para desenvolverse con sus hijos. Cuando se separó de su primer marido, su situación la abocó a una crisis con conductas suicidas. Inicialmente la vio otro psiquiatra y empezó con un tratamiento de antidepresivos, que produjeron escaso efecto. Comencé con sesiones de psicoterapia y le receté un antidepresivo distinto, que tuvo un efecto positivo, y Celina se fue recuperando. Pasados unos meses, pensó que «tenía que ser más fuerte que la depresión», y sin consultarlo a nadie, decidió dejar la medicación. Al cabo de unas semanas, la depresión empeoró, pero ella se oponía a reiniciar el tratamiento.

Para demostrarle que su depresión tenía una base biológica además de la psicológica, se le realizó un estudio SPECT. Este reveló una mayor actividad en el sistema límbico de Celina (congruente con el trastorno depresivo subyacente) y una actividad notablemente mayor del sistema cingulado.

Le hice preguntas más directas para ver si padecía un trastorno obsesivo-compulsivo. En la evaluación inicial lo negó, pero la realidad era que en casa era una persona perfeccionista y tenía pensamientos negativos repetitivos. Con lágrimas en los ojos, señalaba: «¿Quiere decir usted que mi marido tenía razón al extrañarse de que yo tuviera que guardar todas las camisas abrochadas de una determinada forma y colocarlas así en el cajón, si no me enojaba muchísimo?».

Luego me habló de rituales que su hija de ocho años, Laura, hacía antes de entrar en una habitación, por ejemplo, pasarse un dedo por debajo de la nariz y lamerse los labios. La niña también tenía la compulsión de cerrar todas las puertas. Siempre que alguien salía de casa, ella iba detrás a cerrar la puerta. Se entiende que su hermano y su hermana se irritaran por no poder salir a jugar a la calle porque se quedaban sin poder entrar de nuevo en casa.

También estaba tratando a Samuel, el hijo de diez años de Celina, por un trastorno de déficit de atención y otro de desafío con oposición. Los síntomas del TDA de Samuel no remitían con Ritalin, Dexedrine ni Cylert (estimulantes que se emplean en el tratamiento del TDA). Celina contaba que cuando a Samuel se le metía una idea en la cabeza era incapaz de quitársela. Seguía a su madre por toda la casa durante dos o tres horas haciéndole las mismas preguntas que ya le había respondido. También era uno de los niños más negativos y hostiles que jamás he conocido. Aunque su madre estaba deprimida, la desobedecía constantemente, chillaba a sus hermanas y se diría que hacía cuanto podía para empeorar la ya difícil situación de la familia.

Se hicieron estudios SPECT cerebrales de los dos niños para ver si sus problemas presentaban algún componente biológico o una respuesta similar al tratamiento. Lo interesante era que ambos mostraban una actividad mayor en el sistema cingulado. En ninguno de los dos se observaban problemas de sistema límbico ni pruebas de depresión clínica.

Con la información de la SPECT, a Celina se le recetó Prozac (que se ha demostrado que normaliza o calma la hiperactividad del cingulado) para mitigar su depresión y ayudar a aliviar su pensamiento obsesivo y sus conductas compulsivas. Tuvo una reacción espectacular, y decía que ya no le importaba que las cosas no fueran siempre «como deben ser». El escáner también la convenció de que su situación era, en parte al menos, biológica, y no culpa suya ni consecuencia de una debilidad de carácter, lo cual la animó a tomar la medicación durante más tiempo.

Samuel, por su parte, empezó con Prozac y tuvo una reacción también positiva. Su comportamiento se hizo menos opositor, y el rendimiento en la escuela mejoró muchísimo. Estuvo en el cuadro de honor por primera vez en su vida, y el curso siguiente lo inscribieron en un programa para superdotados.

Al principio Laura se negaba a tomar los medicamentos, y seguía con su conducta ritualista. Aproximadamente ocho meses después, aceptó empezar con Prozac, y las conductas compulsivas disminuyeron. La dinámica de la familia mejoró de manera significativa después de tratar a la madre, a Samuel y a Laura con medicación y psicoterapia.

Era evidente que en esa familia las diferentes fuerzas operaban en muchos niveles, lo que producía un círculo vicioso: la depresión y el pensamiento obsesivo de la madre favorecían la ansiedad y los problemas de conducta de sus hijos, y las anormalidades del flujo sanguíneo cerebral de los hijos probablemente los llevaban a esas conductas difíciles que, a su vez, generaban mayor estrés aún en la madre.

LISTA DE CONTROL DEL SISTEMA CINGULADO

La que sigue es la lista de control de los ganglios basales. Léela y anota tu calificación (o la de la persona que se analice) a cada una de las conductas enumeradas. Cinco o más síntomas señalados con 3 o 4 indican una alta probabilidad de que existan problemas de ganglios basales.

0 = nunca
1 = raramente
2 = alguna vez
3 = con frecuencia
4 = con mucha frecuencia

	Preocupación excesiva o sin motivo
	Enfadarse cuando las cosas no van como uno quiere
	Enfadarse cuando las cosas están fuera de su sitio
	Tendencia a la confrontación y la discusión
	Tendencia a pensamientos negativos repetitivos
	Tendencia a conductas compulsivas
	Profunda aversión al cambio
	Tendencia a guardar rencor
	Problemas para llevar la atención de un tema a otro
	Problemas para pasar de ocuparse de una tarea a otra
	Dificultades para ver las distintas opciones en cada situación
	Tendencia a aferrarse a la propia opinión y no escuchar a los demás
	Tendencia a aferrarse a un determinado modo de actuar, sea bueno o no
	Alterarse mucho si las cosas no se hacen de una determinada manera
	Dar la impresión de que uno se preocupa demasiado
	Tendencia a decir que no sin pensarlo previamente
	Tendencia a esperar consecuencias negativas

10

ACABAR CON LAS IDEAS OBSESIVAS

Prescripciones para el sistema cingulado

El sistema cingulado del cerebro nos permite cambiar la atención de un asunto a otro, de una idea a otra, de un tema a otro. Cuando no funciona bien, tendemos a bloquearnos en pensamientos o conductas negativos; nos cuesta considerar las diferentes opciones de cada situación. Para curar esta parte del cerebro, es necesario entrenar la mente para ver las opciones y las ideas nuevas.

A lo largo del libro he hablado del uso de los medicamentos para curar el cerebro. También lo haré en este capítulo. Pero es importante recordar que nuestros pensamientos y conductas cotidianas producen un profundo efecto en la química del cerebro. Jeffrey Schwartz, psiquiatra de la Universidad de California, en Los Ángeles (UCLA), demostró, con estudios que le valieron muchos premios, una realidad de la relación entre la mente y el cuerpo de suma importancia. Él y otros investigadores de la UCLA estudiaron con escáneres PET a personas con trastorno obsesivo-compulsivo, y los resultados fueron similares a los que se exponen en este libro. Curiosamente, cuando a esos pacientes se les aplicaba un tratamiento con antiobsesivos, las partes hiperactivas de su cerebro reducían tal intensidad para acercarse a una actividad normal. Fue un descubrimiento revolucionario: los medicamentos ayudan a curar los patrones disfuncionales del cerebro. Sin embargo, lo más sorprendente era que los pacientes que recibían un tratamiento sin fármacos de ninguna clase, con solo una terapia conductual, también mostraban una normalización de la actividad anormal de su cerebro cuando el tratamiento era efectivo. El cambio de conducta también puede modificar los patrones cerebrales.

PRESCRIPCIÓN 1 PARA EL GIRO CINGULADO:
cuando te quedes atascado, distráete y retoma el problema más tarde

El primer paso para superar la disfunción del sistema cingulado es darse cuenta de cuándo uno se queda atascado, y distraerse. Ser consciente de los pensamientos circulares o en bucle es fundamental para controlarlos. Siempre que observes que vas dándole vueltas a la misma idea, una y o otra vez, procura alejarte de ella. Levántate y ponte a hacer algo distinto de lo que estés haciendo. La distracción suele ser una buena técnica. Veamos un ejemplo.

Maurie

Maurie, de treinta y dos años, vino a la consulta porque padecía de tensión crónica. Estaba continuamente preocupado por el trabajo. Pese a que siempre salía más que airoso de las evaluaciones de rendimiento, le parecía que su jefe no lo apreciaba. La preocupación constante lo alteraba. No se podía quitar de la cabeza aquellas ideas, que volvían una y otra vez. Se quejaba de dolores de cabeza, tensión e irritabilidad en casa. No había razonamiento que le sirviera. Le dije que cuando se quedara atascado en esos pensamientos negativos sobre el trabajo, que se producían cada varias horas, los pusiera por escrito. El ejercicio de acabar con los pensamientos negativos (ver página 85) le fue muy bien, pero no impedía totalmente que esas ideas fueran recurrentes. Hicimos del ejercicio un entretenimiento. Le dije que cada vez que le viniera a la cabeza un pensamiento de ese tipo se pusiera a cantar. Escogió varias canciones que le gustaban y las iba alternando siempre que esos pensamientos empezaban a molestarlo. Le fue muy bien. Le gustaba la música, y sentía que le facilitaba el control de aquellas ideas tan molestas.

A algunos de mis pacientes con problemas del sistema cingulado les funciona muy bien confeccionar una lista de todo lo que pueden hacer para distraerse cuando les asaltan ideas obsesivas. Estos son algunos ejemplos:

- *Cantar una de mis canciones favoritas.*
- *Escuchar música que me produzca sentimientos positivos.*
- *Dar un paseo.*
- *Realizar alguna tarea doméstica.*
- *Jugar con mi animal de compañía.*
- *Hacer meditación planificada.*
- *Concentrarme en una palabra y no dejar que me entre en la cabeza ningún otro pensamiento (me imagino con una escoba, barriendo todas las demás ideas).*

Si pones todo tu empeño en distraerte de los pensamientos repetitivos o los bloqueas, con el tiempo dejarán de controlarte.

PRESCRIPCIÓN 2 PARA EL GIRO CINGULADO: piensa lo que vayas a responder antes de decir que no de forma automática

Como ya he señalado, muchas personas con problemas del cingulado tienen la tendencia a decir que no de forma automática. Combate esta inclinación. Antes de responder de forma negativa a las preguntas o lo que se te pida, respira hondo y piensa primero si decir que no realmente es lo mejor. Suele ser útil respirar hondo, aguantar la respiración unos tres segundos, y luego emplear cinco en espirar, simplemente para dejarse tiempo para responder. Por ejemplo, si el cónyuge te pide que vayas a la cama a hacer el amor, respira hondo antes de decirle que no te apetece por cansancio, malestar, demasiado trabajo o falta de ganas. Dedica el tiempo que emplees en ello a preguntarte si realmente quieres negarle lo que te pide. ¿Decir que no y seguir haciendo lo que estés haciendo es lo que más te conviene, o es mejor que te acerques a la cama? El no automático ha acabado con muchas relaciones. Tómate el tiempo suficiente para preguntarte si decir que no es de verdad lo que quieres decir.

PRESCRIPCIÓN 3 PARA EL GIRO CINGULADO:
Cuando te quedes atascado, escribe las opciones y las posibles soluciones

Cuando uno se queda atrapado en un pensamiento, suele ser útil ponerlo por escrito, ya que ayuda a erradicarlo de la cabeza. Verlo en el papel facilita abordarlo de forma racional. Si los pensamientos repetitivos no te dejan dormir, ten siempre cerca papel y lápiz para anotar lo que te preocupe. Después de escribir una idea que se haya «atascado», haz una lista de todo lo que puedas y no puedas hacer al respecto. Si te preocupa algo del trabajo, por ejemplo, cuándo te van a ascender, haz lo siguiente:

1. Escribe el pensamiento: «Estoy preocupado por si me van a ascender o no en el trabajo».
2. Haz una lista de lo que puedas hacer con esta preocupación:
   «Trabajaré lo mejor que pueda».
   «Seguiré siendo una persona de confianza, trabajadora y creativa».
   «Me aseguraré de que el jefe sepa que espero que me asciendan».
   «Seguro de mí mismo (y sin presunción), me aseguraré de que el jefe conozca todo lo que hago por la empresa».
3. Haz una lista de lo que no puedas hacer respecto al pensamiento:
   «No puedo decidir por mi jefe».
   «No puedo desear que me asciendan más de lo que lo deseo».
   «No puedo hacer más de lo que hago para que me asciendan.
   «Preocuparme no sirve de nada».
   «No puedo hacer que se produzca el ascenso (aunque es verdad que mi actitud y mi rendimiento influyen mucho en el proceso)».

Utiliza este sencillo ejercicio para desbloquear los pensamientos y que dejen de tenerte desvelado por la noche.

PRESCRIPCIÓN 4 PARA EL GIRO CINGULADO:
cuando te sientas bloqueado, pide consejo a los demás

Cuando todos los esfuerzos por librarse de las ideas repetitivas resultan inútiles, suele ir bien dejarse aconsejarse por los demás. Encontrar a alguien con quien hablar de las preocupaciones, los miedos o las conductas repetitivas puede ser muy positivo. Muchas veces, el simple hecho de hablar de estas ideas obsesivas abre nuevas posibilidades. Yo mismo he acudido a consejeros en varias ocasiones, para que me ayudaran a resolver problemas a los que me tenía que enfrentar. Los demás pueden ser una «caja de resonancia» que nos ayude a ver las alternativas y la auténtica realidad.

Varios años después de empezar a realizar estudios SPECT a mis pacientes, algunos estudiosos de mi ámbito profesional cuestionaron rotundamente mi trabajo. A algunos de ellos les había remitido una carta en la que les pedía ayuda y colaboración. No hubo respuesta. Estaba ilusionadísimo con la utilidad clínica de la SPECT en la práctica médica cotidiana, y quería compartir con los demás esa ilusión y todo lo que estaba descubriendo. El ataque a mi trabajo me produjo mucha ansiedad y me tuvo sin dormir muchas noches —recuerda que tengo los ganglios basales hiperactivos, y una fuerte tendencia a evitar el conflicto y la confrontación.

Pedí consejo a un muy buen amigo que había visto los avances de mi trabajo y que me había remitido a muchos pacientes que se habían beneficiado de esta tecnología. Cuando le hablé del ataque de otros colegas a mi trabajo, sonrió. Le sorprendía que hubiera esperado algo distinto. Me dijo: «Antes, las personas que decían cosas distintas de las usuales morían en la hoguera. Cuanta más polémica suscites, más nerviosa pones a la comunidad establecida». Al preguntarme: «¿Y qué esperabas?», me proponía una nueva forma de interpretar lo que había sucedido. Podía considerar de otra forma el comportamiento de esos otros investigadores. (De hecho, uno de los detractores más vocingleros de mi trabajo publicó un año después nuevos descubrimientos que confirmaban lo que yo había observado clínicamente.) Cuando te quedes bloqueado, deja que los demás te ayuden en el proceso de desembarazarte de esa obsesión.

PRESCRIPCIÓN 5 PARA EL GIRO CINGULADO: cuando te asalten pensamientos repetitivos, memoriza y di la Oración de la Serenidad

Millones de personas de todo el mundo repiten a diario la Oración de la Serenidad, especialmente quienes siguen los típicos programas de recuperación y ayuda. Es un hermoso recordatorio de que lo que podemos hacer en la vida tiene unos límites que debemos respetar. A muchos les es muy útil repetir esta oración siempre que les molestan ideas obsesivas. Te recomiendo que memorices al menos el primer párrafo (puedes cambiar lo que consideres oportuno para adaptarlo a tus creencias).

Dios, concédeme la serenidad para aceptar
las cosas que no puedo cambiar,
el valor para cambiar las cosas que puedo cambiar
y la sabiduría para conocer la diferencia.
Viviendo un día a la vez, disfrutando un momento a la vez,
aceptando las adversidades como un camino hacia la paz.
Tomando, como hizo Jesús, este mundo pecador tal como es
y no como me gustaría que fuera, confiando en que tú harás
que todo esté bien si yo me entrego a tu voluntad,
para que así pueda ser razonablemente feliz en esta vida
y completamente feliz contigo en la otra.

Atribuida a Reinhold Neibuhr
(1892-1971, teólogo y politólogo estadounidense)

PRESCRIPCIÓN 6 PARA EL GIRO CINGULADO: no pretendas convencer a quien esté bloqueado; descansa e inténtalo más adelante

Si te encuentras atascado en una discusión con alguien ofuscado en una idea fija, descansa. Tómate diez minutos, diez horas o diez días. Distraerse de una situación que no pueda abocar más que al fracaso suele ir bien para poder retomarla más tarde y resolverla.

Hace mucho que aprendí a no intentar discutir con individuos que tengan problemas del sistema cingulado. Cuando la persona se queda «atascada» en una idea o una conducta, normalmente el razonamiento lógico no sirve de nada. Una de las técnicas que mejor me funcionan para tratar con quienes se quedan así bloqueados es la siguiente: expongo brevemente lo que deseo decir y si observo que la otra persona se atasca en su postura, procuro cambiar de tema para distraerla de lo que estemos hablando. La distracción deja tiempo para que su mente subconsciente procese lo que he dicho sin tener que estancarse en ello ni oponérsele. Muchas veces, cuando retomamos el tema, la otra persona se muestra más abierta. Valga un ejemplo.

Jackie vino a la consulta por problemas conyugales. Su marido viajaba a menudo y no podía asistir a muchas sesiones. En las individuales, veía que Jackie solía quedarse atascada en su postura y dejaba poco espacio para explicaciones alternativas de su conducta. Su marido decía que repetía las cosas mil y una veces sin escucharle en absoluto. Cuando vi que este era el patrón de comportamiento de Jackie, utilicé el breve modelo de «ataque y retirada» de que he hablado. Cuando se quejó de que su marido no le prestaba atención, me pregunté en voz alta si no sería porque pensaba que ella no escuchaba su opinión. Inmediatamente me dijo que estaba equivocado. Afirmaba que era una persona que sabía escuchar. Yo no estaba de acuerdo con ella, pero pasé a hablar de otro tema. En la siguiente sesión, Jackie habló de escuchar más a su marido. Su subconsciente era capaz de oír lo que yo decía, mientras no le activara de nuevo esa actitud de llevarme la contraria.

Se trata de una técnica que suele funcionar muy bien con los adolescentes. Muchos jóvenes discuten con sus progenitores y se oponen a ellos porque forma parte del proceso natural de individualización y separación. A los padres les digo que, para evitar las peleas con sus hijos adolescentes, digan brevemente lo que piensan y pasen enseguida a otro asunto, y cuando se trate de temas importantes, volver a ellos más tarde.

Una de las mejores sugerencias que hago a las parejas, y a la que me referí en el capítulo 8, es la de «voy un momento al lavabo». Cuando observemos que nuestra pareja empieza a entrar en el territorio del giro cingulado y comienza a repetir y repetir la misma idea, disculpémonos y digamos que tenemos que ir al baño. Poca gente se enfada ante necesidades inexcusables, y suele ir muy bien tomarse un descanso. Si el problema del cingulado de la otra persona parece especialmente grave, llevémonos al lavabo un buen libro y tomémonos la situación con calma.

PRESCRIPCIÓN 7 PARA EL GIRO CINGULADO:
intenta pedir algo paradójico

¿Recuerdas la «psicología inversa»? Funciona muy bien con las personas que tienen problemas del giro cingulado. Pero hay que saberla utilizar, con astucia. Básicamente, consiste en pedir lo contrario de lo que se desea. Si deseamos que nos bese ese pequeño arisco de dos años, decimos: «No quiero ningún besito». El niño enseguida nos suplica que le dejemos besarnos. Cuando queramos que alguien nos ayude en alguna tarea de la casa, podemos decirle: «Seguro que no querrás ayudarme a hacer esto». Los terapeutas de familia han elaborado todo un tratamiento paradójico para las parejas que se resisten a ceder. Aprovechan su oposición a las sugerencias que les hacen. Por ejemplo, a los miembros de la pareja que le cuesta pasar tiempo juntos o encontrar un rato para el sexo, el terapeuta les dice que no estén juntos y que se abstengan por completo del sexo. Muchos se encuentran con que después de estas sugerencias paradójicas empiezan a pasar más tiempo juntos, y a hacer el amor con más frecuencia y apasionamiento que en muchos años.

Hace mucho que los psicoterapeutas utilizan las sugerencias e intervenciones paradójicas, a las que se ha dado diversos nombres, por ejemplo, *antisugerencia, práctica negativa, intención paradójica, técnica de la confusión, declaración de impotencia, limitación del cambio, prescripción de una recaída* o *doble ceguera terapéutica.* En esencia, todas consisten en sugerir lo opuesto de lo que se desea. Una sugerencia paradójica habitual que se da a las personas que tienen problemas para dormir es: «Cuando te acuestes, permanece despierto en la cama todo el tiempo que puedas». Los psicólogos L. M. Ascher y R. M. Turner, para tratar a pacientes varones que eran incapaces de orinar en aseos públicos por la ansiedad que les provocaba, les decían que fueran a esos servicios y pasaran por todo el proceso de orinar (situarse delante del urinario, bajarse la cremallera y sacar el pene), pero sin llegar a hacerlo. Después de varios intentos, los pacientes conseguían superar el miedo a orinar en público. Estoy convencido de que estas tácticas son especialmente útiles para las personas con problemas del cingulado.

Cuando queramos que una de estas personas haga algo, lo mejor es simular que es idea suya. Si le pedimos muchas cosas directamente, lo más probable es que nos salga mal. Hay que cederle la iniciativa, y ofrecerle la retroalimentación necesaria. Estos son algunos ejemplos:

➠ *Si queremos que alguien nos acompañe a cenar, lo mejor suele ser preguntarle a qué hora le va mejor, en lugar de fijarla nosotros.*
➠ *Si queremos un abrazo, lo mejor es decir algo así: «No te apetece abrazarme, ¿verdad?».*
➠ *Si queremos que nos acompañen a comprar, podemos insinuar algo como: «No te apetece acompañarme, ¿verdad?».*
➠ *Si deseamos que alguien termine un informe para un determinado día, podemos decir: «Seguro que no lo podrás tener para…».*
➠ *Si queremos que el niño haga lo que le pedimos, le podemos decir: «Seguro que no lo puedes hacer sin molestarte, ¿no es cierto?».*

PRESCRIPCIÓN 8 PARA EL GIRO CINGULADO: aprende a tratar a los niños oposicionistas

Hay dos prescripciones que considero fundamentales para tratar a los niños dados a llevar la contraria. Recordemos que estos niños suelen quedarse atascados en patrones conductuales negativos. Una intervención eficaz con ellos puede marcar una diferencia importante en su vida. La primera prescripción es saber cuándo conviene distraerles la atención para que rompan los bucles de pensamientos o conductas que los llevan a oponerse. Como ya he dicho, la distracción es una técnica muy eficaz para ayudar a la persona que por problemas del giro cingulado se queda atascada en pensamientos repetitivos. Para distraer a un niño de este patrón, hay que cambiar de tema, hacer que realice alguna actividad física (dar un paseo o jugar a algo) o que siga una determinada prescripción que lo distraiga.

Josh
Una receta que empleo es la de decirle al padre o la madre que, cuando el hijo empiece a quedarse atascado en un pensamiento o una conducta determinados, le lea algún libro que le guste. Por ejemplo, Josh, de ocho

años, se empeñaba en tener miedo a ir a la escuela. Cuando llegaba la hora de salir de casa, se quejaba de dolor de cabeza, de estómago y de cualquier otra cosa que pensaba que su madre aceptaría para no llevarlo a la escuela. La madre se daba cuenta de que todo eran excusas, e insistía en llevarle al colegio. El niño se ponía a llorar y patalear, y amenazaba con irse de casa. Cuando el problema se agudizó, la madre me trajo a Josh. Este no solo estaba ansioso por la escuela, sino que mostraba una conducta de clara oposición. Lo primero que hicimos fue decirle con toda rotundidad que iba a ir a la escuela. La ley obligaba. Y era bueno para él. Y si dejábamos que no fuera y se quedara en casa, cada vez tendría más miedo de ir y acabaría por quedarse «paralizado por sus miedos». Para ayudarlo, cuando por la mañana se sentía como si le fuera imposible ir a la escuela o temía ir, la madre o el padre lo distraían de tales pensamientos. A Josh le interesaban mucho los insectos. Tenía muchos libros sobre ellos, unos libros que le encantaban. Cuando se enfadaba, sus padres le leían algo sobre un insecto nuevo, procurando despertarle todo el interés posible. Si seguía dándoles problemas para ir al colegio y tenía que quedarse en casa, debía quedarse sentado en la cama sin ver la televisión ni salir a jugar. Si no se encontraba bien para ir a la escuela, tampoco estaba bien para ninguna otra cosa. Antes de aplicarle este tratamiento, Josh tenía problemas ocho mañanas de cada diez. Al cabo de un mes de tratamiento, los problemas se redujeron a dos mañanas, y al tercer mes, el problema había desaparecido. Las dos partes de la intervención fueron fundamentales para que tuviera éxito. Los padres habían hecho que Josh supiera claramente que con su conducta de oposición y miedo no iba a conseguir nada positivo. No iba a acosarlos. Iba a ir a la escuela, o de lo contrario se quedaría sentado en la cama todo el día (nada conseguía con estar enfermo). En segundo lugar, los padres recurrían a la distracción para que Josh dejara de atender exclusivamente a esos miedos obsesivos.

Es fundamental que los progenitores impongan su autoridad inquebrantable a los hijos con problemas del sistema cingulado. No deben permitir que se imponga la conducta oposicionista. Si lo hacen, refuerzan esta conducta, lo cual puede desbaratar la vida del hijo. Los padres permisivos no enseñan a sus hijos a afrontar la autoridad, y esos niños tienen problemas de socialización y en la escuela. Los padres firmes y con autoridad suelen ser quienes mejor educan a sus hijos. Del mismo modo que cuando quienes padecen el trastorno obsesivo-compulsivo ceden a sus pensamientos obsesivos o sus conductas compulsivas no hacen sino que unos y otras sean más difíciles de combatir, cuando se cede ante un niño oposicionista y se le permite la desobediencia, su comportamiento de oposición no hace más que empeorar. Cuanto antes se enderecen estas conductas de oposición, mejor será para todos los implicados. Para ello, he elaborado una serie de normas de actuación de los padres que son el primer paso para tratar a este tipo de niños. Es importante dejar bien claras estas reglas y que el niño sepa que las vamos a aplicar. Estas son dos de ellas:

➥ *Haz a la primera lo que te digan mamá y papá.*
➥ *No discutas a los padres.*

Con estas normas manifestamos que tenemos autoridad como padres y que no dejaremos que nuestro hijo nos discuta. Si fijamos la norma de que ha de obedecer a la primera, sabrá perfectamente lo que se espera de él. Además, si no hace caso, hemos de intervenir enseguida. No debemos repetirle las cosas diez veces. Si le repetimos una y mil veces que haga algo y no actuamos de inmediato, las probabilidades de que lleguemos a maltratarle física o verbalmente aumentan muchísimo. Por ejemplo, si le pedimos a nuestro hijo que haga algo y se niega o no lo hace en un tiempo razonable, digámosle enseguida: «Tú decides. Lo puedes hacer ahora, o descansar un poco y hacerlo más tarde. No me importa. Depende de ti». Si el niño no se pone inmediatamente a hacer lo que le pedimos, hagamos que descanse de todo. Es necesario repetirlo tanto como haga falta, y abordar el mal comportamiento enseguida, con firmeza y sin perder la compostura. En estos casos, cuanto más se pierden los nervios, peor se comportan los niños. La coherencia y la regularidad son fundamentales.

La segunda norma, «no discutas a los padres», es muy importante para los niños dados a llevar siempre la contraria. Si dejamos que nos discutan, no hacemos más que estimular y reforzar la resistencia que su sistema cingulado les genera. Querremos saber la opinión de nuestro hijo, evidentemente. Pero hay que dejar clara la diferencia entre opinar y discutir. Quizás convenga que le digamos: «Queremos saber tu opinión, pero discutir significa que la expones más de una vez».

Estas intervenciones siempre son más eficaces cuando la relación con el hijo es buena. Los padres que «se atan límbicamente» a sus hijos, les dedican tiempo y los escuchan tienen menos problemas de comportamientos de oposición.

En resumen, con los hijos oposicionistas utilicemos la distracción cuando sea necesario, pero también nos hemos de mostrar firmes y con autoridad, sin tener que discutir todos los temas. Lamentablemente, este tipo de niños suelen tener el padre, la madre o ambos con problemas del cingulado, circunstancia que no hace sino agravar la dinámica familiar negativa. La flexibilidad por parte de los padres suele ser de gran ayuda en estos casos.

PRESCRIPCIÓN 9 PARA EL GIRO CINGULADO: los medicamentos

La medicación suele ser útil para la parte cingulada del cerebro, sobre todo los fármacos que modulan el neurotransmisor serotonina.

A los medicamentos que aumentan la serotonina del cerebro se los llama serotonérgicos. Algunos de ellos son Prozac, Zoloft, Paxil, Anafranil, Effexor, Remeron, Serzone, Desyrel y Luvox. Se han hecho estudios que demuestran que cuando estos medicamentos son efectivos normalizan la actividad del sistema cingulado. En mi trabajo clínico, he observado que reducen los pensamientos repetitivos y las conductas compulsivas del paciente, calman las obsesiones y las preocupaciones, y relajan a las personas que tienen tendencia a quedarse paralizadas por su incapacidad de ver las opciones. Cuando estos fármacos funcionan, suelen producir un efecto espectacular en los pensamientos y las conductas.

Rob

Rob, de cuarenta años, analista de sistemas y casado, acudió a mi consulta porque le costaba olvidarse de rencores, se quedaba «atascado» en bucles de pensamientos negativos, tenía ideas obsesivas, mal humor, irritabilidad, ideas suicidas agudas periódicas y problemas para controlar el mal genio. «En el trabajo, soy el típico airado permanente», decía en la primera visita. También su mujer hablaba de episodios frecuentes de enfados de Rob, de que era incapaz de olvidarse de las ideas que lo malhumoraban, perdía el control y mostraba una conducta agresiva, por ejemplo, romper muebles o golpear las paredes. En su infancia, Rob había sido un niño oposicionista. Como parte de la revisión, le hice un estudio SPECT, que mostraba una actividad notablemente mayor en el giro cingulado. Empecé a tratarlo con Anafranil (clomipramina), que se emplea en casos de pensamiento obsesivo. Durante los dos meses de tratamiento le fui aumentando la dosis hasta llegar a los 225 mg. Rob y su familia observaron una reacción positiva. Estaba menos irritable, mucho menos agresivo, más flexible y más contento. Contaba que se desenvolvía mucho mejor en las relaciones interpersonales, sobre todo con sus hijos.

Después de tres años de mejoría clínica continuada con la misma dosis de Anafranil (dos breves intentos de disminuirla provocaron una reaparición

Estudios SPECT de Rob

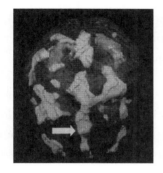

Imagen 3D de la actividad vertical

Antes del tratamiento: observa la actividad notablemente mayor del cingulado

Después del tratamiento: observa la actividad normal del cingulado

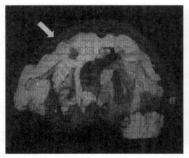

Imagen 3D lateral

Antes del tratamiento: observa la actividad notablemente mayor del cingulado (flecha)

Después del tratamiento: observa la actividad normal del cingulado

de los síntomas), el estudio SPECT de seguimiento mostraba una notable normalización de la actividad cerebral de Rob.

Los medicamentos no siempre funcionan, y en algunos casos tienen efectos secundarios que pueden ser molestos e incluso alarmantes. Pero los fármacos serotonérgicos son algunas de las armas más recientes y efectivas del arsenal con el que se puede combatir el dolor y el sufrimiento emocionales. Han ayudado a millones de personas a vivir con mayor normalidad.

También la hierba de San Juan, según mi experiencia, puede ayudar mucho a aumentar el nivel de serotonina y calmar la parte cingulada del cerebro. Se trata de una hierba que se ha estudiado comparativamente con otros antidepresivos, y se ha comprobado que tiene la misma eficacia que estos pero menos efectos secundarios. En Alemania, por ejemplo, hace muchos años que se utiliza, y se prescribe siete veces más que Prozac. La dosis habitual de hierba de San Juan es de 300 mg (que contienen un 0,3% de hipericina) tres veces al día. Llevo años utilizándola en mi clínica y creo que es un tratamiento muy bueno. Valga un ejemplo.

Linda

En la primera visita, Linda tenía veintiséis años. Había sufrido dos brutales violaciones y vivido una relación con maltratos físicos. Siendo aún adolescente sufrió la pérdida de varios buenos amigos. Tenía síntomas de depresión, ansiedad, preocupación y consumo de drogas. Su estudio SPECT inicial mostraba una pronunciada hiperactividad en el sistema cingulado (problemas para cambiar la atención), los ganglios basales (ansiedad) y las zonas límbicas (depresión y descontrol del estado de ánimo). Después de cuatro sesiones de psicoterapia con EMDR (*eye movement desensitization and reprocessing,* desensibilización y reprocesado por movimientos oculares) y un mes de tratamiento con hierba de San Juan (900 mg al día), Linda se encontraba mucho mejor. Cuando le repetimos el estudio SPECT, se observaba una notable normalización de la actividad en las tres zonas.

Las hierba de San Juan puede ser efectiva, pero no está exenta por completo de efectos secundarios. A un paciente mío le provocaba una grave disminución del ritmo cardíaco. Otro, a quien no le sentaba bien Prozac, tampoco toleraba la hierba de San Juan. Cuando existen problemas graves de conducta o estado de ánimo, mi recomendación es acudir al psiquiatra y dejarse orientar sobre los tratamientos herbales.

PRESCRIPCIÓN 10 PARA EL GIRO CINGULADO:
las intervenciones alimentarias

Los niveles bajos de serotonina y una mayor actividad del sistema cingulado suelen ir asociados a la preocupación, el mal humor, la rigidez emocional y la irritabilidad. Con el tipo de alimentación se pueden aumentar los niveles de serotonina de dos modos. Los alimentos con alto contenido en hidratos de carbono, como las pastas, las patatas, el pan, la bollería y las palomitas, elevan los niveles de l-triptófano (el aminoácido precursor de la serotonina) en la sangre, y el resultado es una mayor disponibilidad de l-triptófano que pueda entrar en el cerebro para que este segregue serotonina. Al cabo de treinta minutos o menos de tomar ese tipo de alimentos se puede sentir el efecto calmante de la serotonina. Asimismo, se pueden subir los niveles de serotonina en el cerebro con la ingestión de alimentos ricos en triptófano, como el pollo, el pavo, el salmón, la ternera, la mantequilla de cacahuete, los huevos, los guisantes, las patatas o la leche. Muchas personas sin darse cuenta se provocan inflexibilidad cognitiva o problemas de humor por tomar alimentos bajos en l-triptófano. Por ejemplo, las dietas de alto contenido en proteínas y bajo en hidratos de carbono que recomiendo para los estados de bajo nivel de dopamina (relacionado con una hipoactividad de la corteza prefrontal) muchas veces agudizan los problemas del sistema cingulado. El l-triptófano es un aminoácido relativamente pequeño. En una dieta de alto contenido proteínico, los aminoácidos mayores consiguen entrar mejor en el cerebro, y provocan unos niveles más bajos de serotonina y una reactividad emocional más negativa.

El l-triptófano es un aminoácido natural que se encuentra en la leche, la carne y los huevos. A muchos de mis pacientes les va muy bien para mejorar el sueño, mitigar la agresividad y controlar mejor el humor. Además, en la mayoría de los casos no tiene efectos secundarios, lo cual es toda una ventaja frente a los antidepresivos. Los suplementos alimenticios con l-triptófano también pueden ser de gran ayuda. Como comenté anteriormente, hace varios años se retiró del mercado porque una partida contaminada de un fabricante provocó una rara enfermedad muscular y algunas muertes, aunque se trató de un caso aislado, y la Administración de Alimentos y Fármacos lo volvió a aprobar hace poco y hoy está al alcance de quien lo desee. Yo recomiendo dosis de entre 1.000 y 3.000 mg al acostarse. También se

Estudios SPECT de Linda

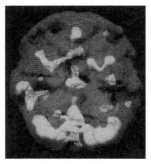 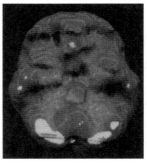

Imagen 3D de la actividad en la parte inferior

Antes del tratamiento: observa la actividad notablemente mayor del giro cingulado, los ganglios basales y el sistema límbico

Después del tratamiento con hierba de San Juan: observa la actividad normal del giro cingulado, los ganglios basales y el sistema límbico

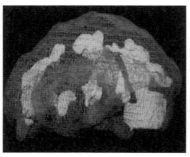

Imagen 3D de la actividad lateral

Antes del tratamiento: observa la actividad notablemente mayor del giro cingulado, los ganglios basales y el sistema límbico

Después del tratamiento con hierba de San Juan: observa la actividad normal del giro cingulado, los ganglios basales y el sistema límbico

han hecho recientemente varios estudios con inositol, de la familia de la vitamina B, que se puede encontrar en tiendas de alimentos dietéticos. Se ha demostrado que en dosis de entre 12 y 20 mg diarios reduce el mal humor, la depresión y los problemas de obsesión. Sin embargo, ten en cuenta que antes de tomar estos complementos conviene consultarlo con el médico.

PRESCRIPCIÓN 11 PARA EL GIRO CINGULADO:
el ejercicio físico

El ejercicio puede ayudar mucho a calmar las preocupaciones y aumentar la flexibilidad cognitiva. Actúa mediante el aumento de los niveles de l-triptófano en el cerebro. Como he dicho antes, el l-triptófano es un aminoácido relativamente pequeño que tiene problemas para competir contra los aminoácidos mayores a la hora de penetrar en el cerebro. Durante el ejercicio físico, son más los aminoácidos grandes los que se utilizan en reponer la fuerza muscular, con lo que disminuye la disponibilidad de estos aminoácidos mayores en el flujo sanguíneo. Y así el l-triptófano puede competir mejor por penetrar en el cerebro y aumentar sus niveles de serotonina. Además, el ejercicio aumenta los niveles de energía y distrae de los pensamientos que tienden a hacerse obsesivos. A los niños oposicionistas se lo suelo recomendar para mejorar sus niveles de l-triptófano y aumentar la cooperación.

11

LA MEMORIA Y EL TEMPERAMENTO

Los lóbulos temporales

El padre de noventa y cuatro años a su hijo de sesenta y ocho: «Un día te despiertas y piensas que ya no volverás a tener ochenta y un años. Empiezas a contar los minutos, no los días, y te das cuenta de que no vas a seguir ahí mucho más. Todo lo que dejas son experiencias. No hay más».

de *Dos viejos gruñones*

FUNCIONES DE LOS LÓBULOS TEMPORALES

Lado dominante (normalmente el izquierdo)

➡ *Comprensión y procesado del lenguaje.*
➡ *Memoria a plazo intermedio.*
➡ *Memoria a largo plazo.*
➡ *Aprendizaje auditivo.*
➡ *Recuperación de las palabras.*
➡ *Recuerdos complejos.*
➡ *Procesado visual y auditivo.*
➡ *Estabilidad emocional.*

Lado no dominante (normalmente el derecho)

➠ *Reconocimiento de las expresiones faciales.*

➠ *Descodificación de la entonación vocal.*

➠ *Ritmo.*

➠ *Música.*

➠ *Aprendizaje visual.*

Los lóbulos temporales le pasaron inadvertidos a la psicología humana durante muchos años. Raramente se habla de ellos en los círculos psiquiátricos, y pocos neurólogos se han interesado por lo mucho que inciden en nuestra forma de ser y en cómo experimentamos la vida. Hasta que se consiguió mapear la actividad de los lóbulos temporales, su función siguió siendo misteriosa. La idea básica que de ellos tenían muchos profesionales era la de «apoyabrazos» del cerebro. Sin embargo, el trabajo con imágenes cerebrales que realizamos en nuestra clínica demuestra con claridad que los

El lóbulo temporal

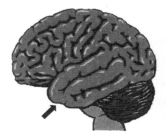

Imagen lateral

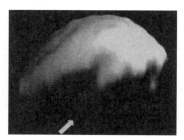

Imagen 3D de la superficie lateral

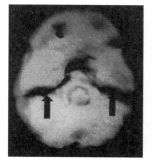

Imagen 3D de la
superficie inferior

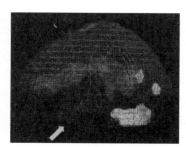

Imagen 3D de la actividad lateral

lóbulos temporales desempeñan un papel esencial en la memoria, la estabilidad emocional, el aprendizaje y la socialización.

Los más preciados tesoros que tenemos en la vida son las imágenes que almacenamos en los bancos de recuerdos del cerebro. La suma de estas experiencias acumuladas es responsable de nuestro sentido de identidad personal y de conexión con lo que nos rodea. Nuestras experiencias son de importancia capital en la configuración de quienes somos. Los lóbulos temporales, situados a ambos lados del cerebro, detrás de los ojos y debajo de las sienes, almacenan los recuerdos y las imágenes, y nos ayudan a definir el sentido que tenemos de nosotros mismos.

En el lado dominante del cerebro (el izquierdo en la mayoría de las personas), los lóbulos temporales están íntimamente implicados en la comprensión y el procesado del lenguaje, la memoria a plazo intermedio y largo, los recuerdos complejos, la recuperación del lenguaje o las palabras, la estabilidad emocional, y el procesado visual y auditivo.

El lenguaje es una de las claves del ser humano. Nos permite comunicarnos con otros individuos y dejar a las futuras generaciones el legado de nuestros pensamientos y acciones. El lenguaje receptivo, la capacidad de recibir y comprender el habla y las palabras escritas, requiere una estabilidad de los lóbulos temporales. En esta parte del cerebro habita la capacidad de oír exactamente a nuestro hijo que nos dice «te quiero», o de escuchar un cuento de terror que nos aterroriza. El lóbulo temporal dominante contribuye a procesar los sonidos y las palabras escritas para convertirlos en información significativa. De él depende en gran medida la capacidad de leer de forma efectiva y recordar lo leído. Cuando existen problemas en esta parte del cerebro, surgen complicaciones de lenguaje, de incomunicación y de lectura.

Suelo decirles a mis pacientes que sus recuerdos son los que les dan las mayores alegrías y las penas más profundas. Los recuerdos nos pueden hacer fuertes y seguros de nosotros mismos (cuando recordamos los momentos en los que nos sentimos más competentes) o nos pueden humillar (cuando recordamos nuestros mayores errores). Influyen en todos nuestros actos y formas de actuar, son componentes esenciales de la memoria, y están integrados y almacenados en los lóbulos temporales. Cuando estos se encuentran dañados o son disfuncionales, normalmente la memoria queda lastimada.

Los recuerdos pueden acabar con las oportunidades de éxito o eficacia. Tuve una pareja a la que traté de diversos problemas. El marido sufría depresión y un trastorno de déficit de atención, mientras que la mujer era una persona rígida e implacable. Sus recuerdos acabaron por desbaratar su relación. Poco después de que iniciaran la terapia, al marido se le diagnosticaron los problemas y se le trataron con la medicación oportuna, gracias a lo cual los síntomas remitieron considerablemente. Todos menos su mujer se dieron cuenta de la mejoría. La conducta positiva del marido no le cuadraba a su mujer con la experiencia que tenía de sus relaciones, por lo que era incapaz de ver ese progreso y seguía con los viejos patrones de conducta. Se había quedado atascada en su actitud de culpar de todo a su marido. No estaba dispuesta a procurarse ayuda para ella misma, y al final el matrimonio se rompió. Los culpables fueron los recuerdos de la mujer, que no supo ver la nueva realidad.

En nuestras investigaciones también hemos descubierto que la estabilidad emocional está fuertemente influida por el lóbulo temporal dominante. La capacidad de sentirse sistemáticamente estable y positivo, a pesar de los altibajos de la vida diaria, es importante para el desarrollo y mantenimiento de un carácter y una personalidad constantes. Una actividad óptima en los lóbulos temporales mejora la estabilidad del humor, mientras que una actividad menor en esta parte del cerebro lleva a unos estados de ánimo y unas conductas fluctuantes, inconstantes o imprevisibles.

El lóbulo temporal no dominante (normalmente el derecho) interviene en la lectura de las expresiones faciales, el procesado del tono verbal, la percepción de los ritmos y de la música, y el aprendizaje visual.

Reconocer las caras familiares y las expresiones faciales, y ser capaz de percibir con exactitud los tonos de la voz y darles el correcto significado, son destrezas fundamentales. Discernir cuándo alguien está contento de vernos, nos teme, está aburrido o tiene prisa es esencial para interactuar eficazmente con los demás. Quaglino, oftalmólogo italiano, decía de un paciente en 1867 que, después de sufrir un derrame cerebral, era incapaz de reconocer los rostros familiares pese a su capacidad de leer aunque fueran letras diminutas. Desde la década de 1940, se ha hablado en la literatura médica de más de cien casos de prosopagnosia (incapacidad de reconocer caras familiares). Las personas que padecen este trastorno no suelen ser conscientes de él (los problemas del hemisferio derecho van asociados a menudo al olvido o la negación de enfermedades), o se avergüenzan de no poder reconocer a familiares cercanos o amigos. Lo más habitual es que este tipo de problemas vayan asociados a deficiencias del lóbulo temporal derecho. Los resultados de estudios recientes apuntan a que el reconocimiento de las expresiones faciales es una habilidad innata, no aprendida (los bebés reconocen las expresiones faciales de la madre). Pero cuando hay problemas en esta parte del cerebro, las habilidades sociales pueden resultar dañadas.

Los lóbulos temporales nos ayudan a procesar el mundo visual y sonoro, y nos proporcionan el lenguaje de la vida. Esta parte del cerebro nos permite sentirnos estimulados o relajados, o extasiarnos con la experiencia de la gran música. A los lóbulos temporales se los ha llamado la «corteza interpretativa», porque interpretan lo que oímos y lo integran en los recuerdos almacenados para dar sentido a la información entrante. También se han atribuido a los lóbulos temporales los fuertes sentimientos de convicción, de percepción profunda y de conocimiento de la verdad.

Problemas del lóbulo temporal dominante (normalmente el izquierdo)

➠ *Agresividad, en sentido interior o exterior.*
➠ *Pensamientos siniestros o violentos.*
➠ *Sensibilidad a los desaires; paranoia suave.*
➠ *Problemas para encontrar la palabra adecuada.*
➠ *Problemas de procesado auditivo.*
➠ *Dificultades para leer.*
➠ *Inestabilidad emocional.*

Problemas del lóbulo temporal no dominante (normalmente el derecho)

➠ *Dificultad para reconocer las expresiones faciales.*
➠ *Dificultad para descodificar la entonación vocal.*
➠ *Está implicado en los problemas de habilidades sociales.*

Problemas de cualquiera de los lóbulos temporales o de ambos

➠ *Problemas de memoria; amnesia.*
➠ *Dolores de cabeza o abdominales sin una explicación clara.*
➠ *Ansiedad o miedo sin ninguna razón particular.*
➠ *Percepciones sensoriales anormales, distorsiones visuales o auditivas.*

➦ *Sensación de haber vivido, o no, una determinada experiencia.*
➦ *Periodos de distracción o confusión.*
➦ *Preocupación religiosa o moral.*
➦ *Hipergrafía (escribir en exceso).*
➦ *Ataques nerviosos.*

Las anormalidades de los lóbulos temporales se presentan con mucha más frecuencia de lo que se reconoce. Observarás que bastantes de los síntomas anteriores se suelen considerar psicológicos, cuando, en realidad, muchos son biológicos. Los lóbulos temporales se encuentran en una zona vulnerable del cerebro: en la fosa (o cavidad) temporal, detrás de las cuencas oculares y debajo de las sienes. La pared frontal de la cavidad incluye una protuberancia ósea afilada (el ala menor del hueso esfenoides), que a menudo daña la parte anterior de los lóbulos temporales cuando se producen heridas en la cabeza, aunque sean leves. (Dios debería haber puesto parachoques en esta protuberancia.) La cavidad en la que se encuentran los lóbulos temporales está rodeada de huesos en cinco lados (delante, detrás, derecha, izquierda y debajo), por lo que un golpe en la cabeza, provenga de donde provenga, puede dañarlos.

Los problemas de los lóbulos temporales pueden tener diversas causas, pero las más comunes son las genéticas, las lesiones craneales, y la exposición tóxica o infecciosa. Los lóbulos temporales, la corteza prefrontal y el giro cingulado son las partes del cerebro que se pueden dañar con más facilidad debido a su ubicación dentro del cráneo. También son las que más intervienen en el pensamiento y la conducta.

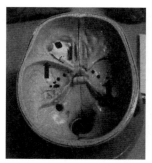

Maqueta que muestra la base del cráneo (la flecha delgada señala las fosas temporales donde se encuentran los lóbulos temporales; la gruesa, la puntiaguda ala menor del hueso esfenoides

Blaine

Blaine, de sesenta años, vino a verme porque su mujer me oyó hablar en una conferencia y estaba segura de que él tenía problemas de los lóbulos temporales. Sufría lapsus de memoria, estaba malhumorado y, a menudo, agresivo. También veía con frecuencia sombras en el rabillo del ojo y oía un molesto zumbido, de todo lo cual el médico no supo encontrarle la causa. Sus explosiones de ira se producían sin ninguna razón. «Cualquier cosa hace que explote. Y luego me obsesiona el sentimiento de culpa», decía. A los cinco años se cayó de cabeza de un porche sobre un montón de ladrillos. En la escuela le costaba muchísimo aprender a leer y se metía en peleas muy a menudo. Su estudio SPECT mostraba importantes anormalidades en el lóbulo temporal izquierdo: una menor actividad en las partes frontal y posterior, y una zona de mayor actividad en el interior. Se trataba de unas anormalidades de las que deduje sin dudarlo que la causa de muchos problemas de Blaine era la inestabilidad de su lóbulo temporal izquierdo, probablemente consecuencia de aquel accidente de su infancia. Le receté Depakote, un anticonvulsivo del que se sabe que estabiliza la actividad de los lóbulos temporales. Cuando hablé con él al cabo de tres semanas, estaba eufórico. Las sombras y los zumbidos habían desaparecido, y desde que inició la medicación no había tenido ninguna explosión de ira. Dijo: «Es la primera vez en la vida que recuerdo estar tres semanas sin gritarle a nadie». Cuatro años después sigue teniendo bajo control su temperamento.

Cerebro de Blaine

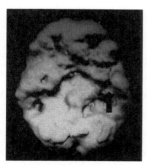

Imagen 3D de la superficie inferior
Observa la menor actividad del lóbulo temporal izquierdo (flecha)

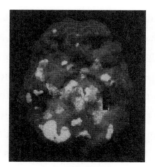

Imagen 3D de la actividad en la parte inferior
Observa la mayor actividad en el interior del lóbulo temporal izquierdo (flecha)

Entre los problemas habituales asociados a anormalidades del lóbulo temporal izquierdo se hallan la agresividad (en sentido interior o exterior), los pensamientos siniestros o violentos, la sensibilidad a los desaires, la paranoia suave, las dificultades para encontrar la palabra adecuada o para leer, los problemas de procesado auditivo y la inestabilidad emocional. Veámoslos en detalle.

La agresividad que muchas veces va asociada a anormalidades del lóbulo temporal izquierdo se puede manifestar exteriormente, hacia los demás, o interiormente, en ideas agresivas sobre uno mismo. La conducta agresiva es compleja, pero en un amplio estudio que realizamos en mi clínica sobre personas que habían atacado a otras o dañado propiedades ajenas, más del 70% de ellas presentaban anormalidades en el lóbulo temporal izquierdo. Parece que la disfunción o el daño de este hace al individuo más proclive a la irritación y la violencia (en el capítulo sobre la violencia me detendré más en este tema). Un paciente mío con disfunción del lóbulo temporal (probablemente heredada, porque su padre era «adicto a la ira») se quejaba de pensamientos violentos frecuentes e intensos, de las cuales se avergonzaba. «Voy andando por la calle —me decía—, y si alguien sin querer me roza, me entran ganas de pegarle un tiro o apalearle hasta acabar con su vida. Unas ideas que me aterrorizan». Afortunadamente, aunque su estudio SPECT confirmaba la disfunción del lóbulo temporal izquierdo, la corteza prefrontal funcionaba perfectamente, por lo que el paciente era capaz de supervisar su conducta y de tener controlados sus terribles pensamientos. En un caso similar, Misty, una mujer de cuarenta y cinco años, vino a la consulta por sus arrebatos de ira. Un día, alguien chocó con ella involuntariamente en la tienda, y Misty se puso a chillarle. «No entiendo de dónde me sale tanta cólera —decía—. Llevo dieciséis años de terapia, y ahí sigue. Exploto sin razón alguna. Me vienen a la cabeza ideas horripilantes. Me odiaría usted si las supiera». A los cuatro años se cayó de una litera y se quedó inconsciente uno o dos minutos. Era evidente el daño que habían sufrido las partes anterior y posterior de su lóbulo temporal izquierdo. Una pequeña dosis diaria de Depakote la ayudó mucho a calmar al «monstruo» que llevaba dentro.

Observo a menudo que las anormalidades del lóbulo temporal izquierdo van asociadas a una agresividad interior, que se manifiesta en una conducta suicida. En un estudio de nuestra clínica vimos anormalidades del lóbulo temporal izquierdo en el 62% de nuestros pacientes con pensamientos o intentos suicidas graves. Al concluir una conferencia sobre el cerebro en Oakland, se me acercó una mujer llorando. «Dr. Amen —dijo—, sé que toda mi familia tiene problemas del lóbulo temporal. Mi bisabuelo paterno se suicidó. La madre y el padre de mi padre se suicidaron. Mi padre y dos tíos se suicidaron, y el año pasado mi hijo intentó suicidarse. ¿Qué podemos hacer?». Tuve la oportunidad de evaluar y escanear a tres miembros de la familia. Dos de ellos presentaban anormalidades en el lóbulo temporal izquierdo, para cuyo tratamiento les fue muy bien Depakote.

Por lo que se refiere a la conducta suicida, un caso muy triste ilustra perfectamente la implicación de los lóbulos temporales. Llevo años escribiendo una columna en un periódico local sobre el cerebro y la conducta. Dediqué una a la disfunción de los lóbulos temporales y la conducta suicida. Al cabo de una semana vino a verme una mujer. Me dijo que su hija de veinte años se había suicidado hacía unos meses, y el dolor por tan increíble cambio del curso de su vida la tenía atenazada. «Era la hija con la que toda madre sueña —decía—. Los estudios le iban estupendamente. Era educada, colaboradora e irradiaba alegría. Luego todo cambió. Hace dos años tuvo un accidente con la bicicleta. Se golpeó contra una rama, salió disparada por encima del manillar, y cayó con todo el peso del cuerpo sobre la mejilla izquierda. Cuando se le acercó una persona que la vio caer, estaba inconsciente, pero se reanimó enseguida. Nada volvió a ser igual desde entonces. Empezó a quejarse de que le venían a la cabeza "malos pensamientos". La llevé al médico, pero no parecía que sirviera de mucho. Una noche, oí un fuerte ruido fuera. Se había disparado y había muerto, allí en el césped, delante de casa».

Sus lágrimas me hicieron llorar. Sabía que su hija se podía haber salvado si alguien le hubiera reconocido aquella «herida leve en la cabeza», que probablemente había dañado el lóbulo temporal. Una medicación con anticonvulsivos podría haber evitado el suicidio. En los últimos veinte años, los psiquiatras hemos utilizado los anticonvulsivos para tratar muchos problemas psiquiátricos, aunque sospecho que muchas veces lo que hacemos es tratar problemas cerebrales fisiológicos ocultos, y decimos que son psiquiátricos.

Las personas con anormalidades en el lóbulo temporal izquierdo suelen ser más sensibles a los desaires, e incluso parecen un tanto paranoicas. A diferencia de las que padecen esquizofrenia, cuya paranoia por regla general es más evidente, aquellas con disfunción del lóbulo temporal piensan muchas veces, sin razón alguna, que los demás hablan o se ríen de ellas. Esta sensibilidad puede provocar graves problemas en la relación de pareja y en el trabajo.

Las dificultades de lectura y de procesado del lenguaje son también habituales cuando existe una disfunción en el lóbulo temporal izquierdo. La capacidad de leer de forma eficaz, recordar lo que se lee e integrar la información nueva reside en gran medida en el lóbulo temporal dominante. Se calcula que actualmente casi el 20% de la población estadounidense tiene problemas para leer. Nuestros estudios de personas con dislexia (trastorno de la lectura) suelen mostrar una hipoactividad en la mitad posterior del lóbulo temporal izquierdo. La dislexia puede ser hereditaria, o se puede deber a alguna lesión craneal que dañara esta parte del cerebro. Los siguientes son dos casos ilustrativos.

Denise

Denise, de trece años, acudió a mi consulta porque tenía problemas por su mal genio. Le había arrojado un cuchillo a su madre, lo cual precipitó que su médico me la remitiera. También le iba mal en la escuela, especialmente en el ámbito de la lectura, por lo que estaba en un grupo especial. Dada la gravedad de aquella agresión y de los problemas escolares, decidí pedir un estudio SPECT en estado de reposo y otro en estado de concentración. En el primero, el cerebro mostraba una actividad un tanto menor en la parte oscura del lóbulo temporal izquierdo. Cuando la niña intentaba concentrarse, la actividad de este lóbulo desaparecía por completo. Al mostrarles los escáneres a Denise y su madre, le dije a la muchacha que era evidente que cuanto más intentara leer, más difícil se le haría la lectura. Al oírlo, se puso a llorar. Decía: «Cuando leo me enfado mucho. Digo que he de esforzarme más, que si lo hago dejaré de ser una estúpida. Pero no parece que esforzarme sirva de algo». Le expliqué que en su caso era fundamental hablarse con cariño, y que debía procurar leer en un ambiente agradable y relajado que le despertara el interés. Remití a Denise a la terapeuta educativa que trabaja en mi consulta, que le enseñó un programa especializado de lectura con el que la niña aprendía a visualizar las palabras y a utilizar una parte diferente del cerebro para procesar la lectura.

Carrie

Carrie, psicóloga de cuarenta años, vino a la consulta dos años después de sufrir una herida en la cabeza en un accidente de tráfico. Antes del accidente tenía una memoria más que buena, y leía deprisa y con eficiencia. Decía que la lectura había sido una de sus virtudes académicas. Después del accidente, sin embargo, tenía problemas de memoria, se irritaba con facilidad y la lectura se le hizo difícil. Afirmaba que debía leer un mismo pasaje varias veces para retener la información, y que le costaba recordar lo leído cuando transcurría un breve periodo. También en su caso el estudio SPECT mostraba una lesión en las partes anterior y posterior del lóbulo temporal izquierdo (el típico patrón que se observa en los traumatismos). La remití a mi especialista en biorretroalimentación para mejorar la actividad de ese lóbulo. En cuatro meses consiguió recuperar las destrezas lectoras, y mejorar la memoria y el control de su temperamento.

Según nuestra experiencia, las anormalidades del lóbulo temporal izquierdo suelen ir asociadas a un desasosiego proyectado hacia el exterior (por ejemplo, ira, irritabilidad o agresividad), mientras que las del lóbulo temporal derecho lo están a un desasosiego interior (ansiedad y miedo). La dicotomía izquierdo-derecho ha sido siempre especialmente llamativa entre nuestros pacientes. Una posible explicación es que el hemisferio izquierdo del cerebro interviene en la comprensión y la expresión lingüísticas, y quizás cuando existe una disfunción del hemisferio izquierdo, la persona manifiesta su desasosiego de manera inadecuada. Cuando interviene el hemisferio no dominante, es más probable que el desasosiego se exprese de forma no verbal.

Mike

Los problemas del lóbulo temporal no dominante (normalmente el derecho) suelen conllevar dificultades con las destrezas sociales, en especial en el área del reconocimiento de las expresiones faciales y del tono de voz. El caso de Mike, de treinta años, ilustra las dificultades que hemos observado cuando existe una disfunción en esta parte del cerebro. Mike acudió a mi consulta porque quería entablar amistad con alguna mujer. Nunca había salido con ninguna, y se sentía frustrado por su incapacidad de conseguirlo. Durante el reconocimiento dijo que no entendía cuál podía ser su problema. Lo acompañaba su madre, que comentó: «Mike no sabe interpretar bien las situaciones. Siempre ha sido así. A veces muestra excesiva determinación, y otras echa marcha atrás cuando la otra persona empieza a interesarse. Tampoco lee bien el tono de mi voz. Puedo estar encolerizada con él sin que me tome en serio. O, al revés, piensa que estoy enfadada cuando no lo estoy lo más mínimo. Cuando era pequeño intentaba jugar con otros niños, pero nunca conseguía conservar las amistades. Daba mucha pena verlo tan desanimado». El estudio SPECT de Mike mostraba una actividad notablemente menor en el lóbulo temporal derecho. El izquierdo estaba bien. Lo que mejor obró con Mike fue una formación intensiva en destrezas sociales. Trabajó con un psicólogo que le enseñaba a reconocer y emplear las expresiones faciales, los tonos de voz y la adecuada etiqueta social. Al cabo de seis meses de venir a la clínica, salió con una chica por primera vez.

La actividad anormal en cualquiera de los dos lóbulos temporales o en ambos puede provocar una amplia diversidad de otros síntomas, entre ellos percepciones anormales (ilusiones sensoriales), problemas de memoria, sensación de *déjà vu* (haber vivido anteriormente algo que no se ha vivido), de *jamais vu* (no reconocer a personas o lugares familiares), períodos de pánico o miedo sin ninguna razón particular, periodos de despiste o confusión, y preocupación por cuestiones religiosas o morales. Las ilusiones son síntomas muy comunes de problemas de los lóbulos temporales. Algunas de las más comunes son:

➡ *Ver sombras o bichitos en el rabillo del ojo.*
➡ *Ver que los objetos cambian de forma o tamaño (un paciente veía que los faroles se convertían en animales y huían; otro veía moverse las figuras de un cuadro).*
➡ *Oír zumbido de abejas o de una radio inexistente.*
➡ *Sentir olores o sabores extraños.*
➡ *Hormigueo o sensaciones similares en la piel.*

Los dolores inexplicables de cabeza y de estómago también son comunes cuando existe una disfunción de los lóbulos temporales. Recientemente, se asignó al anticonvulsivo Depakote una indicación para las migrañas. Parece que los anticonvulsivos son indicados para esos dolores de cabeza y estómago debidos a problemas de los lóbulos temporales. Muchos pacientes que experimentan sentimientos repentinos de ansiedad, nerviosidad o pánico hacen asociaciones secundarias con el pánico y desarrollan miedos o fobias. Por ejemplo, si cuando experimentamos por primera vez un sentimiento de pánico o terror estamos en un parque, es posible que siempre que vayamos a un parque nos angustiemos.

La obsesión moral o religiosa es un síntoma habitual de la disfunción de los lóbulos temporales. Tengo en mi consulta a un niño que, a los seis años, enfermó de tanto preocuparse por todas las personas que pudieran ir al infierno. Otro paciente iba a la iglesia los siete días de la semana, a rezar por las almas de su familia. Vino a verme por sus problemas de mal genio, habitualmente dirigidos a su familia, y a menudo consecuencia de algún escrúpulo o indignación moral. Otro acudió a la consulta porque se pasaba tantas horas pensando en los «misterios de la vida» que no concluía ningún trabajo y estaba a punto de perder el empleo.

La hipergrafía, la tendencia a escribir de forma compulsiva y exagerada, también se ha atribuido a problemas de los lóbulos temporales. Cabe preguntarse si Ted Kaczynski, *Unabomber*, el matemático estadounidense que enviaba cartas bomba para protestar por la sociedad tecnológica, tenía este tipo de problemas, vistos el manifiesto tan extenso y disperso que escribió, su proclividad a la conducta violenta y su retraimiento social. (Su aversión a la alta tecnología obligaría a hacerle un estudio SPECT.) Algunos de mis pacientes con problemas de los lóbulos temporales se pasan horas y horas escribiendo. Una redactaba cartas de veinte y treinta páginas, en las que me detallaba todos los aspectos de su vida. Después de establecer la relación entre su hipergrafía y sus problemas de los lóbulos temporales, y de tratarla con anticonvulsivos, sus cartas empezaron a ser más coherentes, y se redujeron a dos o tres páginas que contenían la misma información. Es de destacar que muchas personas con este tipo de problemas lobulares sufren el síntoma opuesto de la hipergrafía: son incapaces de poner en un papel las palabras que tienen en la cabeza. Conozco a un médico que es un magnífico orador, pero no puede poner sus pensamientos por escrito en un libro. En su escáner se veía una menor actividad en sus dos lóbulos temporales. Con una muy pequeña dosis diaria de Depakote, se le liberaron las ideas y consiguió escribir varias horas seguidas.

Harriet

Hace mucho que los problemas de memoria se consideran signo distintivo de la disfunción de los lóbulos temporales. La amnesia posterior a un traumatismo craneal se debe al daño que ha sufrido el interior de los lóbulos temporales. Las infecciones cerebrales también pueden provocar graves problemas de memoria. Harriet era una agradable señora de ochenta y tres años que había perdido la memoria hacía quince durante una encefalitis. Se acordaba de cosas anteriores a la enfermedad, pero solo de unas pocas y fragmentadas de las posteriores. Una hora después de haber comido, se sentía saciada pero no recordaba qué había tomado. Decía: «He puesto mi cerebro en manos de la Facultad de Medicina, con la esperanza de que mis problemas ayuden a otros, pero no creo que puedan hacer con él otra cosa que dárselo a los estudiantes para que lo desmenucen. Además, quiero saber qué es lo que le pasa. Y escribirlo. No me voy a acordar de lo que me dice usted». El cerebro de Harriet mostraba una grave lesión en ambos lóbulos temporales, en especial en el izquierdo, como si el virus hubiera ido a esa parte del cerebro y se la hubiera comido.

La enfermedad de Alzhéimer, una devastadora forma de progresiva demencia senil, es la causa de uno de los problemas de memoria más comunes en las personas mayores. Lamentablemente, priva a muchas de una vejez placentera, y puede con la salud física y psíquica, así como la economía de sus familias. La SPECT es una útil herramienta para diagnosticar esta enfermedad. Cuando no se podía disponer de estudios funcionales, la

Cerebro de Harriet, afectado de encefalitis

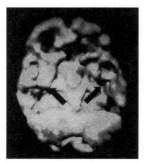

Imagen 3D de la
superficie inferior
Observa la actividad
notablemente menor en ambos
lóbulos temporales (flechas)

única manera de diagnosticar el alzhéimer era con la autopsia. Los estudios SPECT muestran un patrón típico del alzhéimer de una menor perfusión en ambos lóbulos temporales, y menos actividad en los parietales. Se trata de un patrón que, a veces, se observa entre tres y seis años antes de que aparezcan los síntomas. Algunos de los nuevos fármacos para combatir el alzhéimer se muestran prometedores para detener el avance del trastorno, y en las SPECT se ha comprobado que realmente mejoran la perfusión en las partes del cerebro que más intervienen en la memoria y el pensamiento, como los lóbulos temporales. Reproduzco aquí el escáner de un varón enfermo de alzhéimer que había perdido la memoria, se extraviaba a menudo y no sabía regresar a casa, olvidaba cómo hacer cosas tan sencillas como vestirse y se comportaba con una agresividad cada vez mayor contra su esposa.

Se decía de Fiódor Dostoievski que padecía episodios de «ataques de los lóbulos temporales». Él pensaba que tal dolencia era una «experiencia sagrada». Uno de sus biógrafos, René Fueloep-Miller, cita estas palabras del escritor sobre su epilepsia: «Hasta hoy, despierta en mi emociones insospechadas, me produce sensaciones de magnificencia, abundancia y eternidad». En *El idiota,* Dostoievski escribe:

Siempre había un instante previo al ataque epiléptico... cuando de repente, en el marasmo de tristeza, oscuridad espiritual y opresión, su cerebro parecía que se incendiaba momentáneamente y, en un arranque extraordinario, todas sus fuerzas vitales cobraban la mayor

Cerebro afectado de alzhéimer

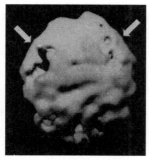

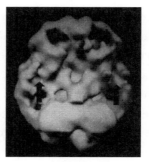

Imagen 3D de la superficie vertical
Observa la actividad notablemente menor en los lóbulos parietales (flechas)

Imagen 3D de la superficie inferior
Observa la actividad notablemente menor en los lóbulos temporales (flechas)

tensión. En esos momentos, que no duraban más que el destello del rayo, la sensación de vivir, la conciencia de sí mismo, se multiplicaban. Una luz excepcional inundaba su mente y su corazón; todo su desasosiego, todas sus dudas, todas sus angustias se aliviaban en un momento; se transformaban todos en una majestuosa y completa serenidad, una alegría y una esperanza armoniosas, una plenitud de la razón y un sentido definitivo. Pero esos momentos, esas ráfagas, no eran más que la premonición de este segundo final (nunca duraba más de un segundo) con que empezaba el ataque. Un segundo que era, naturalmente, insoportable. Cuando después, una vez que se encontraba bien de nuevo, recordaba ese segundo, se decía a menudo que todo aquel brillo y aquellos fogonazos de sensación suprema y de conciencia de sí mismo, y, por consiguiente, también la forma más elevada de ser, no eran sino una enfermedad, la violación del estado natural; y si así ocurría, no era en absoluto la más elevada forma de ser, sino, había que reconocerlo, la más baja. Pero al final llegaba a una paradójica conclusión: «¿Qué importa que sea una enfermedad? —decidió por fin—. Qué importa que sea una intensidad anormal, si el resultado, si la sensación, recordada después y analizada en estado de salud, resulta ser la armonía y la belleza sumas, y proporciona un sentimiento, hasta entonces desconocido e insospechado, de plenitud, proporción o conciliación, y de una unión suprema, asombrada y ansiada con la mayor síntesis de la vida?».

Bryce

Se dice de Lewis Carroll que tenía «experiencias del lóbulo temporal», que se describían en las distorsiones visuales de Alicia en *Alicia en el país de las maravillas*. Bryce, de siete años, se alteró muchísimo cuando su madre le leyó el libro. Afirmaba que se sentía como Alicia. «Me pasan cosas muy extrañas —le decía—. Veo cosas». De día veía objetos que adquirían otra forma, normalmente más reducida. De noche, fantasmas verdes y sombríos. También mostraba muchos síntomas de ansiedad. Aterrorizada por la idea de que Bryce estuviera enloqueciendo (a uno de sus primos le habían diagnosticado una enfermedad «parecida a la esquizofrenia»), su madre lo trajo a la consulta. Cuando me habló de esos síntomas, sospeché que en ellos estaban implicados uno u otro de los lóbulos temporales, o los dos. El estudio SPECT del cerebro confirmó unas anormalidades en el lóbulo temporal

Cerebro de Bryce, afectado de epilepsia del lóbulo temporal

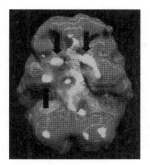

Imagen 3D de la actividad en la parte inferior
Observa la zona de mayor actividad
en lo profundo del lóbulo temporal
derecho (flechas superiores) y en los
ganglios basales (flecha inferior)

derecho y una mayor actividad en los ganglios basales. Le receté Depakote (un eficaz anticonvulsivo para los lóbulos temporales), y psicoterapia para rebajar su grado de ansiedad. En dos semanas, las extrañas experiencias de Bryce desaparecieron, y en los seis meses siguientes fue disminuyendo su ansiedad.

Ellen y Jack

Las historias de Ellen y Jack eran similares: ambos habían sido personas dadas a recluirse, además de presentar periodos de despiste y de pánico sin ninguna razón particular. Los dos tenían experiencias religiosas que ocupaban una buena parte de su vida. Ellen, de treinta y dos años, estaba casi paralizada por sus profundos sentimientos religiosos, incapaz de trabajar y socialmente aislada. Jack ponía un gran interés en sus periodos de «profunda vigilia espiritual», pero nunca conseguía descifrar lo que significaban. A Ellen me la trajeron sus padres, preocupados por el aislamiento social en el que vivía. Jack, por su parte, quería que le hiciera un reconocimiento por sus ataques de pánico. Los estudios SPECT de la pareja revelaban una actividad notablemente mayor en las partes profundas de los lóbulos temporales. La mayoría de los síntomas desaparecieron con Depakote. Incluso tomando este medicamento los dos seguían siendo personas de profunda religiosidad, pero ya no estaban constantemente obsesionadas con sus pensamientos.

Jim

Al igual que Ellen y Jack, Jim sufría la molestia de periodos de despiste y pánico. También tenía momentos de «pensamientos religiosos», en los que notaba la «presencia del demonio», y se sentía inseguro y asustado. El miedo al diablo lo acosaba, hacía que se recluyera y provocaba que su familia lo tuviera por paranoico. Había una diferencia interesante entre su estudio SPECT y los de Ellen y Jack: el de Jim mostraba una actividad anormal en el lóbulo temporal izquierdo, no en el derecho. Según mi experiencia, los problemas del lóbulo temporal izquierdo suelen ir asociados a pensamientos muy negativos u «oscuros». Después de seguir un tratamiento con Depakote, la «presencia del demonio» que Jim sentía desapareció.

LISTA DE CONTROL DE LOS LÓBULOS TEMPORALES

Completa (tú o la persona que haga la evaluación) la siguiente lista de conductas con el número que creas oportuno para cada una. Si a cinco o más conductas se les da un 3 o un 4, hay muchas probabilidades de que existan problemas de los lóbulos temporales.

$0 =$ *nunca*
$1 =$ *raramente*
$2 =$ *alguna vez*
$3 =$ *con frecuencia*
$4 =$ *con mucha frecuencia*

	Enfados repentinos o periodos de extrema irritabilidad
	Periodos de cólera con escasa provocación
	Frecuentes interpretaciones negativas de comentarios que no lo son
	Irritabilidad que va creciendo, explota y remite; la persona se suele sentir cansada después de una de estas explosiones de ira
	Periodos de despiste o confusión
	Periodos de pánico o miedo sin ninguna razón concreta
	Cambios visuales o auditivos, por ejemplo, ver sombras u oír sonidos apagados

Frecuentes periodos de *déjà vu* (haber vivido anteriormente algo que no se ha vivido), o de *jamais vu* (no reconocer a personas o lugares familiares)
Sensibilidad o paranoia leve
Dolores de cabeza o abdominales de origen incierto
Historia de lesiones craneales o historia familiar de estallidos violentos
Pensamientos oscuros, por ejemplo, ideas suicidas o asesinas
Periodos de olvido
Problemas de memoria
Problemas de comprensión lectora
Obsesión por ideas morales o religiosas

12

MEJORAR LA EXPERIENCIA

Prescripciones para el lóbulo temporal

Las prescripciones que siguen están destinadas a optimizar y sanar los lóbulos temporales. Se basan en lo que hemos descubierto sobre estas partes del cerebro y en la experiencia clínica con mis pacientes. Recuerda que los lóbulos temporales están implicados en la estabilidad del humor, la comprensión y el procesado del lenguaje, la lectura de las señales sociales (la expresión facial y la entonación de la voz), el ritmo y la música.

PRESCRIPCIÓN 1 PARA LOS LÓBULOS TEMPORALES: crea una biblioteca de experiencias maravillosas

Proponte vivir experiencias que te mantengan motivado, sano e ilusionado con la vida. Los lóbulos temporales almacenan las experiencias de tu vida, y tenerlos siempre estimulados con experiencias positivas te ayudará a mantenerte sano. Alégrate de tu vida con frecuencia; haz que tus experiencias sean importantes.

Registra con fotografías, videos o en un diario tus experiencias memorables, y ve creando con ellas una biblioteca. Revívelas siempre que puedas. Son el eslabón que te une a la propia vida. ¿Es posible que los videos familiares sean terapéuticos? Quizás no para la familia y los amigos, pero sin duda lo son para ti.

PRESCRIPCIÓN 2 PARA LOS LÓBULOS TEMPORALES: canta siempre que puedas y dondequiera que estés

Cantar en la ducha puede ser un magnífico remedio para tus lóbulos temporales. Hace tiempo que se conocen las cualidades terapéuticas de cantar. Cuando la persona canta o tararea alguna melodía, suele estar de buen humor. Cantar, bien o mal, es una auténtica alegría de la vida.

Cantar suele ir asociado a una experiencia espiritual. En mi época de estudiante iba a la Calvary Chapel, una gran iglesia del sur de California. Allí la música era mágica. Escuchar el coro resultaba ser una experiencia no solo agradable, sino prodigiosa, que resonaba en todas y cada una de las células de mi cuerpo. La música alegraba el espíritu y el ánimo de todos los presentes. De ella decía el pastor que era «una bendición del propio Dios». Algunos amigos míos cantaban en el coro, y se transformaban siempre que empezaban a hacerlo. Las personas tímidas se mostraban más extrovertidas, más vivas. Los congregados en la iglesia participaban más del servicio cuando se cantaba, y la alegría contagiosa de la música hacía refulgir a la comunidad.

Los maestros saben muy bien que los niños más pequeños aprenden mejor con la música. Les cuesta menos recordar, y es más fácil conseguir que se concentren en lo que estén haciendo. ¿Por qué, pues, dejamos de cantar en tercero o cuarto de primaria? Quizás deberíamos seguir haciéndolo hasta cursos superiores.

En el servicio militar solíamos cantar en las marchas. Recuerdo aún aquellas canciones. Cantar en grupo nos subía la moral, y hacía que no nos parecieran tan pesadas las maniobras (por ejemplo, las marchas de más de treinta kilómetros).

Canta siempre que puedas y dondequiera que te encuentres. Quizás debas hacerlo un poco más bajo de lo normal si tienes una voz como la mía (cuando canto en la iglesia, mi hija de dieciséis años siente vergüenza ajena). Producirá un efecto curativo en tus lóbulos temporales, y probablemente también en tu sistema límbico.

PRESCRIPCIÓN 3 PARA LOS LÓBULOS TEMPORALES: tararea y entona para afinar el cerebro

En *El efecto Mozart,* Don Campbell, fundador del Instituto de Música, Salud y Educación, hace una relación de los beneficios de utilizar la voz para mejorar el estado de ánimo y la memoria. Afirma que todas las formas de vocalización, incluidas las de cantar, salmodiar, hacer gorgoritos, tararear, recitar poesía y sencillamente hablar, pueden ser terapéuticas. «Nada mejor que entonar», concluye. La palabra inglesa *toning* (entonar) se remonta al siglo XIV y significa emitir sonidos alargando la vocal durante cierto tiempo. *A, e, i, o ,* y *om* son ejemplos de entonación. Campbell dice que cuando se entona cinco minutos al día, «he sido testigo de que miles de personas se relajan, se concentran mejor en su cuerpo, liberan el miedo y otros sentimientos, y dejan de sentir dolor físico... He visto a muchas personas aplicar la entonación de forma práctica, para relajarse antes de un temido examen, o para eliminar acúfenos y migrañas... He observado que la entonación mitiga el insomnio y otros trastornos del sueño... Equilibra las ondas cerebrales, hace más profunda la respiración, reduce el ritmo cardíaco, y proporciona una sensación de bienestar general». Dice Campbell que, según su experiencia, determinados sonidos suelen producir unos efectos concretos en el cuerpo y en las emociones:

Aaaa: induce enseguida a la relajación.

Iiii o eiii: es el sonido vocálico más estimulante; ayuda a concentrarse, libera el dolor y el enojo.

Ooo u ommm: se consideran los sonidos más ricos; pueden templar la temperatura de la piel y relajar la tensión muscular.

Prueba a entonar cinco minutos al día durante dos semanas, y observa si te ayuda.

Asimismo, tararear también puede incidir de forma muy positiva en el estado de ánimo y la memoria. Mozart lo hacía mientras componía. Los niños tararean cuando están contentos, y los adultos suelen tararear melodías que les vienen a la cabeza, que los animan y tonifican su mente. Canturrear a lo largo del día es un buen ejercicio. Con ese sonido el cerebro se activa y la persona se siente más viva y se ajusta mejor al momento.

PRESCRIPCIÓN 4 PARA LOS LÓBULOS TEMPORALES: escucha música clásica

Escuchemos música buena a menudo. La música, del *country* al *jazz*, del *rock* a la clásica, es una de las auténticas alegrías de la vida. Tiene propiedades curativas. Escucharla puede activar y estimular los lóbulos temporales y sosegar la inquietud de la mente.

Hace décadas que la terapia musical se emplea en los tratamientos psiquiátricos. Determinada música produce un efecto calmante en los pacientes. La rápida y de ritmo acentuado puede estimular positivamente a los pacientes deprimidos.

En un trabajo ampliamente divulgado, investigadores de la Universidad de Los Ángeles, en Irvine (UCI) demostraron que escuchar la *Sonata para dos pianos* (K448) de Mozart mejoraba el aprendizaje visual-espacial. La doctora Frances H. Rauscher y sus colegas realizaron un estudio con treinta y seis estudiantes universitarios del Departamento de Psicología. Después de escuchar diez minutos a Mozart, obtenían ocho o nueve puntos más en un test de coeficiente intelectual espacial (parte del test de inteligencia de Stanford-Binet). Gordon Shaw, uno de los investigadores, señalaba que la música de Mozart puede ser un «ejercicio de calentamiento» para el cerebro: «Sospechamos que la música compleja facilita determinados patrones neuronales complejos que intervienen en actividades cerebrales, como las matemáticas o el ajedrez. La música sencilla y repetitiva, por el contrario, podría producir el efecto opuesto». En un estudio de seguimiento, los investigadores analizaron las habilidades espaciales mediante la proyección en una pantalla de dieciséis figuras abstractas que simulaban hojas de papel plegadas, durante un minuto cada una. La prueba medía la capacidad de los participantes de decir la forma que tendría la hoja de papel desplegada.

Durante cinco días, un grupo escuchaba la *Sonata para dos pianos* de Mozart, otro estaba en silencio y un tercero escuchaba una mezcla de sonidos, entre ellos música de Philip Glass, un cuento grabado y una pieza de baile. Los investigadores decían que los tres grupos mejoraron sus puntuaciones del primero al segundo día, pero el que escuchaba a Mozart mejoró su reconocimiento de formas en un 62%, frente al 14% del que se hallaba en silencio, y el 11% del que escuchaba diversos sonidos. En días sucesivos, el grupo de Mozart obtuvo puntuaciones aún superiores; en cambio, los otros dos grupos no mostraron mejoría alguna. La tesis de los investigadores era que la música de Mozart fortalecía el centro de procesado creativo de la parte derecha del cerebro, asociado al razonamiento espacial. «Escuchar música —concluían—, actúa como un ejercicio de facilitación de las operaciones de simetría asociadas con una función cerebral superior». Don Campbell hace un exquisito resumen de ese trabajo en *El efecto Mozart*, además de aportar otros muchos ejemplos de la música como medio para mejorar el aprendizaje y sanar el cuerpo. Dice que, según su experiencia, los conciertos para violín de Mozart, en especial los números 3 y 4, producen efectos positivos aún mayores en el aprendizaje.

En lo que a los lóbulos temporales se refiere, el estudio tiene mucho sentido, ya que intervienen en el procesado de la música y la memoria. Determinados tipos de música pueden activar los lóbulos temporales y ayudarlos a aprender, procesar y recordar información con mayor eficacia. Es muy probable que ciertos tipos de música abran nuevos caminos de acceso a la mente.

Otra clase de música, por el contrario, puede ser muy destructiva. Creo que no es casualidad que la mayoría de los adolescentes que acaban en centros de tratamiento u hogares grupales escuchan más música *heavy metal* que otros. La música que acompaña letras de odio y desesperación puede alimentar estos mismos estados de ánimo en unas personas que se encuentran en un proceso de maduración. Lo que los niños escuchan puede serles nocivo. Debemos enseñarles a amar la música clásica desde pequeños.

La música influye en la persona ya en edad muy temprana. El doctor Thomas Verny, en su libro *La vida secreta del niño antes de nacer,* cita un experimento científico que demuestra que el feto prefiere Mozart y Vivaldi antes que a otros compositores ya en las primeras fases del embarazo. Dice que el ritmo cardíaco del feto se hace más constante y disminuyen las pataditas, mientras que otra música, en especial la *rock*, cuando se hace que la escuche la madre, «genera distracción en la mayoría de los fetos» y hace «que pataleen con violencia».

La música clásica y cualquier otra que sea hermosa y relajante pueden estimular positivamente el cerebro.

PRESCRIPCIÓN 5 PARA LOS LÓBULOS TEMPORALES:
aprende a tocar un instrumento musical

En un estudio de seguimiento de Rauscher y Shaw de la UCI, a treinta y cuatro niños de preescolar se les enseñó a tocar un teclado de piano. Al cabo de seis meses, todos sabían tocar melodías sencillas de Mozart y Beethoven. Mostraban un notable aumento de la destreza visual-espacial: hasta un 36% de mejoría en comparación con otros niños de la misma edad que recibieron clases de informática u otros tipos de estimulación. Campbell cita los siguientes estudios: el Consejo de Exámenes de Acceso a la Universidad afirmaba en 1996 que los alumnos con experiencia en interpretación musical sacaban 51 puntos más en la parte verbal del SAT (test de aptitud académica), y en el apartado de matemáticas, 39 puntos más que la media nacional. En un estudio realizado a unos siete mil quinientos estudiantes universitarios, los músicos de cierto nivel eran quienes mejores puntuaciones lograban en lectura. Aprender a tocar un instrumento musical puede ser útil a cualquier edad para desarrollar y activar las neuronas de los lóbulos temporales. Cuando estos se activan de forma efectiva, es más probable que funcionen mejor en general.

PRESCRIPCIÓN 6 PARA LOS LÓBULOS TEMPORALES:
muévete rítmicamente

Los lóbulos temporales intervienen en la producción y el procesado de ritmos. La salmodia, el baile y otras formas de movimientos rítmicos pueden tener efectos curativos. Desgraciadamente, muchos estadounidenses no reparan en esta idea, en su potencial curativo o su importancia para la salud.

La salmodia es de uso común en las religiones orientales y en las occidentales ortodoxas como forma de concentrarse y abrir la mente. Tiene un ritmo especial que induce a un estado similar al de trance, genera un sentimiento de paz y tranquilidad, y abre la mente a nuevas experiencias y aprendizajes.

El baile y el movimiento corporal pueden ser terapéuticos incluso para las personas más torpes, como es mi caso. Cuando trabajaba en una unidad psiquiátrica, los pacientes tenían terapia de baile tres o cuatro veces a la semana. Observé que, después de una sesión de esa terapia, se solían mostrar más abiertos y perspicaces en la posterior psicoterapia. Bailar, como cantar y la música, puede cambiar el humor de la persona y proporcionar preciadas experiencias positivas durante todo día, toda la semana, o incluso más.

Busquemos oportunidades de movernos de forma rítmica.

PRECRIPCIÓN 7 PARA LOS LÓBULOS TEMPORALES: medícate

Las anormalidades de los lóbulos temporales pueden provocar graves problemas, entre ellos convulsiones, problemas oculares, experiencias sensoriales anormales y graves cambios de conducta. Los medicamentos suelen ser muy útiles para combatir la disfunción de los lóbulos temporales. Depakote (divalproex), Neurontin (gabapentina), Lamictal (lamotrigina) y Tegretol (carbamazepina) son anticonvulsivos muy efectivos para estabilizar la actividad anormal de los lóbulos temporales. Han demostrado ser eficaces para el tratamiento de una amplia diversidad de problemas «psiquiátricos», como la agresividad, la depresión intratable, el trastorno maníaco-depresivo, las migrañas, el dolor físico, y hasta las discapacidades de aprendizaje. Dilantin, un anticonvulsivo clásico, también les va muy bien a pacientes con anormalidades en los lóbulos temporales. Si sospechas que puedas tener este tipo de problemas, acude al neurólogo o al neuropsiquiatra.

PRESCRIPCIÓN 8 PARA LOS LÓBULOS TEMPORALES:
duerme lo suficiente

Estudios recientes subrayan la importancia del sueño. Un estudio SPECT mostraba una perfusión notablemente menor en los lóbulos temporales de las personas que dormían menos de seis horas por la noche. La insuficiencia de sueño también va asociada a inestabilidad de ánimo, menor capacidad cognitiva, irritabilidad y periodos de despiste, todos ellos problemas de lóbulos temporales. En mis años de jefe de psiquiatría en Fort Irving, en el desierto de Mojave, traté a varias personas con grave privación del sueño debida a las maniobras militares. Los síntomas más habituales eran discapacidad cognitiva, paranoia y alucinaciones. Dormir bien es fundamental para una óptima función cerebral, en especial el funcionamiento de los lóbulos temporales. Hay que dormir un mínimo de entre seis y ocho horas diarias.

PRECRIPCIÓN 9 PARA LOS LÓBULOS TEMPORALES:
elimina la cafeína y la nicotina

Según nuestra experiencia y la de otros investigadores del cerebro, la cafeína y la nicotina son dos potentes vasoconstrictores que reducen el flujo sanguíneo del cerebro, especialmente de los lóbulos temporales. Elimina del cuerpo estas sustancias, o por lo menos reduce su consumo. Te sentirás más despejado y centrado en general. Son sustancias que, aunque pueden ayudar a corto plazo, a la larga producen efectos muy negativos. La disminución general de actividad que provocan la cafeína y la nicotina hace que la persona tenga que tomarlas cada vez en mayor cantidad para conseguir el mismo efecto, con lo que al final se ve acosada por un problema autoinducido.

PRESCRIPCIÓN 10 PARA LOS LÓBULOS TEMPORALES:
vigila la dieta

Una buena dieta puede ser muy útil para los problemas de los lóbulos temporales. Muchas personas de conducta agresiva empeoran muchísimo después de consumir una cantidad considerable de azúcar. Si se trata de una agresividad que no vaya acompañada de depresión ni pensamientos obsesivos (una agresividad más explosiva), lo más aconsejable es una dieta de alto contenido en proteínas y bajo en hidratos de carbono simples. Si la agresividad va acompañada de ideas obsesivas, mal humor y depresión, conviene seguir una dieta equilibrada de cantidades iguales de hidratos de carbono y proteínas.

PRESCRIPCIÓN 11 PARA LOS LÓBULOS TEMPORALES: la retroalimentación electroencefalográfica

Visto lo que hemos descubierto con las SPECT, en mi clínica utilizamos a menudo la retroalimentación EEG para mejorar el funcionamiento de los lóbulos temporales. Cuando en la SPECT observamos zonas con exceso o defecto de actividad, colocamos en ellas unos electrodos, medimos la actividad y generamos un ritmo más sano de ondas cerebrales en esa parte del cerebro. Puede ir muy bien en los casos de pacientes con lesiones cerebrales. Una mujer que había sufrido un duro golpe en la cabeza en una colisión tenía después problemas de memoria, irritabilidad y lectura. Su estado cognitivo le impedía volver al trabajo, circunstancia que le generaba una profunda depresión. En el estudio SPECT se observaba una menor actividad en el lóbulo temporal izquierdo. Después de veinte sesiones de biorretroalimentación EEG a su lóbulo temporal izquierdo, la mujer mostraba una notable mejoría de la memoria, estaba menos irritable y disfrutaba de nuevo de la lectura. También mejoró su estado de ánimo, y pudo reincorporarse al trabajo.

13

EL LADO OSCURO

La violencia: una mezcla de problemas

La violencia es una conducta humana compleja. Sigue vivo el ya antiguo y apasionado debate sobre si es el resultado de factores psicológicos y sociales, o bien de factores biológicos. Los estudios actuales indican que en realidad es consecuencia de una combinación de todos ellos.

Dada la falta de estudios biológicos específicos para evaluar la conducta violenta, los médicos se tienen que basar en el historial familiar en su búsqueda de factores genéticos, así como en el historial de traumatismos craneales, convulsiones o abuso de las drogas para evaluar las posibles causas médicas. Una de las razones ocultas de la carencia de unas herramientas de diagnóstico biológico claras en este campo tal vez sea la diversidad y la variabilidad de los descubrimientos que se exponen en la literatura científica. Se ha hablado de hallazgos electroencefalográficos opuestos y ambiguos, y de una amplia variedad de anormalidades de los neurotransmisores, entre ellos la norepinefrina, la dopamina, la serotonina, la acetilcolina y el ácido gamma-aminobutírico (GABA). Son también numerosas las zonas neuroanatómicas que se han vinculado a la violencia, incluidos el sistema límbico, los lóbulos temporales, las lesiones de los lóbulos frontales y la corteza prefrontal.

Nuestros estudios SPECT son una útil ventana para asomarse al cerebro de las personas violentas o agresivas, y ayudan a agrupar la diversidad de descubrimientos biológicos. He estudiado a cientos de niños, adolescentes y adultos con este tipo de conducta, y los he comparado con personas que nunca han sido violentas. El cerebro de los primeros es claramente distinto del de las segundas. He encontrado diferencias clínica y estadísticamente significativas entre los grupos agresivos y los no agresivos, con tres principales características comunes a los primeros: una menor actividad en la corteza prefrontal, una mayor actividad en el giro cingulado y una menor o mayor actividad en el lóbulo temporal izquierdo. Otros hallazgos importantes incluyen una mayor actividad focal en los ganglios basales izquierdos y en el lado izquierdo del sistema límbico.

Por tanto, el perfil de la SPECT cerebral del paciente agresivo o violento que estos hallazgos sugieren es este:

- *Menor actividad en la corteza prefrontal (problemas para razonar).*
- *Mayor actividad en el giro cingulado (atascarse en ideas fijas).*
- *Mayor o menor actividad focal en el lóbulo temporal izquierdo (explosiones airadas intempestivas).*
- *Mayor actividad focal en los ganglios basales o el sistema límbico (ansiedad y mal humor).*

HISTORIAS DE CASOS

Paul

Paul, jardinero de veintiocho años, vino a mi clínica por problemas relacionados con el trabajo. Se sentía cada vez más airado con su jefe. Decía que este tenía prejuicios contra él porque era hispano. Le pasaba a menudo por la cabeza la idea de asesinarlo, y comentaba que solo lo detenía pensar en su mujer y su hija de pocos años. Necesitaba conservar el trabajo para poder seguir adelante con su familia, pero no podía quitarse de la cabeza el enojo contra su jefe.

Me contó que desde la infancia tenía muchas explosiones de ira. Pensaba que algún día iba a disparar contra la gente desde lo alto de una torre. Decía de sí mismo que se enfurecía por cualquier motivo, especialmente

Cerebro de Paul, afectado de agresividad

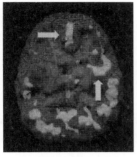
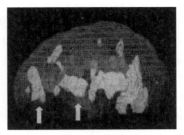

*Imagen 3D de la actividad
en la parte inferior*

Imagen 3D de la actividad lateral

Observa la actividad notablemente mayor en el lóbulo
temporal izquierdo y el giro cingulado (flechas)

cuando iba al volante. A los siete años, se había estrellado con la bicicleta contra una pared y estuvo inconsciente unos minutos.

Paul no daba muestras de ningún desorden psicótico ni de depresión grave, pero se quejaba de breves periodos de confusión, miedo injustificado y episodios de *déjà vu*. Su encefalograma estaba en los límites de lo normal. Se le hizo un estudio SPECT para evaluar cualquier posible anormalidad cerebral oculta que pudiera ser causa de sus problemas.

La SPECT mostraba importantes anormalidades. Revelaba una actividad normal en la corteza prefrontal en estado de reposo que empeoraba cuando Paul intentaba concentrarse (problemas de impulsividad). También se apreciaba una notablemente mayor actividad en las zonas profundas del lóbulo temporal izquierdo (explosiones de ira) y en el giro cingulado (ideas obsesivas).

Vistos los análisis clínicos y esta información del estudio SPECT, le receté un anticonvulsivo, Tegretol, en dosis terapéutica, y, unas semanas después, le añadí Prozac. Al cabo de seis semanas, decía que tenía una sensación de paz interior y de controlar mucho mejor su estado de ánimo. Disminuyeron los periodos de confusión, *déjà vu* y miedo, desaparecieron los arranques de mal genio y consiguió un empleo nuevo donde las cosas le iban perfectamente.

Steven

Steven, de treinta y ocho años y operario de una emisora de radio local, ingresó en el hospital por ideas suicidas. Hacía poco que se había separado de su esposa, con la que estuvo casado ocho años, durante los cuales se repitieron los episodios de maltrato, por los que Steven pasó una temporada en la cárcel. También se quejaba de explosiones de ira por motivos insignificantes. Gritaba a los conductores y en el trabajo perdía los nervios con facilidad. Ingresó en el hospital deprimido y con lágrimas en los ojos, con problemas de insomnio y escasa concentración. Decía que tenía episodios breves de confusión, sentimientos de profunda ira casi sin motivo, y momentos en los que veía sombras por el rabillo del ojo. Su estudio SPECT mostraba una actividad mayor en la parte más profunda del lóbulo temporal izquierdo, y también en el giro cingulado.

Vistos los análisis clínicos y esta información del estudio SPECT, se decidió empezar con un anticonvulsivo y un antidepresivo: Tegretol en dosis terapéutica y Prozac. Steven se seguía sintiendo triste por la ruptura de su matrimonio, pero estaba más tranquilo y se controlaba mejor, y remitieron las ideas suicidas. Se lamentaba de no haber sabido unos años antes que sufría una disfunción en el lóbulo temporal. Pensaba que podría haber evitado aquel lamentable fin de su matrimonio.

Cerebro de Steven, afectado de agresividad

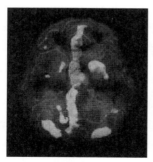
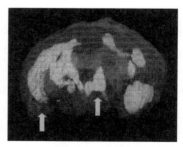

Imagen 3D de la actividad
en la parte inferior

Imagen 3D de la actividad lateral

Observa la actividad notablemente mayor en el lóbulo
temporal izquierdo y el giro cingulado (flechas)

Mark

A Mark, trabajador de treinta y cuatro años, nos lo remitió su orientador después de que se le suspendiera prematuramente un tratamiento contra las drogas por pensamientos psicóticos. Se había sometido por propia voluntad a ese tratamiento, con la intención de acabar con una adicción de diez años a las anfetaminas. Al principio parecía que sufría una psicosis debida a las anfetaminas, pero después de cuatro meses alejado de las drogas se le agravaron la paranoia y la conducta agresiva. En tres ocasiones distintas salió airado y maldiciéndome de la consulta. Empezó a mostrar un comportamiento peligroso, con manifestaciones de ideas asesinas y suicidas, además de pensamientos de grandiosidad. Ya había sufrido anteriormente episodios similares. Se negó a tomar medicamentos, porque pensaba que yo lo intentaba controlar o envenenar. Sí accedió a que se le hiciera un estudio SPECT, después de que su familia se lo pidiera con mucha insistencia.

La primera vez que llevamos a Mark a hacerse la SPECT, se arrancó todas las vías intravenosas y huyó del hospital. Una hora después me llamó despotricando, y me repitió que quería envenenarlo. Llamé a su madre, que vino, lo calmó y se sentó a su lado durante el análisis. El estudio SPECT revelaba una reacción notablemente menor en el lóbulo temporal izquierdo.

Con los análisis clínicos y la información de la SPECT en la mano, empezamos un tratamiento con el anticonvulsivo Tegretol en dosis terapéutica. A los diez días se sentía más tranquilo y manifestaba una evidente menor

Cerebro de Mark, afectado de agresividad

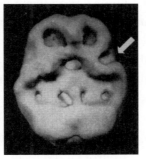

*Imagen 3D de la actividad
en la parte inferior*
Observa la actividad
notablemente menor,
especialmente en el lóbulo
temporal izquierdo (flecha)

paranoia. Al mes, se reincorporó al trabajo y sentía que se controlaba mejor incluso que antes de empezar a consumir drogas. Le alivió saber que padecía una disfunción del lóbulo temporal, que posiblemente le había provocado muchos de sus problemas en el pasado. Siguió con la medicación sin incidentes. •

Peter

Peter era un muchacho de doce años con un historial de conducta oposicionista, explosiones emocionales, un desmedido nivel de actividad, corto alcance de la atención, impulsividad, problemas escolares, mentiras frecuentes y comportamiento agresivo. A los seis años, tomó Ritalin por su hiperactividad, pero el tratamiento le agudizó la agresividad, y fue suspendido. Ingresó en el hospital psiquiátrico a los ocho años por problemas de agresividad, y allí le diagnosticaron depresión y empezó un tratamiento antidepresivo, con escaso resultado. A los doce, un psiquiatra de Napa Valley lo llevaba tratando ya varios años con psicoterapia, y también sus padres la siguieron en sesiones paralelas.

El psiquiatra solía culpar a su madre, a la que achacaba la «mayor parte de los problemas de Peter». Le decía que si seguía una psicoterapia y se ocupaba de los problemas de su hijo, estos se reducirían. La conducta de Peter se agravó hasta el punto de mostrarse agresivo e incontrolable en casa con mucha frecuencia. Un día atacó con un cuchillo a un compañero de clase, y lo volvieron a ingresar.

El fin de semana en que lo hospitalizaron, yo estaba de guardia. Para ganarme la confianza de los niños, a veces juego al fútbol con ellos. Peter era de mi equipo. Siempre intentaba hacerlo mal a propósito. Cuando jugaba de defensa, echaba la pelota hacia atrás y luego se giraba hacia mí, como si quisiera hacer que me enfadara. Me negué a jugar así, y decidí que había llegado el momento de realizar un estudio SPECT que me ayudara a entender esa necesidad que Peter sentía de provocar confusión y malestar.

Era una SPECT anormal. Había una notable hipoactividad en el lóbulo temporal izquierdo, y además, cuando Peter intentaba concentrarse, se le desactivaba la corteza prefrontal. Le recetamos Tegretol en dosis terapéutica, y al cabo de tres semanas, era un niño completamente distinto. Respetaba más las normas, tenía una mejor relación con los otros niños de la sala y discutía mucho menos con el personal sanitario. El fin de semana en el que le iban a dar el alta, yo estaba también de guardia. Como había hecho el mes anterior, reuní a los niños de la sala y jugamos al fútbol. Peter era de mi equipo. En todas las jugadas me miraba buscando mi aprobación. No quedaba rastro de aquel comportamiento provocador, sino que por el contrario mostraba una conducta socialmente efectiva.

Cuando Peter salió del hospital, ya no parecía que su madre fuera «el problema». Aunque el niño se hallaba emocionalmente más estable, todavía tenía síntomas de trastorno de déficit de atención, con los consiguientes problemas de concentración y seguimiento en sus tareas escolares. Vista la escasa actividad de su corteza prefrontal, le receté, además de Tegretol, Cylert (un estimulante cerebral), con lo que consiguió rendir mucho mejor en la escuela. Ocho años después de su hospitalización, Peter sigue estable, y las cosas le van bien en casa y en los estudios. Cuando tenía dieciséis años, di una conferencia a los profesores de su escuela. Peter me vio en el aparcamiento, vino corriendo y me abrazó (¡delante de sus amigos!)

EL PERFIL DE LA VIOLENCIA

Todos estos descubrimientos apuntan a un perfil de la SPECT cerebral del paciente agresivo que implica varias áreas específicas del cerebro, en especial el hemisferio izquierdo. La consideración conjunta de todos estos hallazgos indica que la agresividad es un complejo proceso en el que intervienen diferentes áreas del cerebro.

La menor actividad en la corteza prefrontal es una circunstancia bastante habitual en las personas que padecen dificultad cognitiva, por ejemplo, esquizofrenia o una depresión importante. La corteza prefrontal está implicada en la concentración, el control de los impulsos y el pensamiento crítico. Los individuos agresivos suelen interpretar mal las situaciones, y reaccionar de forma impulsiva.

Como ya hemos visto, en las personas que se quedan «atascadas» en determinadas ideas o conductas se observa a menudo una mayor actividad en el giro cingulado. Las agresivas se suelen «atascar» en injusticias reales o imaginarias, y les dan vueltas y más vueltas. Por ejemplo, en varias de las historias de casos, los varones mostraban una actitud airada al volante. Decían que si alguien se les cruzaba, no paraban de pensar en esa peligrosa maniobra, hasta el punto de que, para quitarse de la cabeza esa idea obsesiva, tenían que hacer algo, por ejemplo, dar un bocinazo, hacer un gesto brusco o incluso salir en persecución del otro conductor. Los estudios demuestran que los medicamentos que aumentan la serotonina en el cerebro (como Prozac o Anafranil) normalizan la actividad del giro cingulado.

En los pacientes que sufren ansiedad o trastornos de pánico se suele observar una mayor actividad en los ganglios basales. Las personas agresivas hablan a menudo de un determinado grado de tensión o ansiedad, y muchos médicos han observado en estos pacientes un patrón de una ansiedad progresiva antes de arremeter contra alguien o algo.

Las anormalidades en el sistema límbico se han asociado a la agresividad. Algunos investigadores piensan que quienes las sufren tienen ataques límbicos. En los estudios se repite el hecho de que cuando se estimula la amígdala (una estructura situada en los lóbulos temporales profundos que se suele considerar parte del sistema límbico), la persona adopta una conducta de mayor agitación y agresividad. Se suele citar el sistema límbico como la parte del cerebro que fija el humor, y la actividad anormal en esta parte del cerebro puede estar asociada a estados de mal humor graves.

Son muchos los estudios en los que se relaciona la agresividad con las anormalidades en los lóbulos temporales. Se trata posiblemente del hallazgo más importante de nuestro trabajo. Se ha visto que medicamentos como Neurontin, Tegretol y Depakote son útiles para disminuir la actividad anormal en esta parte del cerebro.

Según mi experiencia con imágenes SPECT del cerebro, las anormalidades en el lado izquierdo de este van asociadas a pacientes que son más irritables y agresivos. Por su parte, las del lado derecho muchas veces se correlacionan con pacientes más retraídos, socialmente conscientes, miedosos y mucho menos agresivos.

Me crié en el seno de una familia profundamente católica. Me enseñaron a pensar que quien lleva una vida sana y trabaja con empeño consigue triunfar. Estaba seguro de que algo le ocurría al carácter de las personas adictas a las drogas, los asesinos y quienes maltratan a los niños, incluso al de quienes se quitan la vida. Sin embargo, después de haber visto y estudiado unos cinco mil SPECT, he cambiado por completo de opinión. Hoy creo que ante una conducta que se sale de lo normal hay que evaluar el cerebro. Este es el órgano que influye de forma decisiva en la conducta, los pensamientos y los sentimientos. Los casos que he expuesto y muchos otros similares me impulsan más aún a estudiar el cerebro de las personas de comportamiento anormal. Debemos saber más, comprender mejor y juzgar menos.

A veces, cuando pienso en todos los niños y adolescentes que están en hogares grupales, centros de tratamiento y lugares similares, o que han huido de casa porque su familia no podía ocuparse más de ellos, me pongo a llorar. Sé que muchos, muchísimos de ellos tienen problemas cerebrales que nunca se han evaluado como corresponde. Quizás fueron al orientador o al médico locales, que observaron su conducta anormal y les dijeron a sus padres que todo era cuestión de que su hijo quisiera enmendar su comportamiento. Es una actitud que, en la actual sociedad «ilustrada», está más presente que nunca. Ningún esfuerzo ni mejor intención alguna hubieran cambiado la conducta de Peter.

El siguiente es un ejemplo del impacto que los problemas del cerebro pueden tener en la familia.

Estudio de padre e hijo

Phillip, de nueve años, se asustó cuando la policía fue a la escuela a hablar con él. Su profesor había observado que tenía moretones en los brazos y las piernas, y llamó a los Servicios de Protección del Menor. El niño no sabía si contarles la verdad —que su padre, Dennis, le había pegado—, o decirles que se había caído por las escaleras o algo parecido. No quería que su padre tuviera problemas, y se sentía responsable de la paliza que había recibido. Al fin y al cabo, pensaba, papá le había dicho cien veces que limpiara la habitación, pero, por alguna razón que Phillip no sabía, no lo había hecho. Él y su padre se peleaban a menudo, pero nadie de fuera de casa lo había notado nunca. El niño decidió decir la verdad, con la esperanza de que sirviera para que su familia recibiera algún tipo de ayuda.

En efecto, la familia de Phillip recibió ayuda. El juez determinó que se ocuparan de la madre los servicios de orientación y que se le hiciera una evaluación psiquiátrica al padre. Se vio que este era una persona impulsiva y explosiva en muchas situaciones. Había empezado a tener problemas de agresividad después de sufrir una herida en la cabeza en un accidente de tráfico seis años antes. Su mujer dijo que anteriormente había sido siempre un padre cariñoso, paciente y atento. Después del accidente, se hizo irritable, huraño y agresivo.

En las sesiones de orientación familiar, Phillip mostraba una conducta difícil: inquieto, hiperactivo, impulsivo y provocador. No hacía caso a sus padres cuando le decían que dejara de molestar. Enseguida me di cuenta de que el problema era la interacción entre él y su padre, y de que la orientación sola no sería suficiente. Pensé que había algún «problema cerebral» biológico o físico oculto que provocaba aquellos malos tratos. Con la intención de comprender mejor la biología de los problemas de esa familia, pedí estudios SPECT de Phillip y su padre.

Ambos estudios eran anormales. El del padre mostraba claramente una zona de mayor actividad en el lóbulo temporal izquierdo, probablemente consecuencia del accidente de tráfico. El de Phillip, una menor actividad en la parte frontal del cerebro cuando intentaba concentrarse. Como hemos visto, son situaciones habituales en niños que padecen el trastorno de déficit de atención y son impulsivos o más que activos.

Después de revisar el historial, observar cómo interactuaba la familia y repasar los estudios SPECT, tuve claro que los problemas de Phillip y su padre eran, en parte, biológicos. Sometí a ambos a una medicación. Al padre le receté un tratamiento anticonvulsivo para calmarle el lóbulo temporal, y a Phillip, uno estimulante para aumentarle la actividad en la parte frontal del cerebro.

Una vez convenientemente tratados los problemas biológicos ocultos, la familia pudo aprovechar la psicoterapia y empezar a curarse las heridas de los malos tratos. En las sesiones de orientación, Phillip estaba más tranquilo y atento, y su padre conseguía aprender mejor a tratar la conducta difícil de su hijo de forma constructiva.

Los malos tratos infantiles son una auténtica tragedia, que se agrava cuando se ignoran los problemas cerebrales subyacentes que quizás contribuyan a causarlos.

EL SUICIDIO

El suicidio es la octava causa más importante de muerte en Estados Unidos. Se suele intentar cuando la persona piensa que no tiene otra opción. Devasta a la familia, y deja padres, cónyuges e hijos con un sentimiento de abandono, depresión y culpa.

Los estudios SPECT han ayudado mucho a entender la conducta suicida. He escaneado a varios cientos de personas que intentaron quitarse la vida. Suelen mostrar el patrón violento expuesto antes. La mayoría de estos pacientes tiene una mayor actividad del giro cingulado (tendencia a quedarse atascado en pensamientos negativos); mayor o menor actividad en los lóbulos temporales, más comúnmente en el izquierdo (explosiones temperamentales e irritabilidad), y menor actividad en la corteza prefrontal durante una tarea de concentración (impulsividad y juicio deficiente).

Las ideas suicidas suelen durar poco. Pero cuando el sujeto se queda atascado en pensamientos negativos, también tiene problemas de explosión temperamental e impulsividad, por lo que es necesario tener mucho cuidado. Veamos algunos ejemplos.

Danny

Danny tenía ocho años cuando su madre lo trajo a mi clínica después de que intentara suicidarse en dos ocasiones. Quiso tirarse del coche en marcha en la carretera, y se había enrollado una cuerda en el cuello y la había atado a la barra del armario. Las dos veces lo detuvo su madre, quien decía que Danny tenía obsesión por la muerte. Se quejaba y afirmaba que odiaba su vida y que preferiría estar muerto. A los tres años, el pequeño se cayó de una caravana que iba a unos cincuenta kilómetros por hora, se hirió en la cabeza y sufrió una breve pérdida del conocimiento. El año siguiente pasó de ser un niño feliz y siempre con ganas de divertirse a ser un niño hosco, negativo e infeliz, de unos berrinches monumentales. Cuando los padres de Danny le dijeron al neurólogo que tenía periodos de confusión y despiste, este pidió un encefalograma. El EEG era normal. Como parte de mi reconocimiento, pedí un estudio SPECT de su cerebro para evaluar por qué un niño tan pequeño mostraba una conducta suicida (muy infrecuente en menores de diez años).

El SPECT de Danny revelaba una actividad notablemente mayor en las zonas profundas de los lóbulos temporales y en el giro cingulado, y una actividad menor en la corteza prefrontal durante una tarea de concentración. No era extraño que tuviera tantos problemas. Con los niños deprimidos o suicidas, el primer tratamiento es comúnmente la terapia de juego o la psicoterapia. Sin embargo, ante la gravedad del caso, le administré a Danny Depakote, un anticonvulsivo, para estabilizar la actividad anormal de su lóbulo temporal. Tres semanas después, Danny había olvidado su cólera, habían desaparecido las ideas suicidas y conseguía interactuar con su familia de forma más positiva. También estuvo unos meses asistiendo a sesiones de psicoterapia dos veces a la semana. Han pasado tres años, y Danny sigue con una pequeña dosis de su medicación, sin ningún pensamiento suicida.

Mary

Mary, de dieciséis años, fue ingresada en el hospital por repetidos intentos de suicidio. Era la quinta hospitalización psiquiátrica, y se la iba a trasladar a un centro residencia de tratamiento prolongado. También tenía problemas de pensamientos obsesivos sobre conductas sexuales inusuales, se duchaba compulsivamente ocho o diez veces al día, y otras tantas se cambiaba de ropa. Su madre no daba abasto con la lavandería. El día que ingresó en el hospital, Mary se había cortado las muñecas con un trozo de vidrio. Tenía un tío paterno que había estado varias veces en la cárcel por agresiones, y su abuelo era alcohólico.

El estudio SPECT del cerebro de Mary mostraba una actividad notablemente mayor en el giro cingulado, y menor en el lado izquierdo de los ganglios basales y el lado izquierdo del sistema límbico. La mayor actividad se extendía también a la zona profunda del lóbulo temporal izquierdo. No eran de extrañar tantos problemas. Había tomado ya Prozac anteriormente, pero no hizo sino que se agudizara su agresividad. Vistos los síntomas y el estudio SPECT de Mary, le di Depakote y Anafranil (un antiobsesivo antidepresivo). A lo largo del mes siguiente, se fue relajando, y conseguía hablar de sus ideas obsesivas. Se redujeron los pensamientos suicidas, y se decidió que podía regresar a casa, mejor que llevarla a un centro de tratamientos prolongados. Siguió algunos años con la terapia y no hubo más intentos de acabar con su vida. Cada ocho meses le repetíamos el estudio SPECT para asegurarnos de que íbamos por buen camino. La actividad en las zonas del cerebro que se habían mostrado claramente hiperactivas se redujo en un 80%.

Randle

Antes de venir a mi consulta, Randle había estado hospitalizado por dos intentos graves de suicidio. Era un alto ejecutivo de una empresa de programas informáticos, y por lo que desde fuera se veía, cualquiera hubiera dicho que lo poseía todo. Tenía una hermosa mujer, tres hijos y un muy buen trabajo. Sin embargo, estaba atormentado. En casa se ponía furioso a menudo por cosas intrascendentes, bebía mucho, y sentía unos celos obsesivos cuando algún hombre miraba de forma especial a su mujer; además, le habían diagnosticado anteriormente una depresión maníaca. Cuando vino a verme, había vuelto a tener ideas suicidas. Su padre se había quitado la vida cuando él tenía diecisiete años (el suicidio muchas veces es una conducta de imitación), tenía un tío alcohólico, una tía que recibía tratamiento por depresión y un sobrino que tomaba Ritalin por trastorno de déficit de atención.

Después de muchas preguntas, Randle me dijo que tenía «días realmente negros», aunque no bebiera. También se quejaba de que veía sombras y de que tenía breves periodos de despiste. Pedí un estudio SPECT que me ayudara a entender los patrones de su cerebro. Se observaban anormalidades en el lóbulo temporal izquierdo, mayor actividad del giro cingulado y menor en la corteza prefrontal cuando intentaba concentrarse. Una vez más, esos patrones se correspondían con explosiones temperamentales, pensamientos obsesivos e impulsividad. Estos tres síntomas suelen conducir a una conducta agresiva, con uno mismo o con los demás. Randle respondió muy bien a una combinación de Tegretol y Prozac.

EL ACOSO

He tratado a cuatro individuos que habían sido arrestados por acoso. Los cuatro tenían el patrón cerebral de violencia que he explicado, con problemas del lóbulo temporal izquierdo, una muy superior actividad en el giro cingulado y menor en la corteza prefrontal ante una tarea de concentración. Se trataba de personas que se quedaban atascadas en ideas negativas como: «Tengo que hacerme con esa mujer», y eran incapaces de librarse de tales pensamientos. En tres de los cuatro casos, la medicación ayudó a acabar con las obsesiones. La cuarta persona fue a la cárcel. Cheryl fue un ejemplo de tratamiento de éxito.

Cheryl

Después de verlo en una entrevista en la televisión, Cheryl, de veintiocho años, se obsesionó con un jugador de béisbol profesional. Empezó por ir a ver todos los partidos que jugaba en casa. Le escribía todas las semanas.

No podía dejar de pensar en él. Ocupaba un cargo de responsabilidad en un banco, pero por la noche y los fines de semana se ocupaba ante todo de aquel famoso. No recibía respuesta a las cartas, por lo que trató de contactar con él por teléfono y personalmente. Al no obtener éxito alguno, el tono de las cartas pasó de ser de admiración a un tono irritado, y de este a unas amenazas sutiles. Cuando el jugador recibió una misiva particularmente hostil, el equipo decidió denunciar el caso a la policía. Esta advirtió a Cheryl de que dejara de intentar ponerse en contacto con el jugador.

Hacía tiempo que trataba a su hermano Peter por un trastorno obsesivo-compulsivo. Había reaccionado muy bien a la combinación de Prozac y psicoterapia. Cuando se enteró de lo de su hermana, le insistió en que viniera a verme. Con mucho recelo, Cheryl acudió a la consulta.

Estaba asustada por su propia conducta. Nunca había tenido contacto alguno con la policía. «Simplemente, no me lo podía quitar de la cabeza», decía refiriéndose al jugador. Había tenido una larga época en la que le costaba olvidarse de determinadas ideas. Además, en su adolescencia, había sufrido problemas de anorexia. De mayor había mantenido bastantes relaciones sentimentales. Sus novios siempre se quejaban de que se preocupaba demasiado y de que era muy celosa. Como parte de mi revisión, pedí un estudio SPECT. Mostraba un giro cingulado notablemente hiperactivo, cambios en el lóbulo temporal izquierdo y una menor actividad en la corteza prefrontal. Respondió estupendamente a una combinación de un antidepresivo antiobsesivo (Prozac), un anticonvulsivo (Depakote) y psicoterapia. Decía que con la medicación sabía ser más flexible y no quedarse encerrada en pensamientos repetitivos.

14

LA CONTAMINACIÓN DEL CEREBRO

El efecto de las drogas y el alcohol

Robert

Robert, de treinta y nueve años, vino a la consulta porque pensaba que padecía el trastorno de déficit de atención. Se le olvidaban las cosas, era desorganizado e impulsivo, y tenía un muy corto alcance de la atención. Sin embargo, en sus años escolares no había tenido ninguno de estos problemas, sino que habían aparecido en la madurez. Además, y esto era muy importante, había estado veinte años abusando de las drogas, y en muchos centros de tratamiento. Es difícil explicar lo que sentí cuando vi su estudio SPECT. El hombre tenía más o menos mi edad; no obstante, por el abuso de las drogas su cerebro había adquirido el patrón funcional de una persona cincuenta años mayor con problemas de demencia.

Cuando le mostré la SPECT, Robert se quedó horrorizado. Había intentado muchas veces dejar las drogas, pero sin éxito; en cambio, esta vez se sometió a un estricto tratamiento y consiguió desengancharse. Después me decía: «Se trataba de la heroína o mi cerebro. No le iba a ceder ninguna parte más de mi cerebro».

Cerebro de Robert, afectado por la heroína

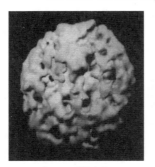 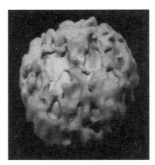

Imagen 3D de la
superficie vertical
Observa los grandes
agujeros de actividad por
toda la superficie cerebral

Imagen 3D de la superficie frontal
Observa la actividad
notablemente menor por
toda la superficie cerebral

Los investigadores comprueban repetidamente que el abuso de las drogas y el alcohol puede provocar daños graves al cerebro. A los adolescentes que acuden a mi consulta, y a otros a los que me dirijo en conferencias por todo el país, les suelo enseñar los estudios de Robert y otros similares. Son imágenes que impresionan mucho («tu cerebro adicto a las drogas»).

El estudio de los efectos de estas sustancias en el cerebro es uno de los aspectos más fascinantes y que más información me proporcionan de mi trabajo. En mi juventud pensaba que las drogas y el alcohol no eran buenos para la salud. Una idea que comprobé de primera mano en cierta ocasión que me embriagué con toda una caja de seis botellas de cerveza y media botella de champán a los dieciséis años: estuve enfermo tres días. Después de aquello, afortunadamente me alejé para siempre de las drogas y el alcohol. Con todo lo que he visto en mi trabajo, no habría manera de convencerme de que tomara marihuana, heroína, cocaína, metanfetaminas,[1] LSD, PCP (fenciclidina) o inhalantes, ni de beber más de uno o dos vasitos de vino o una cerveza. Son sustancias que dañan los patrones del cerebro, de modo que, cuando la persona queda atrapada en ellas, deja de ser ella misma. En este capítulo, expondré algunas de las ideas que nos hemos formado gracias a las SPECT sobre el abuso de las drogas y el alcohol, y cómo aplico tal

---

1. Las metanfetaminas son un tipo de drogas conocidas como psicoestimulantes, unos medicamentos que se emplean en el tratamiento del trastorno de déficit de atención. En dosis terapéuticas son beneficiosos y no dañan el cerebro. La dosis de abuso o adicción suele ser de entre diez y cincuenta veces superior a la que receta el médico, unas dosis que son peligrosas y crean mucha adicción.

información a mis pacientes. En el capítulo siguiente me centraré en las relaciones entre el abuso de las drogas, la violencia y el cerebro.

La cantidad de literatura científica sobre los efectos fisiológicos de las drogas y el alcohol en el cerebro es considerable. El que con mayor frecuencia se repite en los escáneres de quienes abusan de ellas es un aspecto tóxico generalizado del cerebro. En general, sus cerebros parecen menos activos, más arrugados y menos sanos. También es habitual en quienes abusan de las drogas el «efecto festón». Los patrones cerebrales normales muestran una actividad homogénea por toda la superficie cortical. El de festón es un patrón ondulado y desigual, con una superficie cerebral similar a la del mar. Observo el mismo patrón en los pacientes que han estado expuestos a humos tóxicos o a la falta de oxígeno.

LA COCAÍNA Y LA METANFETAMINA

El sistema de la dopamina de los ganglios basales absorbe rápidamente la cocaína y la metanfetamina, provocando una activación del cerebro a corto plazo. Con el tiempo, quienes abusan de una y otra muestran diversos defectos de perfusión en ambos hemisferios. En las SPECT, estas zonas se asemejan a pequeños derrames por toda la superficie cerebral. Son unos efectos que aparecen de forma crónica y aguda. En un estudio se analizó los patrones del flujo sanguíneo cerebral y el funcionamiento cognitivo de personas que abusaban de la cocaína. Los pacientes habían estado seis meses al menos sin consumir ninguna droga antes del análisis. Todos mostraban unas zonas de importante hipoactividad en las áreas frontales y parietales-temporales. Se observaron deficiencias de atención, de concentración, de nuevos aprendizajes, de memoria visual y verbal, de producción de palabras y de integración visual-motora. El estudio señalaba que el consumo prolongado de cocaína puede producir unos déficits permanentes de flujo sanguíneo, y problemas intelectuales persistentes en algunos subgrupos de pacientes consumidores. En otro estudio de personas que abusaban de la cocaína se observó una disminución del 23% del flujo sanguíneo en comparación con el grupo de control, y de un 43% en las que, además de abusar de esta droga, fumaban. El tabaco lo empeora todo.

Jeff

Jeff, de treinta y seis años, vino a verme por sus graves problemas de abuso de las metanfetaminas. Los Servicios de Protección del Menor (SPM) se habían llevado a sus tres hijos y los habían puesto al cuidado de los abuelos. Estaba a punto de perder el empleo en un almacén por sus repetidos retrasos y rendimiento irregular. Sus padres habían llamado a los SPM porque sabían que abusaba de las drogas, y temían por la seguridad de los pequeños. La esposa de Jeff, también consumidora, había abandonado la familia unos años antes y no se sabía dónde se encontraba. Los padres de Jeff habían intentado buscarle ayuda, pero él la había rechazado, y negaba que hubiera problema alguno. Al principio, cuando vino a mi consulta por orden del juez, adoptó una actitud negativa. Todo era culpa de los demás. Consumía muy poco, y no entendía por qué todo el mundo estaba tan airado. Para romper tal actitud de negarlo todo, pedí un estudio SPECT. Mostraba múltiples vacíos de actividad por toda la superficie del cerebro. Cuando le enseñé su aspecto en la pantalla del ordenador, se quedó boquiabierto. Estuvo mirándolo unos tres minutos, sin decir nada. «No lo puede negar —dije—. Tiene usted graves lesiones cerebrales provocadas por esta droga. Siga tomándola y perderá todo control. El cerebro no tendrá fuerza suficiente para tomar buenas decisiones».

Visto el historial de Jeff, estaba claro que, además del abuso de las drogas, padecía un trastorno de déficit de atención. Había sido un niño hiperactivo, inquieto, con problemas de impulsividad descontrolada y un corto

Cerebro de Jeff, afectado por anfetaminas

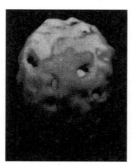

Imagen 3D de la
superficie vertical
Observa los muchos
agujeros de actividad por
toda la superficie cerebral

alcance de la atención. Apenas consiguió terminar la enseñanza obligatoria, pese a su alto coeficiente intelectual. Tomó Ritalin una temporada, pero a sus padres no les gustaba «drogarlo». Cuando empezó a tomar anfetaminas ya de adulto, decía, lo ayudaban a concentrarse, se sentía más fuerte y al principio rendía mejor en el trabajo. De hecho, Jeff tomaba la medicación adecuada: estimulantes cerebrales. Pero no sabía cómo utilizarlos para tratar su problema. Calculaba que tomaba unos 500 mg al día —una dosis entre diez y veinte veces superior a la recomendable—. Y lo más probable es que aquellas sustancias se elaboraran en algún garaje mezcladas con otros tóxicos. Yo sabía que para poder ayudarlo tenía que tratar su trastorno cerebral subyacente, además de incorporarlo a un programa de tratamiento contra las drogas. Le dije: «Déjeme que sea yo quien le dé las drogas. Sé hacerlo mucho mejor que usted, y las mías no producen este daño». Le receté una pequeña dosis de Adderall, que es una combinación de sales de anfetamina que se liberan poco a poco en el cuerpo y que, en las dosis adecuadas, no tienen prácticamente ningún efecto adictivo. Le veía todas las semanas y controlaba que seguía a diario un programa de desintoxicación. Al cabo de un año de abstención completa y seguimiento del tratamiento, pudo recuperar a sus hijos y llevárselos de nuevo a casa.

Mark

Mark, de veinticuatro años, era muy diferente de Jeff. Llevaba años abusando de la cocaína cuando decidió que ya era suficiente y vino a mi clínica. Me dijo: «Cuando empecé a consumir cocaína, me sentía mejor entre la gente. Siempre he sido tímido y los actos sociales me ponen nervioso. Al principio, la cocaína me daba más seguridad, y conseguía relacionarme con gente desconocida sin sentirme ansioso ni tenso. Pero cuanto más tomaba, más quería tomar. Quiero dejarla». Se gastaba la mayor parte de lo que ganaba en cocaína, y sus padres le recriminaban continuamente que nunca tuviera dinero, pese a lo mucho que trabajaba. Como parte de la revisión, pedí un estudio SPECT de Mark. Mostraba una mayor actividad en los ganglios basales de los lados derecho e izquierdo (que se correspondía con su ansiedad), y múltiples agujeros por toda la superficie superior del cerebro (indicio de muchas áreas de menor actividad cerebral). Cuando vio el escáner se entristeció muchísimo. Lo primero que dijo fue: «¿Se me curará el

Cerebro de Mark, afectado por la cocaína

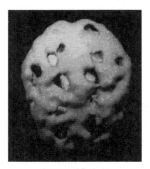

Imagen 3D de la superficie vertical
Observa los muchos agujeros de actividad por toda la superficie cerebral

cerebro si dejo la cocaína?» Le dije que era lo más probable, pero no seguro. Algo sí lo era: si seguía consumiéndola, las cosas empeorarían.

La gente me pregunta a menudo qué ocurriría si dejaran de tomar drogas. Yo les digo que depende. Depende de la droga que consuman, del tiempo que lleven haciéndolo, de las otras sustancias tóxicas que pueda haber en lo que toman, y de lo sensible que sea su cerebro. Algunas personas son muy sensibles a los efectos de las drogas, y al cabo de muy poco tiempo de tomarlas el daño que les producen es ya evidente. Otras son más resistentes a esos efectos, y pueden consumir drogas durante largos periodos sin padecer lesiones graves. Depende. Pero ¿quién lo puede saber de antemano? Me parece que, con esta información, es una estupidez tomarlas.

Sometí a Mark a un programa de tratamiento contra las drogas y sesiones de psicoterapia. Le enseñé otras maneras de relajarse en situaciones sociales (con la biorretroalimentación y la terapia de acabar con los pensamientos negativos). Me contó que lo que más lo convenció de dejar las cocaína fue ver su cerebro. Dijo: «Podría haber estado usted repitiéndome todo el día el daño que me producía la droga, pero me encantaba y me hacía sentir muy bien. Sin embargo, ver mi cerebro con todos aquellos agujeros no me daba escapatoria». Según mi experiencia, hacer que el paciente vea su cerebro dañado por las drogas es la forma más eficaz de acabar con la actitud de oposición y negación típica de quien las consume.

EL ALCOHOL

El abuso del alcohol también va asociado a anormalidades en el flujo sanguíneo del cerebro. Las dosis pequeñas de alcohol producen una activación cerebral, mientras que si son mayores provocan una vasoconstricción y una disminución general de la actividad del cerebro. El alcoholismo crónico va asociado a una disminución del flujo sanguíneo en el cerebro y del metabolismo cerebral, especialmente en las zonas frontal y temporal. En un estudio, se realizó una SPECT a diecisiete voluntarios sanos y a una muestra de cincuenta pacientes con dependencia del alcohol, sin ningún otro trastorno físico ni mental importante. Los estudios SPECT eran anormales en treinta y cuatro pacientes, pero solo en dos de los voluntarios. La principal anormalidad era una menor actividad en toda la corteza cerebral. Se sospechó que existía una vulnerabilidad genética a esta sustancia, porque las anormalidades en las SPECT eran más frecuentes en los pacientes con una historia familiar de problemas con la bebida.

El abuso crónico del alcohol disminuye la tiamina (una vitamina B esencial para la función cognitiva) y pone al paciente en peligro de contraer el síndrome de Korsakoff (SK). El SK es un trastorno amnésico en el que la incapacidad de conservar el recuerdo de hechos recientes suele conducir a la confabulación (mentir para paliar la información que falta) y a una situación aparentemente paradójica en la que el paciente puede realizar tareas complejas aprendidas antes de su enfermedad, pero es incapaz de aprender las destrezas nuevas más sencillas. En un estudio comparativo de alcohólicos con y sin SK, ambos tenían una menor actividad cerebral general, pero la del grupo con SK era mucho menor. El estudio concluía que el abuso crónico del alcohol, cuando no existe un déficit de tiamina, reduce el flujo sanguíneo cerebral porque provoca efectos tóxicos directos en el cerebro. Si también existe una deficiencia de tiamina, las reducciones del flujo sanguíneo son mucho mayores.

Pero doctor Amen, preguntarás, ¿y todos esos estudios que dicen que un poco de alcohol es bueno para el corazón? Un poco de alcohol probablemente es bueno para el corazón e incluso quizás para el cerebro. Algunos estudios indican que quienes toman una copa o dos al día son psicológicamente más sanos que los completamente abstemios. La clave reside en ese «un poco». A la larga, «más de un poco» de alcohol provoca graves problemas que hacen que en la SPECT el cerebro parezca arrugado y marchito. Si tomar una copa o dos hace que nos sea difícil parar, lo mejor es abstenernos por completo de beber.

Carl

Carl, abogado de cuarenta y seis años, vino a la consulta cuando su mujer lo amenazó con divorciarse si no dejaba de beber. Llevaba veinticinco años abusando del alcohol, y en mucho mayor grado en los últimos diez. La bebida acababa justamente de empezar a afectarle al trabajo, pero hacía muchos años que provocaba problemas familiares. Sus hijos habían dejado de pedirles a los amigos que fueran a su casa, porque nunca se sabía si su padre iba a estar bebido. Estaban siempre preocupados por él. La bebida era motivo de frecuentes peleas entre Carl y su mujer. Y él llevaba años con la presión arterial alta. El médico no conseguía que se le equilibrara con ningún medicamento. Como suele ocurrir con muchas personas que abusan del alcohol, la negación era parte del problema de Carl, aunque tuviera que contradecir a toda su familia. Le dije que le íbamos a hacer una SPECT. Aceptó a regañadientes. Había visto los carteles de cerebros afectados por el abuso del alcohol en mi consulta, y antes de someterse al escáner, me dijo: «Si tengo uno de esos cerebros llenos de agujeros, no me lo diga. No lo quiero saber». Yo pensé: «Mejor harías en saberlo. Si no, no te quedará cerebro del que preocuparte». Como muchos de mis pacientes alcohólicos, Carl tenía un

Cerebro de Carl, afectado por el alcohol

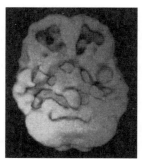

*Imagen 3D de la
superficie inferior*
Observa el aspecto arrugado
del cerebro, especialmente
en la corteza prefrontal y
los lóbulos temporales.

La contaminación del cerebro

cerebro arrugado que parecía de más edad de la que tenía. Cuando vio las imágenes, se puso a llorar. Su mujer, que estaba sentada a su lado, le puso la mano en el hombro. Esperé unos minutos para que la impresión hiciera su efecto y luego dije: «Carl, tú decides. Puedes mirar el cerebro y decir: "¡Qué demonios! Ya lo tengo fastidiado, así que puedo seguir bebiendo". O decirte: "Menos mal que sé cómo tengo el cerebro. Menos mal que mi mujer me obligó a buscar ayuda. Puedo curarme si dejo ya toda esta porquería". Es evidente que el alcohol es tóxico para tu cerebro». No necesitó mucho más. Dejó de beber por completo, siguió un programa de desintoxicación, y empezó a reconstruir su relación con su mujer y sus hijos.

Rob

Rob había sido un genetista brillante, pero en los últimos años se sentía constantemente cansado e incapaz de concentrarse, de lo que se resentía su trabajo. El psicólogo me lo remitió enseguida. Rob llevaba cinco años bebiendo mucho, además de consumir cocaína y metanfetaminas para cobrar fuerzas. El psicólogo le dijo que no podía ayudarlo mientras no dejara de beber y tomar drogas. Hombre brillante pese al abuso de sustancias tóxicas, Rob no entendía cómo el problema podía estar en ellas. «¿Qué voy a hacer sin ellas? Cuando intento dejarlas me siento fatal. Intranquilo, deprimido y con una ansiedad terrible», decía. Yo me preguntaba si no estaría tomando alcohol y drogas para tratar algunas anomalías ocultas. Le convencí de que se abstuviera de tomar drogas dos semanas (le ayudé a desintoxicarse con un poco de medicación) para que pudiera hacerle unas fotografías del cerebro. Era evidente que este órgano se hallaba afectado por las drogas, con agujeros por toda la corteza y un aspecto marchito debido al abuso del alcohol. Además, con la abstinencia de dos semanas, se observaba una actividad notablemente mayor en la parte profunda de los ganglios basales y en el lóbulo temporal derecho. Pensé que quizás utilizaba el alcohol para aquietar la hiperactividad de los ganglios basales y el lóbulo temporal, y la cocaína y la metanfetamina para contrarrestar el alcohol. Le enseñé su escáner. Me sorprendió la indiferencia con que lo miraba. Dijo: «¿De verdad tengo que dejar de beber? ¿Y qué voy a hacer?» Durante la visita insistí en la necesidad de que dejara por completo el alcohol y las drogas; en caso contrario su cerebro se deterioraría aún más. También le dije que le daría una medicación para calmar sus zonas hiperactivas, y que lo más probable

Cerebro de Rob, afectado por el alcohol, la cocaína y la metanfetamina

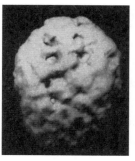

*Imagen 3D de la
superficie vertical*
Observa el agujero
generalizado y el aspecto
arrugado durante el abuso

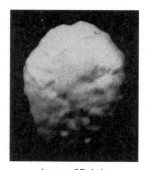

*Imagen 3D de la
superficie vertical*
Observa la notable
mejoría después de un
año de abstinencia de
las drogas y el alcohol

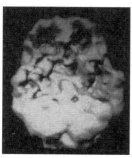

*Imagen 3D de la
superficie inferior*
Observa el agujero
generalizado y el aspecto
arrugado durante el abuso

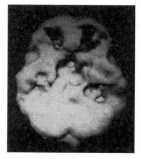

*Imagen 3D de la
superficie inferior*
Observa la notable
mejoría después de un
año de abstinencia de
las drogas y el alcohol

era que muy pronto empezara a sentirse mejor. Me preocupaba que no se diera cuenta de la gravedad de la situación, así que llamé a su médico y le reiteré que era fundamental que Rob se abstuviera totalmente de las drogas que le contaminaban el cerebro. Trabajó intensamente con él. Cuanto más se mantenía alejado de las drogas y el alcohol (y cuanto mejor se sentía gracias a la medicación, que era más efectiva que la mezcla de alcohol, drogas y metanfetamina), más comprendía la importancia del escáner y la necesidad de alejarse de las sustancias de las que había estado abusando. Un año después, había mejorado espectacularmente. Trabajaba mucho mejor, sus relaciones eran más estables y su actitud general ante la vida, muy positiva.

De hecho, me mandó a muchas personas para su tratamiento. Decidí hacerle una SPECT de seguimiento para observar el progreso que habíamos hecho con su cerebro. Había mejorado muchísimo, exactamente como él.

Karen

Karen, de cuarenta y ocho años, llevaba veinte librando una batalla contra el abuso del alcohol. Había pasado por tres matrimonios, cinco programas de tratamiento contra el alcoholismo y múltiples medicaciones. Se quejaba de que se sentía cansada, deprimida y permanentemente airada. Sin alcohol no se encontraba bien. Además, tenía un grave problema de impulsividad. Siempre que iniciaba una nueva medicación, el médico solo se la podía recetar para dos o tres días, de lo contrario, se tomaba en pocos días toda la correspondiente a un mes, fuera la que fuese. Lo sorprendente es que nadie le había examinado el cerebro para ver si encerraba alguna explicación de por qué Karen era tan resistente a la medicación. Su médico, después de oír una conferencia mía, me la remitió para que le hiciéramos un escáner. Este revelaba una menor actividad generalizada del cerebro, pero especialmente en la corteza prefrontal. Karen tenía dañada la parte que controla los impulsos. Al facilitarme los datos de ingreso, me dijo que nunca había sufrido golpe alguno en la cabeza. Yo sabía que muchos alcohólicos, en sus desvanecimientos o en los momentos de ofuscación, se producen heridas de las que no se dan cuenta. Le pedí a su médico que indagara mejor en su historial para ver si había sufrido alguna. Cuando le dijo a Karen que se lo

Cerebro de Karen, afectado por el alcohol y una herida en la cabeza

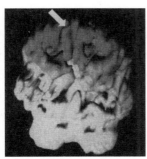 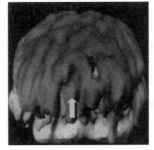

Imagen 3D de la superficie inferior   *Imagen 3D vertical de la superficie frontal*

Observa el aspecto arrugado general (festones) y la actividad notablemente menor de la corteza prefrontal (flecha)

preguntara a su madre, esta recordó una vez en que un caballo le había dado un golpe en la cabeza a su hija a los siete años, y se había quedado inconsciente. Vistos los hechos, recomendé que se recetara a Karen una pequeña dosis de un estimulante de liberación lenta que la ayudara a controlar los impulsos. Los estimulantes de liberación lenta, por ejemplo Ritalin SR, se introducen en el sistema poco a poco y no provocan ningún tipo de excitación rápida, por lo que normalmente no crean adicción. También amplié las imágenes del cerebro de Karen para que se las pusiera en la pared y le recordaran que estaba decidida a no seguir bebiendo.

LOS OPIÁCEOS

El abuso de las sustancias derivadas del opio se ha asociado también a graves anormalidades del flujo sanguíneo. Algunas de las peores lesiones cerebrales que he visto eran consecuencia del abuso de la heroína. La historia de Robert que veíamos al principio de este capítulo ilustra lo graves que pueden llegar a ser. Según mi experiencia, la heroína y otros opiáceos (como la metadona, la codeína, Demerol [meperidina], Dilaudid [hidromorfona], Percodan [oxicodona] y Vicodin [hidrocodona]) provocan sistemáticamente una disminución generalizada de la actividad en todo el cerebro. Son medicamentos muy adictivos que pueden acabar literalmente con el cerebro y la vida. Para referirme al aspecto de las SPECT de quienes abusan del opio, suelo hablar de «cerebro derretido». También he visto lesiones cerebrales graves similares en quienes consumen metadona. A muchas personas adictas a la heroína se les administra metadona para ayudarlas a tratar su adicción, a no cometer delitos (si pueden tener la droga de forma legal, no necesitan cometer ninguno a fin de conseguir el dinero para comprarla) y a eliminar infecciones a través de agujas contaminadas. Comprendo las razones de los centros de tratamiento con metadona, pero debemos hacer mejor las cosas. Dosificarles la droga a los adictos con metadona perpetúa el daño cerebral ya presente, y temo que estos pacientes nunca van a ser capaces de mejorar.

Doug

A Doug, de cuarenta años, me lo remitió un médico de una clínica de tratamiento contra drogadicciones de San Francisco. Había sido adicto a la heroína y posteriormente había estado sometido a un programa de mantenimiento con metadona durante siete años. El médico veía que, pese al tratamiento, Doug seguía empeorando. Se preguntaban qué habían hecho con su cerebro los siete años de metadona. Quiso que la dejara, pero la idea aterrorizaba a Doug, y los otros miembros del programa se negaban a dejarla. El estudio SPECT de Doug mostraba una importante disminución generalizada de la actividad en todo el cerebro. Cuando se lo mostré, cambió de opinión sobre la metadona. «Tengo que dejar esta porquería —dijo—, si no, me voy a quedar sin cerebro». Él y el equipo que lo trataba aceptaron apartarlo por completo de los opiáceos siguiendo un nuevo protocolo de desintoxicación rápida desarrollado en la Universidad de Yale. A Doug le fue bien, y agradeció mucho verse libre de las drogas.

Cerebro de Doug, afectado por la heroína y la metadona

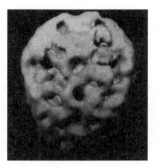

Imagen 3D de la superficie vertical
Observa los grandes agujeros
de actividad por toda la
superficie del cerebro

LA MARIHUANA

El consumo de marihuana está muy extendido entre los estadounidenses. Se calcula que 67,4 millones de ellos la han probado, 19,2 millones lo han hecho durante el último año y 9,7 millones durante el último mes. Muchos adolescentes y adultos jóvenes creen que esta droga es segura, a pesar de los muchos estudios que demuestran el daño cognitivo, emocional y social que su consumo crónico o abundante provoca. Algunos investigadores han revelado también que es una droga «de inicio», y un estudio revela que el 98% de los consumidores de cocaína empezaron con marihuana. A pesar de estos estudios, existe una polémica tanto entre la población general como en la comunidad médica sobre si es perjudicial. Hace muchos años que su legalización es tema de debate.

Me sorprende muchísimo la actitud despreocupada de nuestro país ante el consumo de marihuana. El estado de California, donde resido, aprobó en 1996 una ley que legaliza su uso terapéutico. Creo que muchas personas entendieron mal la Proposición 215,[2] y creyeron que al votar a su favor permitían que la gente que se muere de cáncer tomara marihuana para calmarles los dolores y aumentarles el apetito. Lo que consiguieron fue una ley que básicamente dice que el médico puede recetar marihuana para cualquier cosa, por ejemplo, ansiedad, estrés, mal humor o irritabilidad. El mayor problema de la ley, en mi opinión, es que ha desaparecido la percepción del peligro de la marihuana. Los adolescentes me dicen que es una medicina, que no tiene ningún problema. El doctor Mark Gold, especialista en abuso de las drogas, lo resumía muy bien: «A medida que disminuye la percepción del peligro de una droga, aumenta su consumo».

Se han utilizado las SPECT para estudiar los efectos a corto y a largo plazo de la marihuana en el cerebro. Según estos estudios, los fumadores inexpertos de marihuana padecen una aguda disminución del flujo sanguíneo cerebral, y quienes la consumen de forma habitual muestran una menor perfusión generalizada en comparación con el grupo de control de no consumidores.

Yo observaba en estudios SPECT de personas que abusaban de la marihuana una menor actividad en el lóbulo temporal de la que no se hablaba en los estudios antes mencionados, debido probablemente a la menor resolución de los escáneres más antiguos. Y me preguntaba si nuestros descubrimientos más recientes eran la causa de los problemas de memoria y de motivación que a menudo van asociados al consumo de marihuana. Decidí estudiar sus efectos en el cerebro, comparando para ello a los pacientes con trastorno de déficit de atención (TDA) y consumidores crónicos de marihuana, con otros con TDA pero no consumidores de marihuana. Lo hice

2. Ley aprobada en 1996 en el estado americano de California por el 55,7% de los votantes, y que permitía el acceso a la marihuana por razones médicas. (N. del T.)

Cerebros afectados por la marihuana

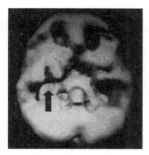

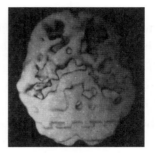

*Imagen 3D de la
superficie inferior*
Varón de dieciséis años con
un historial de dos años de
consumo diario; observa
las múltiples zonas con
una notablemente menor
perfusión, en especial en los
lóbulos temporales (flecha)

*Imagen 3D de la
superficie inferior*
Varón de cuarenta y cuatro
años con un historial de doce
años de consumo diario;
observa la notablemente
menor perfusión en la
superficie inferior del cerebro

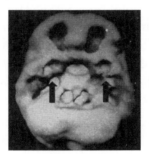

*Imagen 3D de la
superficie inferior*
Mujer de treinta y dos años
con un historial de doce años
de consumo en fines de
semana; observa las zonas
de menor perfusión en los
lóbulos temporales medios

por tres razones. En primer lugar, los estudios funcionales con imágenes del cerebro de personas con TDA no han mostrado anormalidades en los lóbulos temporales. Utilizar un grupo de control con el mismo diagnóstico, en lugar de un grupo de control psiquiátrico general, elimina la posibilidad de hallazgos contaminados. Incluso un grupo de control normal genera incertidumbre, porque muchos consumidores de marihuana tienen otros diagnósticos adicionales. Segundo, pensaba que comparar a esas personas con una población con el mismo diagnóstico común proporcionaría una información útil. Y por último, se ha dicho en varios estudios que el 52%

de las personas con TDA tienen problemas de abuso de sustancias tóxicas, en muchos casos marihuana.

Comparé los escáneres de treinta fumadores adolescentes y adultos de marihuana (que la llevaban consumiendo al menos un año y con frecuencia semanal) a los que se les había diagnosticado TDA, con un grupo de control de diez sujetos también con TDA, escogidos con criterios de edad, sexo y disponibilidad, que nunca habían abusado de ninguna droga. En el grupo de marihuana/TDA, según el historial clínico, la marihuana era la primera droga de elección, y no se había consumido ninguna otra durante el año anterior; también según el historial clínico, no había en esos pacientes un consumo importante de alcohol (se consideraba un consumo importante el de más de tres decilitros de licores fuertes o seis cervezas a la semana). El intervalo entre el consumo más reciente de marihuana y la SPECT era de seis meses, según el historial clínico. Quienes cumplían los criterios diagnósticos de abuso de alcohol u otras sustancias fueron eliminados del estudio. El consumo de marihuana variaba de diario a semanal, y de un año a veintidós. Ningún paciente tomaba medicación en el momento del estudio, y todos los participantes dijeron que llevaban por lo menos treinta días sin consumir marihuana. Además, quienes tomaban estimulantes para el TDA eliminaron la medicación durante un mínimo de una semana.

La única anormalidad observada en el grupo de control con TDA fue una menor actividad en la corteza prefrontal en ocho de los diez sujetos. Un número similar de individuos del grupo de marihuana/TDA tenían una menor actividad en la corteza prefrontal —veinticinco de treinta (el 83%)— pero en general esta menor actividad en la corteza prefrontal era más aguda. Además, veinticuatro sujetos del grupo marihuana/TDA mostraban una menor actividad en los lóbulos temporales; cinco casos (21%) fueron considerados graves, siete (29%) moderados, y doce (50%) suaves. Los casos graves y moderados se daban en los mayores consumidores (un consumo de más de cuatro veces a la semana durante el año anterior), pero no necesariamente en los que llevaban más tiempo haciéndolo. Un adolescente que estuvo dos años consumiendo a diario mostraba la perfusión más pobre del lóbulo temporal del grupo. En cuanto a consideraciones clínicas, cuatro pacientes padecían el síndrome amotivacional (falta grave de interés, motivación y energía). Los cuatro tenían una menor perfusión en los lóbulos temporales; tres fueron clasificados como graves, y uno como moderado.

Este estudio coincidía con otros anteriores ya mencionados en demostrar que el consumo frecuente y prolongado de marihuana tiene el potencial de cambiar el patrón de perfusión del cerebro. Otros estudios anteriores mostraban una menor actividad general del cerebro; en cambio, en estos hallé una menor actividad focal en los lóbulos temporales —la razón podría ser la mayor complejidad de la cámara empleada—. La actividad anormal en los lóbulos temporales se ha relacionado con problemas de memoria, aprendizaje y motivación —quejas habituales de los adolescentes (o al menos de sus padres) y los adultos que abusan crónicamente de la marihuana—. El síndrome amotivacional, que se distingue por apatía, pobre alcance de la atención, letargo, retraimiento social y pérdida de interés por lograr algo, se ha atribuido durante muchos años al abuso de la marihuana. Un adolescente varón del estudio, que la había consumido a diario durante dos años, era uno de los casos más graves de hipoactividad de los lóbulos temporales, y había dejado los estudios sin concluir la enseñanza secundaria.

LOS INHALANTES

También se abusa mucho de los inhalantes, como la gasolina, los líquidos de corrección, los disolventes para pintura, las cargas de mechero o el pegamento. Tuve un paciente de cuatro años adicto a ellos. Me contaba su madre que se iba al garaje, abría el depósito del cortacésped, ponía la boca en el orificio y respiraba hondo, de modo que los vapores lo intoxicaban. Además, inhalaba muchas sustancias distintas. La primera vez que reconocí al niño fue en la sala de juegos de la consulta. Era hiperactivo. En medio de la sesión se fue a la pizarra blanca y sacó el capuchón de un rotulador. Se puso este en la nariz e inhaló profundamente. Luego se me quedó mirando con una gran sonrisa: «¡Qué bueno!», exclamó.

Los inhalantes llegan directamente al cerebro y pueden provocar daños en él, en los pulmones y en el hígado. Son peligrosos. La mayoría de los inhalantes y disolventes son vasodilatadores a corto plazo; sin embargo, su abuso crónico a menudo va acompañado de una grave disminución del flujo sanguíneo cerebral.

Cerebro afectado por inhalantes

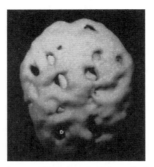

Imagen 3D de la superficie vertical
Observa los grandes agujeros de actividad
por toda la superficie del cerebro

La SPECT anterior muestra el cerebro de un paciente de cuarenta años que abusó de los inhalantes durante doce. Se parece mucho al cerebro afectado por la cocaína o la metanfetamina.

LA CAFEÍNA Y LA NICOTINA

Sé que este apartado podrá incomodar a muchos, pero es mi deber decir lo que pienso. Estudios publicados indican que la cafeína, aun en pequeñas dosis, es un potente vasoconstrictor cerebral (disminuye el flujo sanguíneo en el cerebro). Mi experiencia me dice también que así es. Cuanta más cafeína se consume (la cafeína se encuentra en el café, el té, la mayoría de los refrescos, y muchos fármacos y remedios para el resfriado), más se reduce la actividad del cerebro. Muchas personas, en especial mis pacientes con TDA, la utilizan como estimulante cerebral. Lo hacen para mantenerse alerta todo el día. El problema de la cafeína es que, aunque pueda ser útil a corto plazo, a la larga empeora las cosas. Entonces uno empieza a tomar más cantidad para subsanar la hipoactividad que ella misma provoca, con lo cual se empeora el ya mal estado del cerebro. Probablemente, el consumo esporádico de cafeína no supone ningún gran problema. Sí lo es, en cambio, su consumo diario y en grandes cantidades (más de tres tazas al día), que hay que cortar si se quiere mantener sano el cerebro. Es interesante señalar que los estimulantes cerebrales como Ritalin o Adderall, que en dosis terapéuticas se utilizan en el tratamiento del TDA, mejoran la actividad cerebral.

Por lo que a la nicotina se refiere, son tantas las razones para dejar de fumar que probablemente huelga nombrar alguna más. La experiencia me dice que si se quiere tener un cerebro sano no hay que fumar. Cuando se abandona ese vicio, empieza a aumentar el flujo sanguíneo, aunque quienes han fumado durante mucho tiempo muestran una actividad general notablemente menor en el cerebro.

Un exitoso hombre de negocios conocido mío vino a verme. Decía que últimamente tenía problemas de concentración y se notaba falto de fuerzas. Yo sabía que fumaba tres paquetes de cigarrillos y se tomaba al menos tres buenas tazas de café al día. Me parecía desde hacía tiempo que sufría TDA (de pequeño, en la escuela rendía mucho menos de lo que era capaz, hacía las cosas de forma impulsiva y no se podía estar quieto) y que se automedicaba con los efectos estimulantes de la cafeína y la nicotina. Era un alto ejecutivo de una empresa de gran éxito y no estaba acostumbrado a seguir los consejos de nadie. Le hablé del TDA y le dije que sería bueno darle un tratamiento para que dejara de automedicarse con elevadas dosis de cafeína y nicotina. Lo primero que respondió fue que no quería tomar ningún medicamento. ¿Es que no conocía yo algún tratamiento natural que pudiera irle bien? Un tanto sorprendido, le dije: «Estás tomando dos tratamientos "naturales" para el TDA, cafeína y nicotina, pero pueden acabar con tu vida. La medicación que te propongo es más efectiva, y si se usa correctamente no puede matar a nadie».

Cerebro afectado por un muy elevado consumo de cafeína y nicotina

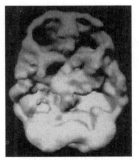

Imagen 3D de la superficie inferior
Observa la actividad notablemente
menor general, en especial
en la corteza prefrontal y
los lóbulos temporales

Le señalé que las imágenes SPECT de su cerebro le podrían ayudar a ver la realidad de la situación, y le animarían a dejar de fumar y de tomar tanto café. Incluso yo me sorprendí del mal aspecto de su cerebro. Tenía una actividad notablemente menor por toda la corteza, especialmente en las zonas de la corteza prefrontal y los lóbulos temporales. Le dije a mi amigo que tenía que encontrar algo distinto de la nicotina y la cafeína que le estimulara el cerebro; de lo contrario, era muy improbable que le quedara mucho cerebro para disfrutar de su éxito profesional. Siguió mi consejo unas semanas, pero enseguida volvió a las viejas costumbres. Yo me preguntaba si la escasa actividad de sus lóbulos temporales le hacían incapaz de retener en la memoria las imágenes de las SPECT, o si la muy escasa actividad de su corteza prefrontal le impedía controlar suficientemente los impulsos. Le recomendé que se tomara un estimulante cerebral, como Ritalin o Adderall, pero él insistía en que quería tratar su TDA de forma «natural».

¿QUÉ OCURRE CUANDO SE DEJA DE ABUSAR DE LAS DROGAS?

Mucha gente me pregunta qué le ocurre al cerebro cuando se deja de tomar alcohol o drogas. Depende. En general, cuanto más tiempo se ha estado abusando de una sustancia, más tóxico es su efecto. Determinadas drogas son claramente más tóxicas que otras. Depende de qué otras sustancias estén mezcladas con la droga y de la sensibilidad del cerebro de quien las toma. Hay casos poco frecuentes de personas que pueden abusar de las drogas mucho tiempo continuado con muy pocos efectos adversos duraderos, o incluso ninguno. A otros les basta con muy poco tiempo para sufrir un tipo u otro de daño cerebral. En cualquier caso, cuanto antes se dejen las drogas, más probabilidades hay de que el cerebro sane.

EL PÓSTER: ¿QUÉ CEREBRO QUIERES?

En 1997 elaboré un cartel para la educación sobre las drogas llamado «¿Qué cerebro quieres?». Basado en mi experiencia con personas que abusaban de las drogas y en mi trabajo con las SPECT, el póster pretendía acabar con la idea de que las drogas no son peligrosas. En él se compara un cerebro normal con los de un adicto a la heroína, uno que abusa de la cocaína, un alcohólico y un consumidor crónico de marihuana. Se ve perfectamente el daño provocado por el abuso de las sustancias:

- *El cerebro normal tiene un aspecto suave, simétrico y homogéneo.*
- *El afectado por la heroína muestra grandes zonas de menor actividad por todo el cerebro.*
- *El afectado por la cocaína presenta múltiples pequeños agujeros por toda la corteza cerebral.*
- *El afectado por el alcohol tiene un aspecto arrugado o marchito.*
- *En el afectado por la marihuana parece como si hubiera zonas que hubiesen desaparecido, sobre todo en la parte del lóbulo temporal izquierdo, la sede del lenguaje y el aprendizaje.*

Después de ver estas imágenes, muchos pacientes me dicen que ya no tienen interés alguno en seguir tomando drogas. Quieren que todo su cerebro esté activo, «sin ningún agujero», como decía un muchacho de diecinueve años al ver su cerebro después de cumplir una condena en un centro de reclusión de menores como consecuencia de su abuso de la marihuana.

En mi trabajo con adictos a las drogas utilizo estas imágenes todos los días, en especial con adolescentes y adultos jóvenes que empiezan a experimentar con las drogas. La visión del propio cerebro dañado por ellas produce un profundo impacto, por lo que muchos de mis pacientes inician inmediatamente el proceso de recuperación.

Para comprobar la efectividad de aquel cartel, cien personas de entre doce y cuarenta años respondieron un cuestionario. Más del 50% de ellas dijo que el póster había cambiado la idea que tenían de las drogas. Estos fueron algunos de sus comentarios:

- *«No tenía ni idea de que la marihuana podía ser tan nociva para el cerebro. ¿Por qué la han legalizado en California?».*
- *«No quiero agujeros en mi cerebro. Nada de drogas».*
- *«Las drogas afectan gravemente al cerebro».*
- *«Me ha cambiado radicalmente la idea que tenía del alcohol y las drogas».*
- *«Si me hacen daño, no quiero saber nada de ellas».*

➡ *«Nadie me habló de estas cosas en la escuela. Todo el mundo decía que las drogas estaban muy bien. Me parece una estupidez».*

Hoy el póster cuelga en las paredes de más de cien cárceles y cientos de colegios de todo el país (el Distrito Escolar del Condado de Los Ángeles compró uno para cada escuela), centros de tratamiento contra la drogadicción y hospitales. El Departamento de Justicia de Cleveland adquirió seiscientos para dárselos a todas las personas que pasaban por sus servicios. El juez decano dijo que era necesario educar a la gente sobre los auténticos efectos de la droga.

En mi web *www.amenclinics.com* encontrarás más información sobre el tema.

15

LOS ESLABONES PERDIDOS

Drogas, violencia y cerebro

Existe una relación bien comprobada entre el abuso de sustancias tóxicas y la violencia. Entender sus entresijos es fundamental para encontrar intervenciones y soluciones eficaces. Se ha escrito mucho sobre las causas psicosociales del consumo de drogas y la violencia, pero se han hecho pocos estudios sobre la relación biológica de ambas con el cerebro.

Con nuestro trabajo con imágenes cerebrales, hemos reconocido algunos patrones clínicos y de SPECT que pueden ayudar a comprender mejor la conexión entre el abuso de sustancias, la violencia y el cerebro. Son observaciones que surgen de nuestra base de datos clínicos de más de cinco mil estudios SPECT sobre una amplia diversidad de pacientes neuropsiquiátricos, entre ellos más de trescientos cincuenta que habían tenido problemas de conducta agresiva durante los seis meses anteriores al reconocimiento (delitos contra la propiedad o agresiones físicas). Además, nuestra clínica ha intervenido en aproximadamente treinta evaluaciones neuropsiquiátricas forenses de delincuentes violentos que habían cometido asesinatos, violaciones, robos a mano armada, agresiones físicas, torturas y acosos, muchos de los cuales tenían también problemas de abuso de drogas. En este capítulo, examino la relación entre este abuso y la violencia, a través de la lente de nuestro trabajo con SPECT.

Al repasar la literatura sobre el abuso de sustancias, es importante señalar que las tradicionalmente relacionadas con la violencia (por ejemplo, la cocaína, la metanfetamina y el alcohol) provocan unos patrones de perfusión anormales en las zonas que se han asociado con el comportamiento violento. Es posible que también la cafeína y la nicotina estén implicadas en este comportamiento, y que magnifiquen el efecto negativo de otras sustancias.

Los que siguen son cinco patrones que cierran los eslabones entre drogas, violencia y cerebro.

1. El consumo de drogas, en especial de alcohol, cocaína, metanfetaminas, fenciclidina y esteroides anabólicos puede provocar directamente un comportamiento agresivo.

Así puede ocurrir de forma particular cuando el consumidor es proclive a la violencia debido a deficiencias ocultas del cerebro (como una combinación de problemas en los lóbulos prefrontal, cingulado y temporal dominante, así como en áreas del sistema límbico dominante y de los ganglios basales).

John

Jonh, contratista de setenta y nueve años, diestro, tenía una larga historia de abuso del alcohol y de conducta violenta. En sus cuarenta años de matrimonio, había maltratado físicamente a su esposa de forma repetida, y también a sus hijos mientras vivieron en casa. Casi todos los malos tratos se producían cuando estaba ebrio. A los setenta años le practicaron una operación a corazón abierto. Después de ella tuvo un episodio psicótico que se prolongó diez días. El médico pidió un estudio SPECT como parte de la evaluación. En él se observaba una actividad notablemente menor en la región temporal-frontal de la parte exterior izquierda, debida muy probablemente a un antiguo traumatismo en la cabeza. Cuando el médico preguntó a John si había sufrido algún golpe importante en la cabeza, este le dijo que a los veinte años iba conduciendo un viejo camión de reparto de leche que no llevaba retrovisor lateral. Asomó la cabeza por la ventanilla para mirar atrás, se la golpeó violentamente contra un poste y se quedó inconsciente varias horas. Después del accidente había tenido más problemas de temperamento y memoria. Cuatro de sus cinco hermanos compartían historias de

Cerebro de John

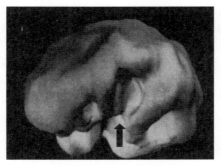

Imagen 3D de la superficie lateral
Observa la actividad notablemente menor en
la zona frontal y temporal izquierda (flecha)

abuso del alcohol, pero ninguno presentaba problemas de conducta agresiva. Dado el punto en el que se encontraba la anormalidad cerebral (una disfunción en la zona frontal-temporal izquierda), era previsible que John se comportase con violencia. El abuso del alcohol, que no había provocado tal conducta en sus hermanos, sí agudizaba la violencia de John. Si este hubiera visto y comprendido antes su SPECT, podría haber buscado ayuda y evitado herir a su familia

2. El consumo de drogas o alcohol puede dañar la función ejecutiva y aumentar la probabilidad de agresividad.

Bradley

A los catorce años, a Bradley le diagnosticaron un trastorno de déficit de atención con hiperactividad (TDAH) y una disfunción del lóbulo temporal izquierdo (diagnosticado por un electroencefalograma). Con anterioridad (de primero a octavo curso) lo habían expulsado de once escuelas por sus frecuentes peleas y faltas de asistencia injustificadas, y ya había empezado a tomar alcohol y marihuana. Había seguido un tratamiento de 15 mg de Ritalin tres veces al día, con una reacción espectacular. El curso siguiente mejoró en tres puntos la nota de lectura, asistía al colegio asiduamente y no tuvo arranques de agresividad. Su abuela (con la que vivía) y sus profesores estaban muy satisfechos de tal progreso. Pero Bradley odiaba tener que tomar medicamentos. Decía que le hacían sentir estúpido y diferente, aunque era evidente que le iban muy bien. Dos años después de

Cerebro de Bradley

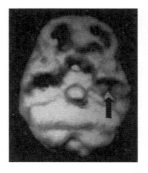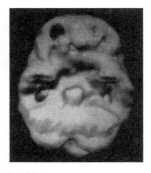

Imagen 3D de la superficie inferior

Estudio en estado de concentración (sin medicación); observa la menor actividad de la corteza prefrontal izquierda y del lóbulo temporal izquierdo (flecha)

Estudio en estado de concentración con Ritalin; observa la mejor actividad general

iniciar la medicación, decidió dejarla sin decírselo a nadie. Empezó a mostrarse de nuevo cada vez más colérico, mientras iba aumentando el consumo de alcohol y de marihuana. Una noche, mientras estaba bajo los efectos de uno y otra, fue su tío a su casa y le pidió que lo ayudara a «robar a unas furcias». Se fue con su tío, que obligó a una mujer a entrar en su coche y dirigirse a un cajero automático, donde la forzó a sacar dinero. Ambos violaron a la mujer. Dos semanas después Bradley fue detenido y acusado de secuestro, robo y violación.

Como asesor psiquiátrico forense, estaba de acuerdo con el diagnóstico de la SPECT y, además, sospechaba de la disfunción del lóbulo temporal izquierdo debida al comportamiento agresivo crónico de Bradley y al anormal EEG. Pedí una serie de estudios SPECT del cerebro: uno mientras Bradley realizaba una tarea de concentración sin medicación, y otro mientras llevaba a cabo también una tarea de concentración pero con Ritalin. El estudio en estado de reposo mostraba una actividad ligeramente menor en la corteza prefrontal izquierda y el lóbulo temporal izquierdo. Mientras realizaba la tarea de concentración, se apreciaba una notable inhibición de la corteza prefrontal, algo habitual en el TDA, y de ambos lóbulos temporales. El tercer escáner se realizó una hora después de que Bradley tomara 15 mg de Ritalin. Mostraba una destacada activación de la corteza prefrontal y ambos lóbulos temporales, aunque seguía produciéndole una leve desactivación en el lóbulo temporal izquierdo.

Era evidente que el cerebro de Bradley ya había sido vulnerable a problemas conductuales y académicos de larga duración. El consumo de sustancias tóxicas había inhibido más aún una corteza prefrontal y unos lóbulos temporales ya hipoactivos, con lo que redujo la capacidad ejecutiva y desencadenó unas tendencias agresivas. Es posible que, si alguien le hubiera explicado a Bradley los problemas metabólicos que se ocultaban en su conducta, y le hubiera proporcionado una breve psicoterapia para abordar las cuestiones emocionales que le hacían difícil tomar una medicación, se pudiera haber evitado aquella locura delictiva. En la cárcel se le dio Cylert (un estimulante cerebral parecido a Ritalin) y Depakote. En los últimos dos años no había sufrido ninguna explosión de agresividad.

3. Es posible que se utilicen las drogas o el alcohol como automedicación para problemas cerebrales ocultos relacionados con la agresividad.

Muchos consumidores de sustancias tienen una patología dual, y creemos que pueden estar utilizándolas para medicarse problemas psiquiátricos o neurológicos subyacentes, como depresión, síntomas de pánico, ansiedad por estrés postraumático, e incluso comportamiento agresivo.

Rusty

A Rusty, de veintiocho años, me lo trajeron sus padres. Tenía un grave problema con las anfetaminas que le había desbaratado la vida. Era incapaz de seguir un trabajo continuado, mantenía con su novia una relación repleta de malos tratos (había sido detenido cuatro veces por agresión y violencia), trataba mal a sus padres pese a que intentaban ayudarlo, y no había tenido éxito alguno en cinco programas de tratamiento contra la drogadicción que había seguido. En el último, el asesor había recomendado «cariño y mano dura»: les dijo a los padres que dejaran que Rusty «tocara fondo» para que así necesitara ayuda. Los padres se enteraron de mi trabajo y decidieron hacer un último intento antes de iniciar tan duro camino. La falta de receptividad de Rusty al tratamiento tradicional me hizo sospechar de la existencia de algún problema cerebral oculto. Programamos un escaneado SPECT con los padres presentes, sin que Rusty lo supiera hasta la mañana en que se lo íbamos a realizar. Apareció en la clínica atiborrado de metanfetaminas, que había estado tomando toda la noche anterior. Me habló de su abuso de las drogas. Dijo: «Siento mucho que haya salido tan mal el escáner. Volveré la

Cerebro de Rusty

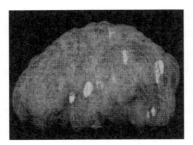

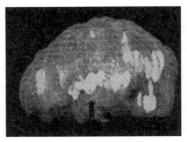

Imagen 3D de la actividad lateral
Cuando Rusty toma una dosis elevada
de metanfetamina, el lóbulo temporal
izquierdo se muestra relativamente normal

Imagen 3D de la actividad lateral
Cuando Rusty no toma ningún tipo de
droga, hay una actividad notablemente
mayor en el lóbulo temporal izquierdo

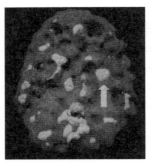

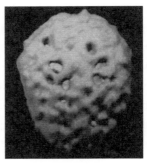

*Imagen 3D de la actividad
en la parte inferior*
Observa la zona caliente del
lóbulo temporal izquierdo (flecha)

*Imagen 3D de la
superficie vertical*
Observa los múltiples
agujeros por toda la corteza

semana que viene. Prometo que no voy a tomar nada». Hacía tiempo que deseaba hacer estudios SPECT a personas intoxicadas con sustancias ilegales para ver el efecto de estas en el cerebro, pero por motivaciones éticas nunca los había hecho. Pero si la persona aparece drogada a hacerse un escáner para remediar su adicción, no hay cuestión ética alguna. Decidí escanear a Rusty esa mañana con los efectos de la metanfetamina aún activos en su cuerpo, y una semana después sin drogas. Resultó ser una decisión muy afortunada. Cuando Rusty estaba influido por una elevada dosis de anfetaminas, parecía que la actividad de su cerebro hubiera desaparecido. Sin embargo, una semana después, exento de cualquier tipo de drogas, había una terrible hiperactividad en su lóbulo temporal izquierdo, probablemente causante de sus problemas de conducta violenta. Lo más probable es que Rusty se automedicara inconscientemente un problema oculto del lóbulo temporal con una alta dosis de anfetaminas. Quise saber si había sufrido algún golpe en la cabeza, e inicialmente tanto él como sus padres lo negaron. Pero al insistir, Rusty recordó una vez, cuando estaba en segundo, que chocó a toda velocidad contra el pie de la canasta y perdió el conocimiento un rato. Era posible que esa fuera la causa de su problema del lóbulo temporal.

Con todos estos datos, decidí administrarle Tegretol (un anticonvulsivo que estabiliza la actividad de los lóbulos temporales). Al cabo de dos semanas, se sentía mejor que en muchos años. Estaba más tranquilo, controlaba el mal genio y por primera vez en su vida consiguió tener un trabajo remunerado. Un beneficio más del escáner fue que pude mostrarle a Rusty el grave daño que se hacía al abusar de las anfetaminas. Las drogas podrían ayudarle con el problema del lóbulo temporal, pero estaba claro que eran tóxicas para su cerebro. Rusty, como otras personas que abusan de las drogas, había desarrollado vacíos de actividad por toda la corteza cerebral. Contemplar las imágenes de su cerebro lo animó aún más a alejarse de las drogas y seguir el tratamiento adecuado. El estudio SPECT sirvió a la vez de excelente herramienta de diagnóstico para evaluar mejor una de las causas fundamentales del problema de Rusty, y de herramienta terapéutica para abordar su actitud de negar el problema. *Una imagen acaba con mil negaciones.* Muchas veces, disponer de este tipo de información ayuda mucho a los pacientes a decidirse con actitud positiva por la sobriedad. Me preguntaba cuántas personas con graves problemas de insensibilidad ante las drogas se automedican un problema oculto, y pese a ello su familia y la propia sociedad en general las tienen por sujetos faltos de voluntad o con deficiencias morales. En el caso de Rusty, el «cariño y mano dura» no le hubiera solucionado el problema.

4. Los problemas de giro cingulado, unidos a problemas de corteza prefrontal y de lóbulos temporales, pueden agravar las adicciones y provocar situaciones de violencia.

Como ya he señalado, la parte cingulada del cerebro está relacionada con el cambio de atención y la flexibilidad cognitiva. Cuando es hiperactiva, la persona se puede quedar atascada en pensamientos o conductas negativos.

José

José, de dieciséis años e integrante de una banda callejera, fue detenido acusado de intento de asesinato después de que él y otro miembro de la banda apalearan a un adolescente hasta casi acabar con su vida. Su banda se identificaba con el color rojo. Una noche, en estado de intoxicación (por desmedido consumo de alcohol y marihuana), se acercaron a un muchacho que llevaba un suéter rojo e iba paseando el perro. Le preguntaron: «¿De qué colores eres?» (refiriéndose a qué banda pertenecía). Cuando les dijo que no sabía de qué le hablaban, José replicó: «Respuesta equivocada», y él y su amigo empezaron a darle puñetazos y patadas hasta dejarlo inconsciente. Otros miembros de la banda dijeron que tuvieron que arrastrar a José, porque cuando empezó a pegar ya no sabía parar. Tuvieron miedo de que matara al chico. El abogado de oficio pidió un análisis neuropsicológico de José, que reveló una disfunción de los lóbulos frontales y pruebas de que padecía TDA, depresión y discapacidades de aprendizaje. El psicólogo propuso que se le hiciera una serie de SPECT en estado de reposo y en estado de concentración,

Cerebro de José

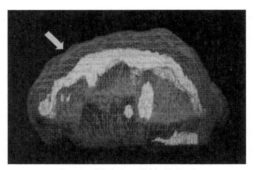

Imagen 3D de la actividad lateral
Observa la actividad notablemente menor del giro cingulado (flecha)

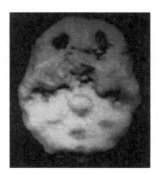 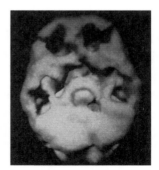

Imagen 3D de la actividad de *la superficie inferior* En descanso; observa la actividad ligeramente menor de la corteza prefrontal	*Imagen 3D de la superficie inferior* En estado de concentración; observa la actividad notablemente menor de la corteza prefrontal y los lóbulos temporales

como pruebas independientes adicionales. Los estudios SPECT mostraban importantes anormalidades. Ambos revelaban una actividad notablemente mayor en el giro cingulado, congruente con los problemas de cambio de atención. En situación de reposo, en el estudio SPECT de José también se observaba una ligera inhibición de la actividad en la corteza prefrontal. Durante una tarea de concentración, había también una destacada inhibición de la corteza prefrontal y ambos lóbulos temporales, coherente con el TDA, las discapacidades de aprendizaje y las tendencias agresivas.

José tenía un largo historial de problemas de cambio de atención. Quienes lo conocían decían de él que era una persona desconcertante y discutidora, dada a llevar siempre la contraria. «Cuando se le metía algo en la cabeza —decía su padre—, hablaba de ello sin parar». En la cárcel le dieron Zoloft (un antidepresivo serotonérgico para calmarle el giro cingulado). Gracias a ello, se sentía más tranquilo y centrado, y se enfurecía con menos frecuencia.

5. **Es posible que el consumo de alcohol esté relacionado con una escasa capacidad para la toma de decisiones y conductas provocadoras, que suponen un grave riesgo para la persona.**

También puede disminuir la capacidad del individuo de percibir el peligro exacto de una determinada situación. La mayor probabilidad de agresión entre dos personas se da cuando ambas están intoxicadas, y la menor, cuando se encuentran sobrias.

Jonathan y Carol

Jonathan y Carol llevaban casados dos años. Trabajaban los dos y no tenían hijos. Ambos bebían mucho, y Jonathan además consumía marihuana y cocaína de forma periódica. Desde los primeros meses de matrimonio las peleas eran continuas, casi siempre por cosas insignificantes. Carol empezaba a quejarse de algo una y otra vez, y Jonathan reaccionaba violentamente. La bebida y las drogas empeoraban la situación. Los vecinos habían llamado cinco veces a la policía por las peleas de que eran testigos. Las dos últimas, Jonathan fue detenido por pegar a su mujer. En sus años escolares, el hombre había tenido problemas de agresividad y de aprendizaje. Carol se había criado en una familia de alcohólicos y había padecido periodos de obsesión y depresión. En las sesiones de orientación quedó claro que el abuso de sustancias aumentaba la agresividad y la impulsividad de Jonathan, y hacía a Carol más irritable y provocadora.

Como parte de un protocolo de investigación sobre parejas difíciles, se hicieron estudios SPECT de los cerebros de ambos en estado de reposo y en estado de concentración. El de Jonathan mostraba una menor actividad en el lóbulo temporal izquierdo en situación de descanso, y una notable desactivación de la corteza prefrontal mientras realizaba una tarea de concentración (congruente con el TDA, la agresividad y los problemas de aprendizaje). Los dos escáneres de Carol revelaban una actividad notablemente mayor en el giro cingulado anterior, coherente con los problemas de cambio de atención y de estancamiento en pensamientos o conductas negativos.

La información obtenida con los estudios SPECT, unida a los historiales clínicos, fue de mucha utilidad. En el caso de Jonathan, además de seguir un programa de orientación de parejas y un tratamiento contra el abuso de sustancias, se le dio Depakote (para estabilizar su lóbulo temporal izquierdo) y Dexedrine de liberación sostenida (para la impulsividad y los síntomas de TDA). En el transcurso del tratamiento, la relación de la pareja mejoró significativamente y no se repitieron las explosiones de agresividad.

ESTRATEGIAS PARA TRATAR CON EFICACIA EL ABUSO DE LAS DROGAS Y LA VIOLENCIA

En este capítulo se subrayan algunas de las estrechas relaciones entre la disfunción cerebral y la conducta violenta, y el abuso de las drogas. Entender esta conexión es fundamental a la hora de desarrollar estrategias y políticas más efectivas para abordar tal problema:

1. Tener en cuenta el cerebro. Muchas veces, en el proceso de evaluación y tratamiento, se piensa demasiado tarde en la disfunción cerebral. Evaluar este órgano mediante el historial clínico, análisis neurológicos y complejos estudios con imágenes cerebrales cuando sea necesario, es la clave de un diagnóstico adecuado y una intervención a tiempo y efectiva.

2. En el caso de personas violentas o que abusan de las drogas, hay que indagar si ha habido golpes en la cabeza, ya que por pequeños que sean pueden desencadenar tendencias agresivas (en especial

cuando se producen en la zona temporal izquierda del cerebro), algo que se puede y se debe tratar.

3. También en estos casos hay que averiguar si existen circunstancias psiquiátricas o neurológicas ocultas que puedan provocar o agudizar los problemas de esas personas (por ejemplo, TDA, trastorno bipolar, discapacidades de aprendizaje, disfunción de los lóbulos temporales, etc.). El Departamento de Justicia del estado de Washington, a cargo del juez David Admire, inició un programa para estudiar la posible existencia de TDA o dislexia en los condenados por algún delito. Si se encontraban pruebas más que razonables de estas dolencias, la persona debía seguir un programa denominado «Destrezas para la vida» de catorce semanas que la ayudara a tratar mejor estos problemas. Los resultados que en su día se presentaron señalaban que la tasa de reincidencia había disminuido un 40%.

4. No hay que poner reparo alguno a seguir una medicación para tratar los problemas médicos y psiquiátricos ocultos que puedan acompañar al abuso de sustancias o la violencia. Lo más probable es que una buena medicación haga más efectivos los programas de dominio de la cólera y el tratamiento contra el abuso de sustancias. Sin embargo, según nuestra experiencia, muchos programas de tratamiento contra la drogadicción y de gestión de la cólera son reacios al uso de medicamentos, y provocan que los pacientes que piensan en estos como una opción se sientan «inferiores». Esta actitud dificulta el tratamiento adecuado y deja a muchas personas en una situación de elevado riesgo de recaída.

5. Analizar si las víctimas de delitos pueden estar contribuyendo sin querer a su propia situación porque ellas mismas abusan de las drogas y tienen problemas neuropsiquiátricos ocultos. Sé que se trata de un tema polémico, pero la experiencia clínica me dice que algunas víctimas tomaron decisiones equivocadas o mostraron conductas provocadoras debidas a su propio abuso de las drogas o a sus patrones cerebrales subyacentes. No digo, ni mucho menos, que sean responsables de lo que les ocurrió. Mi esperanza es que, al abordar problemas ocultos, no se vean nunca más en la condición de víctimas.

6. En casos complejos, las imágenes SPECT del cerebro pueden ser una herramienta adicional de diagnóstico con la que obtener más

información de la que previamente se disponga. Según mi experiencia, las SPECT pueden ser útiles porque:

➠ *Muestran a quienes abusan de las drogas el daño cerebral que estas provocan, y así colaboran mejor en su tratamiento.*
➠ *Descubren traumatismos cerebrales antiguos que pueden incidir en la situación clínica.*
➠ *Ayudan al médico a elegir los medicamentos adecuados (entre ellos, anticonvulsivos para las anormalidades de los lóbulos temporales, fármacos serotonérgicos para la hiperactividad del cingulado anterior y estimulantes para la desactivación de la corteza prefrontal. La SPECT no es la panacea, y lo que se observa en ella siempre se ha de cotejar con la situación clínica).*
➠ *Posibilitan que la familia y otros (jueces, responsables de la condicional, etc.) vean los aspectos médicos del problema, y así favorezcan un tratamiento adecuado.*

Cada persona tiene un «punto de activación» de su cerebro que está determinado por una gran cantidad de factores interconectados: el funcionamiento del sistema cerebral, factores genéticos, metabólicos, psicodinámicos y emocionales, el estado general de salud, traumatismos cerebrales, y los efectos de medicamentos y del abuso de sustancias tóxicas. Estos factores y su interconexión, exclusivos de cada individuo, inhiben o estimulan las respuestas de este a los ataques a su equilibrio. Todas las drogas, incluidas las que pueda recetar el médico, afectan a ese «punto de activación» porque aumentan o disminuyen la reacción a cualquier ataque. El grado de reacción deriva de la respuesta exclusiva de cualquier cerebro concreto a los cambios químicos inducidos por una sustancia química. Los propios cambios a corto, medio y largo plazo en el funcionamiento del cerebro, unidos a factores preexistentes, se traducen en una mayor o menor propensión a actuar sobre los impulsos violentos.

La persona sana tiene un elevado grado de control, y normalmente hace falta una provocación muy intensa para que reaccione de forma violenta. Con el tiempo, los cambios que se producen en el metabolismo del cerebro como consecuencia del abuso de las drogas o el alcohol conducen a una menor capacidad para regular los impulsos agresivos. Al final, se llega a un nuevo punto de activación más bajo (que se dispara más fácilmente), y la consecuencia son unas reacciones conductuales más violentas e inadecuadas.

16

TE QUIERO Y TE ODIO; TÓCAME; NO, NO LO HAGAS; COMO QUIERAS

Patrones cerebrales que perturban la intimidad

En los últimos ocho años he realizado una serie de estudios SPECT de parejas que tenían graves problemas conyugales, unos estudios que me han fascinado, me han entristecido y me han enseñado muchas cosas. Hoy observo los matrimonios y los conflictos conyugales de forma completamente distinta, teniendo en cuenta que en ellos intervienen unos patrones cerebrales compatibles o incompatibles. Me he dado cuenta de que muchos matrimonios y relaciones no funcionan debido a fallos cerebrales que no tienen nada que ver con el carácter, la voluntad ni el deseo. Simplemente se ven dificultados por factores que escapan al control consciente e incluso al inconsciente. A veces, un poco de medicación puede marcar toda la diferencia entre el amor y el odio, el seguir juntos o el divorcio, la resolución efectiva de los problemas o el litigio interminable.

Ya sé que muchas personas, en especial algunos terapeutas matrimoniales, considerarán que las ideas que se exponen en este capítulo son radicales, prematuras y heréticas. Francamente, no conozco ningún sistema de terapia matrimonial ni escuela de pensamiento que tengan en cuenta el funcionamiento del cerebro de las parejas que se enfrentan a problemas de convivencia. Pero me pregunto cómo se pueden desarrollar paradigmas y «escuelas de pensamiento» sobre el funcionamiento (o no funcionamiento) de las parejas sin tener en cuenta el órgano que impulsa y dirige la conducta. Los terapeutas expertos que atienden a parejas todos los días en su consulta reconocerán las verdades que se exponen en este capítulo, y confío en que con ellas puedan entender mejor los casos más difíciles, a través de la lente del cerebro. Las historias son reales (aunque con los nombres de los protagonistas cambiados para preservar su intimidad), los problemas, auténticos, y el eslabón perdido para entender a esas parejas de comportamiento tan enmarañado muchas veces es el cerebro.

Mike y Gerry (un caso típico)

Mike y Gerry llevaban cuatro años siguiendo una terapia de pareja cuando vinieron a verme. Su medico me había oído en una conferencia que di en su ciudad. Al finalizarla, se fue directamente a la consulta, llamó a Gerry y Mike, y les dijo que pidieran hora para verme. «Mike —dijo—, creo que para que podamos avanzar debéis ocuparos de algunos problemas biológicos». La pareja había tenido dificultades durante la mayor parte de los doce años de matrimonio. Se peleaban continuamente. Mike había tenido dos aventuras amorosas, parecía dado a buscar pelea y en el trabajo tenía que hacer muchas horas de más por su poco rendimiento. Gerry, por su parte, era propensa a la depresión, estaba enojada por la lucha constante que era su matrimonio y no olvidaba fácilmente las heridas. El médico había probado todas las técnicas que conocía. Llegó a ir a una conferencia sobre «la pareja resistente» para enterarse de algo que pudiera ayudar a Mike y Gerry. Estaba frustrado porque no conseguía hacer progreso alguno con ellos.

Cuando los conocí, Mike era el PI (paciente identificado). El médico pensaba que si conseguía «arreglarlo», podrían avanzar. Mike tenía TDA, por lo que en la escuela fue de los que rinden muy por debajo de sus posibilidades. Era un niño inquieto, impulsivo, siempre distraído y jugando. Le costaba escuchar a Gerry. Sus aventuras no fueron algo planeado, sino impulsivo. Tendía a buscar el conflicto con los demás y a veces, con sus comentarios desconsiderados, provocaba situaciones incendiarias. Sin embargo, en las primeras sesiones con la pareja me di cuenta de que Gerry también contribuía a toda aquella confusión conyugal. Se quejaba en voz alta de lo mismo una y otra vez. Discutía por cuestiones insignificantes, tenía una fuerte tendencia a la preocupación obsesiva, y cuando las cosas no se hacían «como yo digo» se pasaba horas y horas enfadada.

Decidí escanear a ambos. Mike presentaba una actividad notablemente menor en la corteza prefrontal (congruente con los síntomas de TDA), y Gerry, una importante hiperactividad en el giro cingulado (que concordaba con los problemas de obsesión). A Mike le di Adderall (un estimulante cerebral para tratarle su TDA), y a Gerry, Zoloft (un antidepresivo serotonérgico para mitigar su tendencia a obsesionarse). Al cabo de unos días, Mike se sentía más centrado. En el trabajo era más organizado, y se comportaba con su mujer de forma más positiva y considerada. Incluso Gerry notaba la diferencia. Al cabo de unas semanas (el Zoloft tarda más que el Adderall en hacer efecto), también Gerry notaba una diferencia importante en ella misma. Ya no tendía a darle vueltas y vueltas a la misma idea, conseguía contemplar mejor pensamientos positivos y estaba más distendida, no se exaltaba con tanta facilidad. Empezaron a aplicar con mayor eficacia las técnicas maritales que habían aprendido en la terapia.

El médico se quedó asombrado al ver el progreso de la pareja. Al principio le sorprendió que ambos tuvieran fallos cerebrales. Aunque inicialmente había atribuido el fracaso matrimonial exclusivamente a Mike, al ver las imágenes del cerebro se quedó atónito por lo muy «cingulada» que se había mostrado Gerry, al recordar lo mucho que se obsesionaba y cuánto le costaba olvidarse de viejas heridas.

El eslabón perdido en el caso de esa pareja estaba en su patrón cerebral y en las irregularidades de los neurotransmisores. Siguieron varios meses con la terapia para que se asentaran los progresos que habían hecho. Era importante que comprendieran realmente la magnitud del componente biológico de su problema, y que se miraran mutuamente con nuevos ojos. De esta forma consiguieron ser más comprensivos y sanar los recuerdos dolorosos asociados a doce años de peleas conyugales. Si solo hubiera tratado a Mike, y no a Gerry, es posible que esta se hubiese quedado atascada en el dolor y la frustración, considerándose víctima de Mike e incapaz de olvidar el pasado.

En mi trabajo he visto el efecto que en las parejas tienen los cinco sistemas cerebrales expuestos en este libro. He descubierto que, con un diagnóstico acertado sobre el patrón o los patrones presentes en cada caso, puedo desarrollar las estrategias médicas y conductuales adecuadas para intervenir de forma eficaz. *Quiero subrayar que no escaneo a todas las parejas que veo.* Muchas veces consigo deducir esos patrones de los datos clínicos, e intervengo a partir de estos datos, sin necesidad de escáner. Confío en que este libro te ayude a saber identificar mejor estos patrones en ti mismo o en tus seres queridos, para poder tratarlos adecuadamente, *no para que te hagas un escáner.* Cuando me encuentro con una pareja especialmente resistente, pido un escáner porque quiero ver el aspecto de sus patrones cerebrales, sobre todo si en su relación hay violencia.

Dado que, por lo que yo sé, esta es la primera vez que un psiquiatra expone un modelo de desavenencia marital debido a fallos cerebrales, quizás quieras compartir este libro con tu terapeuta conyugal para ver si está abierto a nuevas ideas.

¿Cómo influyen los cinco sistemas cerebrales en las relaciones íntimas? ¿Cómo interactúan los diversos problemas? ¿Qué ocurre cuando en uno o los dos miembros de la pareja interactúan múltiples sistemas? ¿Siempre es necesaria la medicación en este método de terapia marital? Estas son algunas de las preguntas de las que me ocupo en este capítulo.

Empecemos por fijarnos en los rasgos relacionales de cada sistema cerebral cuando funcionan bien y cuando fallan.

EL SISTEMA LÍMBICO Y LA RELACIÓN DE PAREJA

Cuando el sistema límbico funciona bien, la persona tiende a ser más positiva y consigue conectar mejor con los demás. Por regla general filtra la información convenientemente y es más proclive a conceder a los otros el beneficio de la duda. Sabe mostrarse divertida, sexy y con apetencia sexual, y tiende a conservar los recuerdos emocionales positivos y a acceder a ellos sin dificultad alguna. Atrae a los demás con su actitud positiva.

Cuando el sistema límbico es hiperactivo, la persona tiende a la depresión, la negatividad y el distanciamiento de los demás. Es más proclive a centrarse en los aspectos negativos de los otros, a filtrar la información a través de lentes oscuras y a ver la botella medio vacía, y menos proclive a conceder a los demás el beneficio de la duda. No es un individuo divertido, no se siente sexy y, por falta de interés, no pone iniciativa alguna en la actividad sexual. La mayoría de sus recuerdos son negativos, y le es difícil acceder a recuerdos o sentimientos positivos. Por su negatividad, suele hacer que los demás se alejen de ella.

La persona con un sistema límbico sano dice, por ejemplo:
➡ *«Tenemos muchos buenos recuerdos».*
➡ *«Vamos a invitar a los amigos».*
➡ *«Acepto tus disculpas. Sé que tuviste un mal día».*
➡ *«Vamos a divertirnos».*
➡ *«Hagamos el amor. Me siento sexy».*

La persona con problemas de sistema límbico negativo dice, por ejemplo:
➡ *«No me mires así».*
➡ *«Solo recuerdo malos momentos».*
➡ *«Estoy muy cansado».*
➡ *«Déjame. No tengo ganas de sexo».*
➡ *«Acuéstate. No tengo sueño».*
➡ *«No me apetece salir con nadie».*
➡ *«No me digas que lo sientes. Querías hacerme daño».*
➡ *«No tengo ganas de nada».*

La pareja de quien tiene problemas límbicos dice, por ejemplo:
➡ *«Es una persona negativa».*
➡ *«Se deprime a menudo».*
➡ *«Solo mira lo negativo de las cosas».*
➡ *«No quiere que salgamos con nadie».*
➡ *«Suele tomárselo todo mal».*
➡ *«No le apetece el sexo».*
➡ *«No puede dormir».*
➡ *«Tenemos una relación aburrida».*

Sarah y Joe

El sistema límbico de Sarah afectaba negativamente a su relación. Llevaba casada con Joe cinco años, trabajaban los dos y no tenían hijos. Al final del día, Sarah estaba casi siempre cansada. Lo que más le apetecía era estar sola, no hacer nada después del trabajo. Tampoco le interesaba mucho el sexo, excepto los dos o tres primeros días posteriores al inicio del ciclo menstrual. Además, se fijaba sobre todo en el aspecto negativo de cualquier situación. Jack se quejaba de la falta de camaradería en su relación, y le molestaba mucho el desinterés y la actitud indiferente de Sarah ante el sexo. Creía que era una persona demasiado negativa, y su falta de conexión hacía que se sintiera solo. Intentaba hablar con Sarah, pero ella le decía que no tenía problema alguno, que lo que ocurría es que esperaba demasiado de ella. Joe vino a mi consulta. Dijo: «Quisiera ver si puedo hacer algo antes de iniciar los trámites del divorcio». Le animé a que volviera a verme con su mujer. Primero dejé que ella diera su versión de lo que ocurría. Admitió que se sentía cansada, abrumada y negativa muy a menudo. Pensaba que simplemente tenía una libido muy reducida y que su destino era vivir con tal realidad. Había tenido una profunda depresión cuando era adolescente. También su madre la había sufrido, y sus padres se habían divorciado cuando ella tenía cinco años. Le expliqué las funciones del sistema límbico y todo lo referente a la depresión. Luego le di Wellbutrin (bupropión), un antidepresivo, y fijé con los dos un programa de orientación de pareja. A los dos meses, Sarah se sentía mucho mejor. Tenía más energía, estaba más centrada y se mostraba más sociable. Además, aumentó su libido y era más receptiva con Joe en el ámbito sexual.

LOS GANGLIOS BASALES Y LA RELACIÓN DE PAREJA

Cuando los ganglios basales funcionan bien, la persona tiende a sentirse tranquila y relajada. Espera lo mejor y, en general, ve el futuro con optimismo. Se siente físicamente bien, no se reprime a la hora de expresar sus deseos sexuales y no se queja de problemas físicos. Se halla en un estado de relajación que le permite mostrarse juguetona, sexy y con apetencia sexual. Sabe abordar el conflicto de forma efectiva.

Cuando los ganglios basales están hiperactivos, la persona tiende a mostrarse ansiosa, asustada y tensa. Teme que el futuro sea negativo, y todo lo malo que pueda generar cualquier situación. Analiza la información con miedo, y pocas veces otorga a los demás el beneficio de la duda. Suele tener dolores de cabeza y de espalda, y se queja de otras diversas dolencias físicas. Muestra poco interés por el sexo, por la tensión que le inmoviliza el cuerpo. Casi nunca tiene fuerzas físicas ni emocionales para sentirse sexy o con apetencia sexual, una actividad que suele rehuir. La mayoría de sus recuerdos están impregnados de ansiedad o miedo. El miedo permanente que proyecta agota a los demás.

La persona con ganglios basales sanos dice, por ejemplo:

➡ *«Sé que todo irá bien».*

➡ *«Si tengo un problema, lo digo. No dejo que se agrave».*

➡ *«Por lo general me siento físicamente relajado».*

➡ *«Ante situaciones nuevas, me suelo sentir tranquilo».*

La persona con problemas de los ganglios basales dice, por ejemplo:

➡ *«Sé que no va a funcionar».*

➡ *«Estoy demasiado tenso».*

➡ *«Me da miedo».*

➡ *«Tengo miedo de hablar de los problemas. Tiendo a evitarlos».*

➡ *«No puedo respirar. Esta situación me agobia».*

➡ *«No puedo hacer el amor: me duele la cabeza (el pecho, la espalda, todo...)».*

➡ *«Quieres hacerme daño».*

La pareja de quien tiene problemas de los ganglios basales dice, por ejemplo:

➡ *«Siempre está ansiosa».*

➡ *«Es muy nervioso».*

➡ *«Está tensa».*

➡ *«Le preocupa demasiado lo que piensan los demás».*

➡ *«Siempre espera lo peor».*

➡ *«Siempre dice que se encuentra mal (le duele la cabeza, el estómago...)».*

➡ *«No sabe resolver los conflictos».*

➡ *«No se enfrenta a los problemas».*

Ryan y Betsy

Ryan tenía los nervios destrozados. En todas las situaciones esperaba siempre lo peor, y estaba seguro de que iba a fracasar. Estaba agobiado y nervioso, y se sentía mal (se quejaba a menudo de dolor de cabeza y de espalda, así como de tensión muscular). Llevaba casado con Betsy quince años.

Al principio de su matrimonio, ella lo trataba como una madre: cuidaba de sus achaques y lo animaba en sus miedos y su carácter negativo. Le gustaba sentirse necesaria. Pero con el paso de los años se cansó del lloriqueo de su marido y de sus miedos incluso ante la mejor de las situaciones. Los problemas médicos y la ansiedad de Ryan estaban ahogando el matrimonio. Ella se sentía sola y aislada. Se hizo una persona irritable y menos comprensiva, y se alejaba cada vez más de él. Al ver que el amor se extinguía, pidió hora para que los atendiera. Ryan decía que no tenían dinero, que de nada serviría la orientación, que sus problemas eran físicos y no psicológicos (y en realidad tenía razón: era un problema de ganglios basales), y que, en cualquier caso, todos los psiquiatras estaban locos (yo no diría tanto, solo que somos un poquito raros). La primera vez que vi a la pareja tuve claro que Ryan tenía los ganglios basales hiperactivos. Tal exceso de actividad interfería en la relación entre ellos. Cuando le expliqué su comportamiento desde una perspectiva médico-cerebral, Ryan se relajó. Ayudé a la pareja a comunicarse y a fijarse unos objetivos, y luego hice que Ryan participara en su propia terapia: le enseñé a acabar con sus pensamientos negativos automáticos (que en su caso tenían mucha fuerza). Empleé con él la biorretroalimentación (le enseñé a caldearse las manos, a relajar los músculos y a respirar con el diafragma). Y le enseñé a autohipnotizarse. Ryan era de los que aprenden pronto, y enseguida asimiló todo lo que le enseñé. Ya no empleaba a Betsy de médico personal; empezó a trabajar con su médico para tratar los problemas físicos, y en lugar de temer las conversaciones con su mujer, comenzó a esperar de ellas resultados positivos. Una vez tratado el problema de los ganglios basales de Ryan, la terapia marital fue más efectiva y el matrimonio mejoró.

LA CORTEZA PREFRONTAL Y LA RELACIÓN DE PAREJA

Cuando la corteza prefrontal funciona bien, la persona sabe actuar movida por unos objetivos y controlar bien lo que dice y hace. Piensa antes de hablar, y suele decir cosas que afectan positivamente a lo que se propone. También piensa antes de actuar, y lo que hace se corresponde con sus metas. Aprende de los errores, y no comete los mismos una y otra vez. Además, en las conversaciones sabe centrarse y atender a lo que se dice, cumple sus compromisos, realiza las tareas que le corresponden, actúa de forma organizada, sabe tranquilizarse y permanecer sentada, dice lo que siente y no le suelen gustar el conflicto, la tensión ni la confusión.

Cuando la corteza prefrontal es hipoactiva, la persona suele ser impulsiva al hablar y actuar, con lo que provoca muchos problemas en las relaciones (por ejemplo, decir cosas sin pensarlas o que pueden hacer daño al otro), tiende a vivir el momento y le cuesta posponer la gratificación («lo quiero ya»), repite los mismos errores y no aprende de ellos, le cuesta escuchar y se distrae con facilidad. Muchas veces le es difícil expresar lo que piensa y siente, y su pareja se queja a menudo de falta de comunicación en sus relaciones. A las personas con defecto de actividad en la corteza cerebral les suele costar mucho permanecer sentadas y sosegadas. Por el contrario, están siempre intranquilas, moviéndose. También son especialmente sensibles al ruido, los olores, la luz y el tacto. Les cuesta concentrarse en lo que hacen y terminarlo, cumplir los compromisos y realizar las tareas que les corresponden, además de llegar tarde a los sitios. Asimismo, muchos individuos con problemas de corteza prefrontal tienen una tendencia inconsciente a provocar conflictos o a buscarse problemas donde no los hay, una tendencia que yo llamo «tengamos un problema». También buscan estímulos, o se complacen en conductas muy estimulantes que molestan o asustan a su pareja (conducir muy deprisa, deportes de riesgo, meterse en una pelea entre extraños, etc.).

La persona con una corteza prefrontal sana dice, por ejemplo:

➡ *«Eres importante para mí. Hagamos algo esta noche».*
➡ *«Te quiero. Estoy encantado de que estemos juntos».*
➡ *«Me encanta escucharte».*
➡ *«No te haré esperar».*
➡ *«Vamos a arreglar los dos la casa, y así tendremos más tiempo para estar juntos».*
➡ *«No nos peleemos. Vamos a dejarlo, y dentro de diez minutos, lo hablamos».*
➡ *«Ya cometí antes este error. No lo voy a repetir».*

La persona con problemas de la corteza prefrontal dice, por ejemplo:

➡ *«¿Por qué te enfadas? Solo llego media hora tarde».*
➡ *«Si quieres que nos cuadren las cuentas, llévalas tú».*
➡ *«Luego lo hago».*

➡ *«Me cuesta mucho escucharte».*

➡ *«Sigue, no te calles. Aunque mire la tele (o esté leyendo), te escucho».*

➡ *«No sé expresarme».*

➡ *«Cuando intento decir lo que siento, se me queda la mente en blanco».*

➡ *«No lo quería hacer (gastar de más, avergonzarte en la fiesta, hacer comentarios hirientes, etc.)».*

➡ *«Es que no puedo quedarme quieto sentado».*

➡ *«Me molesta el ruido».*

➡ *«Me distraigo mucho (al escuchar, al hacer el amor, al jugar a algo, etc.)».*

➡ *«Quiero la respuesta ya».*

➡ *«Lo quiero ya».*

➡ *«Qué idiota soy. He cometido el mismo error muchísimas veces».*

La pareja de quien tiene problemas de la corteza prefrontal dice, por ejemplo:

➡ *«Es una persona impulsiva».*

➡ *«Interrumpe y suelta lo primero que se le ocurre».*

➡ *«No me presta atención».*

➡ *«No deja que termine de hablar. Dice que si no habla enseguida, se le olvida lo que está pensando».*

➡ *«Muchas veces parece que provoca problemas sin ninguna razón».*

➡ *«Para que él pueda dormir, tenemos que dejar el ventilador en marcha toda la noche. Me pone histérica».*

➡ *«Le encanta discutir todo lo que digo».*

➡ *«Cuando hacemos el amor, cualquier cosa la distrae».*

➡ *«Engaña a los animales, y yo me pongo furiosa».*

➡ *«No sabe estarse sentada, tranquila».*

➡ *«Lo deja todo para más tarde, y sin acabar».*

➡ *«Siempre llega tarde, corriendo, en el último minuto».*

Ray y Linda

Ray y Linda vinieron a verme porque se lo aconsejó su orientador matrimonial. A dos de sus tres hijos les habían diagnosticado TDA, y el orientador creía que también Ray lo padecía. Este tenía un restaurante de su propiedad que iba muy bien, pero era una persona inquieta e impulsiva, y se distraía con facilidad. No sabía ser eficiente, por lo que dedicaba excesivo tiempo al trabajo, y tenía problemas frecuentes con los empleados (muchas veces porque los contrataba de forma impulsiva y sin estudiar bien cada solicitud). La orientación matrimonial fue idea de Ray, porque veía que su mujer se le distanciaba. Le contó al orientador que Linda tenía periodos crónicos de estrés, cansancio y enfado. «No es la mujer con la que me casé», le decía. En mi primera sesión con la pareja, Linda dijo claramente que era verdad: había cambiado. Era una historia que me resultaba muy familiar. Se había casado con Ray porque este era alegre, espontáneo, amante de las emociones nuevas (ella era un tanto reservada) y muy trabajador. Ahora tenía la sensación de que le habían arrebatado la vida. Sus hijos con TDA le daban mucho trabajo, y pensaba que Ray no la ayudaba. Decía: «Cuando está en casa, no está conmigo. Siempre anda metido en trabajos que nunca acaba. Cuando consigo tranquilizar a los niños, va él y los alborota. Y no hay manera de que me preste atención. Así es de inquieto. Cuando quiero hablar con él, lo he de perseguir por toda la casa». Además, Ray se había metido en varios negocios desastrosos, y, aunque el restaurante iba bien, se les acumulaban las deudas. Varios años antes de ir al orientador, había tenido algunas aventuras amorosas, y Linda no creía que pudiera confiar en él. Se sentía aislada, sola y enojada.

Yo no tenía ninguna duda de que Ray padecía TDA. Había sido un niño y un adolescente inquieto, impulsivo, hiperactivo y desordenado. En la escuela rendía mucho menos de lo que podía, y, a pesar de que era un muchacho de mucho talento, apenas consiguió terminar el bachillerato. En cuanto a Linda, el estrés crónico de vivir en una casa donde se respiraba el TDA empezaba a cambiar su personalidad. Pasó de ser una persona relajada y alegre a una deprimida, siempre enfadada y retraída. Había que hacer algo. Le receté Adderall a Ray, un estimulante que le ayudó a ser más reflexivo, a prestar más atención y a trabajar con mayor eficiencia. Animé a la pareja a que siguiera yendo a su orientador, para que la ayudara a curarse de las heridas del pasado. Yo participé en el tratamiento de los niños para que se tomaran las dosis adecuadas de medicación, y para que Ray y Linda utilizaran las estrategias parentales más convenientes (que hasta entonces habían sido, en su mayoría, disciplinarias). Aconsejé a Linda que tomara hierba de San Juan (el antidepresivo herbal del que hablé en el capítulo sobre las prescripciones para el giro cingulado), para recomponer su sistema límbico. En cuatro meses, la pareja mejoró espectacularmente; hasta los niños se dieron cuenta de la gran diferencia.

EL GIRO CINGULADO Y LA RELACIÓN DE PAREJA

Cuando el giro cingulado funciona bien, la persona sabe cambiar fácilmente el centro de su atención. Tiende a ser flexible y adaptable; en circunstancias difíciles, ve las diferentes opciones; suele perdonar los errores de los demás y no guarda rencores; anima a los otros a que cooperen, pero sin ser ella quien controle rígidamente la situación; suele mostrarse positiva y ver el futuro con esperanza, y sabe ajustarse a los altibajos de la relación.

Cuando el giro cingulado es hiperactivo, la persona tiene tendencia a encerrarse en sus pensamientos, a darles vueltas y más vueltas; suele guardar rencor y recordar las heridas del pasado, y no perdona lo que considera que son errores; tiende a ser rígida e inflexible; quiere que las cosas se hagan de una determinada manera, y se enfada mucho cuando no se sale con la suya; le cuesta afrontar los cambios y es proclive a discutir y llevar la contraria.

La persona con el giro cingulado sano dice, por ejemplo:
- *«De acuerdo».*
- *«Yo me ocupo de esto».*
- *«¿Cómo te gustaría hacerlo?».*
- *«Vamos a colaborar».*
- *«Vamos a cooperar».*
- *«¿Qué te gustaría hacer?».*
- *«Eso era antes».*

La persona con problemas del giro cingulado dice, por ejemplo:
- *«Hace años me hiciste daño».*
- *«No te perdono».*
- *«Nunca seré el mismo».*
- *«Siempre estoy preocupada».*
- *«Me quedo atascado en estos pensamientos negativos».*
- *«Hazlo como te digo».*
- *«No puedo cambiar».*

➡ *«Es culpa tuya».*

➡ *«No estoy de acuerdo contigo».*

➡ *«No, no y no».*

➡ *«No lo voy a hacer».*

➡ *«No lo quiero hacer».*

➡ *«Tengo muchas quejas sobre ti».*

➡ *«Jamás odié a nadie tanto como a ti».*

➡ *«Esto no cambiará nunca».*

La pareja de quien tiene problemas del giro cingulado dice, por ejemplo:

➡ *«No perdona ni se olvida de nada».*

➡ *«Saca temas de hace años y años».*

➡ *«Todo ha de ser como él quiere».*

➡ *«No sabe decir que lo siente».*

➡ *«Siempre guarda rencor».*

➡ *«Nunca olvida nada».*

➡ *«Es muy rígida».*

➡ *«Si algo no es perfecto, cree que es completamente malo».*

➡ *«No la ayudo porque tengo que hacerlo exactamente como ella quiere, si no se pone furiosa».*

➡ *«Discute todo lo que digo».*

➡ *«Siempre ha de llevar la contraria»*

➡ *«No le gusta probar cosas nuevas».*

Rose y Larry

Rose y Larry llevaban veinte años de casados y veintiuno de infelicidad. Yo era el sexto orientador matrimonial que visitaban. Se trataba de una pareja muy obstinada. Larry me había oído en una conferencia sobre hijos de alcohólicos. Decía que cuando hablé de los problemas asociados con el giro cingulado, dije cosas que afectaban a su mujer. Compró uno de mis vídeos y se lo llevó a casa para que lo viera Rose. Esta se quedó de piedra. Se reconoció en lo que yo decía sobre las parejas que tienen cerebros incompatibles. Se había criado entre alcohólicos. De adolescente, también ella había tenido problemas con el alcohol y la marihuana. Ya de mayor, sufría depresiones periódicas. Lo que más dañaba su matrimonio era su inflexibilidad: tenía que hacer las cosas de una determinada forma, de lo contrario explotaba (aunque no sabía que era así, ni quería serlo). Según su marido, era «la persona más preocupada del mundo», y tenía la casa en perfecto estado de revista. «Podría visitarnos el mismísimo presidente, a cualquier hora de la mañana o de la noche —decía su marido—. No sé por qué limpia tanto. No somos personas sucias».

Era rencorosa y sacaba trapos sucios antiguos muy a menudo. Si alguien le gustaba, era la mejor de las amigas. Pero a quien le caía mal, le ponía una cruz y nunca le perdonaba lo más mínimo. Llevaba dieciocho años sin hablarse con su madre por una discusión tonta que tuvieron unas Navidades. Rose nunca se disculpó. Cuando Larry quería hacer algo, su reacción habitual era oponerse, y cuando discutía era siempre por temas intrascendentes. Larry decía: «Discutimos por discutir». El sexo era un suplicio. Tenía que estar todo en su sitio, había que hacerlo a su hora y tenerlo todo controlado. «Dios me libre de pedirlo sin más», decía Larry.

Cuando le pregunté qué le hacía seguir con Rose, confesó que no lo sabía. Había recibido una educación católica y creía que tenía la obligación de aguantar. El trabajo le era gratificante, y cada vez pasaba más tiempo fuera de casa. Además, creía de verdad que Rose intentaba hacer las cosas bien. Era ella quien organizaba las visitas al orientador, y estaba comprometida a seguir con él. Me sorprendió que nadie hubiera mandado a Rose al psiquiatra. Ninguno de sus médicos anteriores había pensado que el cerebro era un factor importante en las peleas de esa pareja, a la que querían ayudar, pero nunca se preguntaron si el programa por el que se regía su conducta funcionaba bien. Increíble.

Antes de decidir el tratamiento, quise ver cómo funcionaba el cerebro de Rose. La pareja llevaba muchos años de insatisfacción matrimonial, y muchos fracasos en la orientación. Estaba seguro de que había patrones cerebrales que interferían en su intimidad. Como sospechaba, Rose tenía uno de los cingulados más activos que jamás había visto. No era extraño que presentara tantos problemas para cambiar la atención. Tenía el cerebro a piñón fijo, incapaz de pasar a modos de pensamiento nuevos y diferentes. Le di Zoloft (un antidepresivo serotonérgico) para resolver los problemas de mal humor e inflexibilidad. Les expliqué a ambos cómo funciona el cerebro, y que puede interferir en la intimidad, y les hablé de las funciones y los problemas del giro cingulado, además de las prescripciones para esta parte del cerebro. También trabajé con ellos para crear una nueva perspectiva sobre su comportamiento pasado, y curar los recuerdos que les provocaban dolor. Después de cuatro meses de medicación y terapia, estaban mucho mejor. Sabían divertirse juntos, Larry podía pedir sexo sin miedo de que Rose lo rechazara, y ya no tenía que jugar a «juegos de cingulado». Pasaba más tiempo en casa, porque el ambiente era mucho más relajado. Rose llamó a su madre y reiniciaron la relación. Siguió tres años tomando Zoloft, y luego lo fue dejando poco a poco. Cuando reaparecía alguno de sus problemas, volvía a tomarlo.

LOS LÓBULOS TEMPORALES Y LA RELACIÓN DE PAREJA

Cuando los lóbulos temporales funcionan bien, la persona suele ser emocionalmente estable, sabe procesar y entender perfectamente lo que los demás dicen, encuentra las palabras adecuadas para cada conversación, acierta en la interpretación del estado emocional de los demás, controla bien el temperamento y recuerda las cosas como realmente fueron. Por estos mismos recuerdos, tiene un sentimiento de historia e identidad personales.

Cuando no funcionan bien los lóbulos temporales, la persona suele tener problemas de memoria, no accede con claridad a su propia historia e identidad, suele ser emocionalmente inestable, temperamental e irascible, tiene pensamientos violentos y expresa su frustración con un discurso agresivo; a menudo se toma las cosas mal y da la impresión de ser un tanto paranoica y puede tener periodos de confusión y despiste, e interpretar mal lo que se le dice.

La persona con lóbulos temporales sanos dice, por ejemplo:
- «Recuerdo lo que me pediste que hiciera».
- «Recuerdo muy bien la historia de nuestra relación».
- «Me siento tranquila y estable».
- «Sé encontrar las palabras exactas para expresar lo que siento».
- «Normalmente sé decir cuándo la otra persona está contenta, triste, airada o aburrida».
- «Controlo muy bien mi temperamento».
- «Tengo buena memoria».

La persona con problemas de los lóbulos temporales dice, por ejemplo:

➡ «*Tengo problemas de memoria*».

➡ «*Todo lo exagero*».

➡ «*Me enfado enseguida. Tengo muy mal genio*».

➡ «*Cambio de humor muy a menudo*».

➡ «*Suelo pensar en cosas violentas o terribles*».

➡ «*Me cuesta leer*».

➡ «*Muchas veces interpreto mal lo que me dicen*».

➡ «*Soy muy sensible a cómo se comportan los demás o a lo que puedan decir de mí*».

➡ «*Suelo interpretar mal las expresiones faciales de los demás*».

➡ «*Muchas veces, en una conversación, me cuesta encontrar las palabras exactas*».

La pareja de quien tiene problemas de los lóbulos temporales dice, por ejemplo:

➡ «*A veces es física o verbalmente agresivo*».

➡ «*Es muy inestable*».

➡ «*Tiene muy poca memoria*».

➡ «*Interpreta mal las situaciones*».

➡ «*Tiene muy mal humor*».

➡ «*Todo se lo toma mal*».

➡ «*Se despista fácilmente*».

➡ «*Parece que cuando lee o se le explica algo, no se entera. Hay que decirle exactamente lo que tiene que hacer*».

Don y Shelley

Cuando fueron al terapeuta, Don y Shelley solo llevaban casados cuatro años. Él tenía un grave problema de mal genio. Había maltratado físicamente a Shelley tres veces, una de ellas gravemente, por lo que fue detenido. En una ocasión estaba borracho, pero en las otras dos, completamente sobrio. La familia y los amigos de Shelley pensaban que era una locura que siguiera con él. Ella decía que lo quería y deseaba que su matrimonio funcionara. Si pensaba en seguir con él tenía miedo, y si pensaba en dejarlo se entristecía, pero sabía que la violencia se tenía que acabar. Después de sus agresiones, Don se arrepentía sinceramente. Cuando el terapeuta supo que había recibido un traumatismo grave en la cabeza en un accidente de moto a los diecisiete años, le propuso que viniera a verme para poder hacerle un mejor reconocimiento. Ambos daban auténticas muestras de que se querían. Él no sabía explicar sus problemas, y negaba que quisiera hacerle daño a Shelley. «Es que pierdo el control», decía. Descubrí que veía sombras. Tenía muchos periodos de confusión y despiste, y dificultades para dar con la palabra exacta. Se le olvidaban las cosas. Tenía mal humor, era inestable y temperamental, y le parecía que muchas situaciones ya las había vivido anteriormente. Solía tomárselo todo mal, y pensaba que había mucha gente que le quería hacer daño. En aquel accidente de moto, giró bruscamente para esquivar un ciervo, se cayó de cabeza sobre el lado izquierdo del casco, y fue deslizándose sobre este unos veinticinco metros. Yo estaba convencido de que tenía problemas de lóbulos temporales (probablemente del izquierdo), y el estudio SPECT los confirmó. Le di Tegretol (un anticonvulsivo) para estabilizar la actividad de su lóbulo temporal izquierdo. Al cabo de tres semanas, decía que se sentía más tranquilo y menos airado, y que le costaba más alterarse. «No me enfado tan fácilmente», decía. Shelley observó una diferencia casi inmediata. «Está más relajado, más tranquilo y mucho más juicioso. Ya no se enfada enseguida como antes», afirmaba. El terapeuta siguió viendo a Don y Shelley unos meses más y, con toda la información de que disponía, pudo hablarles de transigencia y comprensión.

Es importante recordar que no hay regla que diga que la persona únicamente tiene una dificultad. En las parejas más difíciles, los dos suelen tener múltiples problemas. Al pensar en las parejas con disfunciones, siempre hay que tener en cuenta el cerebro.

¿ LA BIOQUÍMICA PUEDE MEJORAR LAS RELACIONES?

Uno de los mensajes implícitos de este capítulo es que muchas parejas tienen problemas no porque quieran, sino porque sus patrones cerebrales interfieren en su intimidad. A veces los fármacos pueden ayudar a mitigar estos problemas. En los capítulos anteriores he hablado de la medicación adecuada para cada sistema cerebral. He visto que la medicación salvaba literalmente a muchas parejas. Los siguientes son otros consejos más sobre el uso de medicamentos en estas situaciones:

1. Hay que tener presente cuándo acaba el efecto de un medicamento. Algunos, como los estimulantes, producen efecto durante un determinado tiempo. Si esa efectividad, por ejemplo, acaba a las ocho de la mañana, hay que evitar ocuparse de temas problemáticos a las diez. Conviene tener siempre presente el ciclo de la medicación.

2. Es necesario tener cuidado con los efectos que el medicamento pueda tener para el sexo. Algunos de los que usamos para las anormalidades del cerebro pueden alterar la función sexual y la libido. Los que mejoran la producción de serotonina en el cerebro, como Prozac, Paxil, Zoloft, Anafranil, Effexor y Luvox, suelen disminuir la libido y retrasar el orgasmo. Cuando así ocurra, el médico puede recomendar estrategias para contrarrestar estos problemas, por ejemplo añadir gingko biloba o el antidepresivo Wellbutrin. Hay que hablar de estos problemas con el doctor. Además, nuestra pareja debe saber que la medicación que tomemos puede tener efectos secundarios, para que no genere ningún sentimiento de culpa.

3. Hay que ser constante con la medicación. No se debe empezar a probarla y dejarla enseguida si no produce un efecto inmediato. En algunos casos es preciso probar el medicamento un buen periodo. Hay que tener paciencia.

TERAPIA RELACIONAL Y PRESCRIPCIONES PARA EL CEREBRO

Es evidente que la medicación solo es una parte de la solución a los problemas de la persona. Basándome en mi trabajo con imágenes cerebrales, he desarrollado una serie de prescripciones efectivas, no farmacológicas, para el sistema cerebral que ayudan mucho a las parejas. Las divido entre los diferentes sistemas que hemos visto. Naturalmente, los sistemas se solapan, pero creo que es una buena forma de determinar el tipo de ayuda que necesitan las parejas. Distingo entre las del «interesado» y las de su «pareja».

Prescripciones relacionales para el sistema límbico del «interesado»

1. Pasar tiempo juntos. El vínculo es esencial en todas las relaciones humanas. Hay que pasar tiempo físico con nuestra pareja. Cuanto

menos juntos están los dos miembros de la pareja, menos vinculados o conectados límbicamente están.

2. Oler bien. Debemos saber el tipo de aroma que le gusta a nuestra pareja, y procurar oler en consecuencia. El sistema límbico procesa directamente el sentido del olfato, y puede producir un efecto positivo o negativo en nuestra relación.

3. Elaborar recuerdos positivos. Concentrarse en los momentos en los que hemos disfrutado juntos. El sistema límbico almacena los recuerdos de alto contenido emocional. Si nos centramos en lo negativo de la relación, nos sentimos mutuamente alejados. Si lo hacemos en lo positivo, nos sentimos más conectados.

4. Tocarse. El tacto cura, y las parejas se han de tocar. La intimidad necesita del tacto, sexual o no sexual. Es muy probable que tocarse calme el sistema límbico, y que intervenga en la estabilización del humor.

5. Es imprescindible acabar con los pensamientos negativos automáticos, que infestan y destruyen las relaciones (ver el capítulo 4). No hay que creer todo lo que se nos ocurre. Debemos centrarnos en todo lo que de positivo, estimulante y reconfortante se nos ocurra sobre nuestra pareja, una actitud que marca una importante diferencia en la función cerebral y, en consecuencia, afecta a nuestra relación.

Prescripciones para el sistema límbico de la «pareja»

1. No dejemos que nuestra pareja se aísle. El aislamiento es una tendencia natural en la depresión, pero empeora las cosas. Tenemos que estimular la actividad y la unión.

2. Toquemos a nuestra pareja. Rascar la espalda o tocar el hombro o la mano puede ser muy tranquilizador para quien se siente solo. Es importante sentirse conectado.

3. Cuando nuestra pareja pierda interés por el sexo, no nos lo tomemos como algo personal. Muchas veces la depresión va acompañada de problemas sexuales. Ayudémosla a encontrar ayuda.

4. Ayudemos a nuestra pareja en los trabajos de la casa, con los niños, etc. Los problemas del sistema límbico suelen ir acompañados de falta de energía y concentración. Es posible que nuestra pareja se

sienta agobiada y necesite que la ayudemos. Ocurre a menudo que, por no entender bien lo que sucede, nos mostramos críticos y empeoramos la situación. Tenemos que ser comprensivos con ella, demostrarle cariño y ayudarla, no criticarla.

5. Los problemas del sistema límbico suelen tener tratamientos eficaces, por lo que, si vemos que interfieren gravemente en nuestra relación, debemos convencer a nuestra pareja de que necesitamos ayuda, e ir al terapeuta.

6. Cuidémonos. Estar casado con una persona que sufra depresión agota mucho. Hay que buscarse tiempo para recuperar fuerzas.

Prescripciones para los ganglios basales del «interesado»

1. Acabemos con los pensamientos negativos automáticos de adivinación del futuro. Prever fracasos, penas, dolores o consecuencias negativas suele desgastar las relaciones de pareja. Para estas es fundamental el razonamiento lúcido. No debemos creernos todo lo que se nos ocurra.

2. Preveamos lo mejor. Mirar el futuro con actitud positiva es una de las claves de la felicidad. La mente contribuye a que ocurra lo que prevemos. La persona con problemas de los ganglios basales tiene una tendencia natural a esperar siempre lo peor, y con tal predicción contribuye a que tengan lugar sucesos negativos. Hay que combatir esta tendencia. Cuando veamos que en nuestra relación de pareja se producen hechos positivos, nos hemos de comportar de modo que aumenten las probabilidades de que así sea. Hay que esperar siempre lo mejor.

3. Controlemos la respiración. La ansiedad, la tensión, la conducta descontrolada suelen ir precedidas de una respiración rápida y superficial. Ante una situación de ansiedad o tensión, antes de responder a nuestra pareja respiremos hondo, aguantemos unos segundos la respiración y luego espiremos lentamente (empleando en ello entre cinco y ocho minutos). Después de tres o cuatro respiraciones así, el cerebro estará lleno de oxígeno, nos sentiremos más relajados y probablemente decidiremos mejor.

4. Abordemos el conflicto. Tratar con eficacia los conflictos es una de las claves de la salud de la relación de pareja. Ocultar las diferencias

o posponer la búsqueda de solución de los conflictos genera ansiedad, tensión y comportamientos subversivos. En las relaciones de pareja, es importante desarrollar destrezas tanto de negociación como de resolución de conflictos (ver el apartado de prescripciones para los ganglios basales). También es importante abordar el conflicto con actitud amable y respetuosa.

Prescripciones para los ganglios basales de la «pareja»

1. Ayudemos a nuestra pareja a ver el lado positivo de las cosas, a esperar lo bueno. Unamos nuestras fuerzas para acabar con los pensamientos negativos automáticos de adivinación del futuro.
2. No dejemos que nos irriten la ansiedad ni las predicciones negativas de nuestra pareja. Calmémosla con palabras amables o caricias.
3. Respiremos acompasadamente para ayudar a que lo haga nuestra pareja. Muchas veces sin darnos cuenta nos imitamos mutuamente la conducta. Si respiramos despacio y con lentitud, es muy probable que nuestra pareja lo haga también de forma relajada y calme automáticamente su ansiedad.
4. Estimulemos a nuestra pareja a que afronte el conflicto de modo efectivo.

Prescripciones para la corteza prefrontal del «interesado»

1. Centrémonos en lo que queremos; es esencial para la relación. Muchas de las parejas que trato hacen una «declaración de objetivos de dos minutos»: escriben en un papel los principales objetivos que se fijan para su relación en los ámbitos de la comunicación, el tiempo que pasan juntos, el dinero, el trabajo, la relación con los hijos y el sexo. Colocan la declaración donde la puedan ver en cualquier momento. Y a ella ajustan su conducta.
2. Pensemos en lo que nos guste de nuestra pareja, más que en lo que nos disguste; con ello alentamos su conducta positiva. ¿Cómo tratamos a los animales de compañía? ¿Les pegamos siempre que hacen algo mal (con ello no les enseñaríamos a hacer algo, sino a huir de nosotros), o les premiamos siempre que hacen algo bien (con lo que les estimulamos nuevas conductas)? Si nos centramos en lo que nos gusta, es más probable que lo consigamos. Muchas parejas

con problemas de la corteza prefrontal buscan el conflicto como forma de estimularse. Evidentemente tienden a darse cuenta de los problemas de su relación de pareja, con lo que se enojan más aún y así sin darse cuenta se estimulan. El problema de centrarse en la conducta negativa es que ahuyentamos a la otra persona. La actitud negativa acaba con la relación.

3. La estimulación positiva es de gran ayuda. Busquemos formas nuevas y apasionantes de estimular la relación. La corteza prefrontal busca el estímulo. Para mantener la relación viva y saludable es importante tener experiencias nuevas, apasionantes y estimulantes. Busquemos maneras de hacer juntos cosas nuevas, por ejemplo, compartir una afición, ir a lugares nuevos o probar experiencias sexuales diferentes.

4. Aprendamos a disculparnos. Admitir los errores y decir que lo sentimos es fundamental para la salud de la relación. Cuando la corteza prefrontal no funciona con la suficiente fuerza, la persona no es capaz de acceder a una buena supervisión interior, por lo que puede decir o hacer las cosas de forma impulsiva. Cuando así ocurre, es importante disculparse y procurar que nuestra pareja se dé cuenta de que lo sentimos. Lamentablemente, a muchos les cuesta decir que lo sienten, e intentan justificar por qué dijeron o hicieron cosas que pudieron herir a su pareja. Aprendamos a disculparnos y a asumir la responsabilidad de nuestros errores.

5. Antes de hablar o actuar, pensemos lo que vayamos a decir o hacer. La reflexión y el buen juicio son fundamentales para una buena relación de pareja. Antes de decir o hacer algo, preguntémonos si se ajusta a los objetivos que nos hemos fijado para nuestra relación, si contribuirá a mejorarla o la dañará. Supervisar los pensamientos y los actos es esencial para la salud de la relación.

Prescripciones para la corteza prefrontal de la «pareja»

1. No queramos ser el ansiolítico de nuestra pareja. La corteza prefrontal busca el estímulo, y muchas personas esperan encontrarlo inconscientemente en su pareja y de forma negativa. Sin darse cuenta, intentan provocarnos para que nos enfademos. Tratan de conseguir que chillemos, que perdamos los nervios. Si observamos

que así ocurre con nuestra pareja, es muy importante que nos comportemos con mucha calma. Hagamos todo lo posible por no gritar ni alterarnos emocionalmente. Si vemos que vamos a estallar, respiremos hondo o tomémonos un descanso hasta que consigamos hacernos con el control.

2. Veamos lo positivo. Para cambiar de comportamiento es mucho mejor centrarnos en lo que nos gusta que en lo que nos disgusta. Muchas personas con problemas de la corteza prefrontal tienen una bajo autoestima, y necesitan de quienes las quieren que las animen y estimulen positivamente.

3. Ayudemos a nuestra pareja a organizarse. La desorganización suele ser un claro indicador de la existencia de problemas de la corteza prefrontal. En lugar de quejarnos de que nuestra pareja es desorganizada, suele ser mucho más efectivo que la ayudemos a que se organice mejor, en la medida que nos deje.

4. Llevemos a nuestra pareja al médico. Los problemas de la corteza prefrontal suelen provocar olvidos, indolencia y negación, y así buscar ayuda, por muy necesaria que parezca, se va dejando para más tarde. La intervención profesional puede marcar una gran diferencia en estos problemas, y en mi caso son muchas las personas que acuden a mi consulta para que evalúe y trate a sus parejas. No esperemos a que la nuestra sienta deseo de ir al médico, ni a que se comprometa a cambiar; es posible que esperemos demasiado.

5. Si se necesita medicación, ayudemos a nuestra pareja a acordarse de tomarla. Pero no lo hagamos con actitud condescendiente: «¿Te has tomado la medicina? Te portas muy mal». Recordémoselo de forma amable, o ayudémosla a que se busque formas de recordarlo, por ejemplo, con los pastilleros o los calendarios.

Prescripciones para el giro cingulado del «interesado»

1. Observemos cuándo nos quedamos atascados. El primer paso para romper los ciclos negativos es saber cuándo se está en ellos. Ser consciente de los patrones de conducta negativa repetitiva nos permite hacer algo distinto. Prestemos atención a estos patrones cuando demos las mismas razones una y otra vez, y pasemos a hacer algo diferente de lo que normalmente hacemos. Si lo habitual

es que no dejemos de intentar imponer nuestro criterio, detengámonos y digamos: «Ya he terminado. ¿Qué querías decir?». Y permanezcamos callados el tiempo suficiente para escuchar de verdad lo que diga nuestra pareja.

2. Cuando se caldeen los ánimos, tomémonos un descanso. Si vemos que las cosas están entrando en un bucle «cingulado» negativo, descansemos. Si observamos que tenemos la voz o el cuerpo tensos y que nos acaloramos en la conversación, busquemos la manera de distraernos o de alejarnos de la situación.

3. Dejemos de fastidiar al otro. Hay que evitar dar la lata continuamente, porque corroe la relación de pareja. Esta actitud —quejarse y quejarse de lo mismo, una y otra vez— es habitual en las personas con problemas del giro cingulado, y suele afectar muy negativamente a la relación. Cuando observemos que no dejamos de repetir lo mismo, paremos. Incordiar a quien no escucha no sirve de nada y, además, resulta irritante. Busquemos otras formas de abordar nuestras frustraciones.

4. Utilicemos buenas técnicas de resolución de problemas. Cuando nos encontremos en un callejón sin salida, escribamos el problema en cuestión, las opciones que tenemos y las posibles soluciones. Poner por escrito lo que perturba la relación de pareja suele ser muy útil. Podemos seguir este modelo: anotar el problema (por ejemplo, el gasto excesivo), escribir las opciones y las posibles soluciones (gastar menos, ajustarse a un presupuesto, reducir el uso de las tarjetas de crédito), y luego escoger entre las distintas opciones. Escribir los problemas suele ayudar a dejar de pensar en ellos y a salir de las discusiones repetitivas.

5. Hagamos ejercicio físico juntos. El ejercicio estimula la producción de serotonina en el cerebro y ayuda a la persona (y quizás también a la pareja) a ser más flexible y menos dependiente del giro cingulado.

6. Tomemos hidratos de carbono (pan integral, yogur, *crackers*, etc.). Suelen mejorar el humor y favorecen la actitud flexible. Un bajo nivel de azúcar en sangre normalmente provoca mal humor e irritabilidad.

Prescripciones para el giro cingulado de la «pareja»

1. Observemos cuándo se halla atascada nuestra pareja. El primer paso que las parejas han de dar para romper los ciclos negativos es saber cuándo se encuentran en ellos. Ser consciente de los patrones de conducta negativa y repetitiva de nuestra pareja nos permite ayudar en la situación, en lugar de agravarla. Por ejemplo, si observamos que no nos escucha y que se aferra a su postura, respiremos hondo e intentemos escucharle de verdad. Hagamos algo distinto para romper el círculo.

2. Si se calientan los ánimos, detengámonos. Si observamos que nuestra pareja entra en un bucle «cingulado» negativo, aminoremos el paso. Si vemos que no deja de dar vueltas a lo mismo, o si se va poniendo cada vez más furiosa, busquemos la manera de distraerla o de alejarnos momentáneamente de la situación. Como he dicho, una de las cosas más útiles que le digo a la gente es que, cuando las cosas se pongan feas, se disculpen y vayan al baño.

3. Sepamos reaccionar cuando nos dé la lata. Esta fastidiosa actitud se puede deber a la hiperactividad del giro cingulado, o simplemente a que no escuchamos a nuestra pareja. Cuando alguien nos hace reproches constantemente, procuremos que se dé cuenta de que oímos lo que nos dice. Preguntémosle qué podemos hacer para mejorar la situación. Además, dejemos claro que nos hemos enterado de lo que nos dice y que le agradeceríamos que no nos lo repitiera. Con toda amabilidad, preguntémosle qué podemos hacer para que así sea.

4. Hagamos ejercicio físico juntos. El ejercicio mejora la producción de serotonina en el cerebro, y suele ayudar a las personas (también a las parejas) a ser más flexibles y menos dependientes del giro cingulado.

Prescripciones para los lóbulos temporales del «interesado»

1. Para la buena salud de nuestra relación de pareja, utilicemos todo lo que ayude a nuestra memoria. Emplear estos recordatorios o no puede decidir que nuestra pareja sepa que nos preocupamos por ella, o bien crea que no le damos importancia alguna. Con el ajetreo de la vida actual, a menudo nos olvidamos de pensar en

aquellos que más queremos. Para evitarlo, utilicemos notas, señales, cualquier cosa que nos mantenga concentrados en hacer que la persona que queremos se sienta querida. Las flores (los olores límbicos), las tarjetas, los discos o las notas cariñosas ayudan a nuestra pareja a recordar que la queremos y nos preocupamos por ella. Los patrones de los lóbulos temporales necesitan recordatorios constantes para tenernos siempre y con cariño en su banco de recuerdos.

2. Escuchemos música juntos. La música produce efectos curativos y suele incidir positivamente en las relaciones de pareja. Como hemos visto, puede mejorar el humor, y agudizar el aprendizaje y la memoria. La música hermosa puede fortalecer la relación con nuestra pareja.

3. Movámonos rítmicamente juntos. Este tipo de movimientos ayudan a mantener la conexión. Bailar, pasear de la mano y hacer el amor son movimientos que fortalecen el vínculo de una relación. Favorecen la conexión y aportan ritmos que ayudan a asentar sus recuerdos.

4. Acordémonos de los mejores momentos. Hay que desarrollar un sentimiento positivo de la historia de la relación de pareja. Releamos las cartas de enamorados de vez en cuando, y cuidemos ese gozoso sentimiento general de felicidad.

5. Abordemos el enfado de forma efectiva. Si sabemos que tenemos un problema del lóbulo temporal y que por ello nos encolerizamos fácilmente, practiquemos estrategias efectivas de gestión del enfado. Respirar hondo, enmendar los pensamientos negativos y comunicarse con claridad son algunas de las que funcionan. Además, nos debemos abstener por completo del alcohol y las drogas. Podrían activar un lóbulo temporal vulnerable, desencadenando así la cólera y provocando graves problemas.

6. Hemos de ser conscientes de que tenemos tendencia a ser extremadamente sensibles a la conducta de los demás. Los problemas del lóbulo temporal suelen ir acompañados de una paranoia suave. Cuando pensemos que los demás se comportan mal con nosotros, comprobémoslo. No nos creamos automáticamente los

pensamientos ni los sentimientos negativos. Debemos verificar si se corresponden con la realidad.

7. Las proteínas nos pueden ir muy bien. Equilibrar el nivel de azúcar mediante proteínas (queso, frutos secos, carne, huevos hervidos) ayuda a aquietar la situación provocada por las irregularidades de los lóbulos temporales.

Prescripciones para los lóbulos temporales de la «pareja»

1. No nos tomemos este problema como algo personal. Los individuos con disfunciones de los lóbulos temporales suelen tener dificultades en la relación de pareja debido a su negatividad, su carácter airado y su cierto grado de paranoia.

2. Tomémonos en serio los enfados. A veces la cólera que deriva de los problemas de los lóbulos temporales se puede descontrolar. Si vemos que nuestra pareja se va acalorando, y en especial cuando exista un consumo de sustancias tóxicas, no agravemos la situación. Hablemos en voz baja. Tomémonos un descanso. Escuchemos con atención. Ofrecer algo de comer puede ayudar. No consumamos sustancias tóxicas en compañía de una persona con problemas de los lóbulos temporales. Cuanto más lo hagamos, más probable es que las consuma también ella. Y entonces sí que podemos perder por completo el control.

3. Tengamos siempre a mano alimentos ricos en proteínas.

4. Llevemos a nuestra pareja al médico si los problemas de los lóbulos temporales interfieren en la relación. En la mayoría de los casos, se trata de problemas que tienen tratamientos eficaces.

Sirvámonos de todas estas recetas para mejorar el amor que existe en nuestra vida. El amor hace que merezca la pena vivir.

17

¡SOCORRO!

Cómo y cuándo buscar ayuda profesional

El objetivo de este capítulo es responder cuatro preguntas que la gente me suele hacer:

➡ *¿Cuándo es el momento de buscar ayuda profesional para todos estos problemas?*
➡ *¿Qué debo hacer cuando alguien a quien quiero niega que necesita ayuda?*
➡ *¿Cómo puedo encontrar a un profesional competente?*
➡ *¿En qué casos pide usted un estudio SPECT?*

CUÁNDO HAY QUE BUSCAR AYUDA

Es relativamente fácil decidirlo. Mi recomendación es que se busque ayuda profesional cuando las actitudes, las conductas, los sentimientos o los pensamientos de la persona interfieran en su capacidad de tener éxito en el mundo, sea en las relaciones de pareja, en el trabajo o consigo misma, y cuando las técnicas de autoayuda no han servido del todo para entender o mitigar el problema. Veamos todas estas situaciones.

Como decía en el capítulo anterior, las disfunciones neurológicas ocultas pueden sabotear de verdad las relaciones. *Si padecemos este tipo de problemas, o los padece alguien que conozcamos, y estos interfieren en la calidad de las relaciones, debemos buscar ayuda.* Lo habitual es que, antes de tratar la psicología de nuestra pareja, haya que ocuparse en primer lugar de los problemas psicobiológicos. Suelo emplear una analogía del ámbito de la informática: para que el software funcione, antes hay que arreglar el hardware. Repasemos cómo puede interferir cada sistema cerebral en las relaciones de pareja:

➠ *La depresión puede provocar que la persona se sienta distante, falta de interés por el sexo, irritable, desconcentrada y cansada, y que muestre una actitud negativa. Si su pareja no comprende este trastorno, lo más habitual es que surjan muchos problemas en la relación.*

➠ *La ansiedad hace que la persona se sienta tensa, físicamente mal y dependiente de los demás, y que huya del conflicto. Ocurre a menudo que su pareja interpreta erróneamente la ansiedad o sus síntomas físicos como una actitud de continua queja, y que no se tome en serio el grado de sufrimiento.*

➠ *Las obsesiones y los excesos de concentración, como hemos visto, provocan unos estilos de pensamiento rígidos, una actitud de oposición, de discusión y de rencor, y un estrés crónico en la relación de pareja. Para establecer una nueva capacidad de relacionarse de forma efectiva, es esencial buscar ayuda.*

➠ *Los problemas de la corteza prefrontal, como el trastorno de déficit de atención, sabotean a menudo las relaciones por la conducta impulsiva, inquieta y falta de atención que conllevan. Si no se cuenta con ayuda profesional, se genera un elevado grado de confusión familiar y en las relaciones.*

➠ *Los problemas de los lóbulos temporales pueden ir asociados a frecuentes ataques de cólera, explosiones de ira, cambios de humor, malentendidos y poca tolerancia a la contrariedad. He visto que estos problemas acaban con relaciones que por lo demás son excelentes.*

Estas disfunciones cerebrales subyacentes necesitan a menudo un tratamiento para que la relación de pareja se cure.

Además, también pueden afectar al trabajo. *Si padecemos este tipo de problemas, o los padece alguien que conozcamos, y estos interfieren en el trabajo, lo más común es que haya que buscar ayuda profesional.*

➠ *La depresión puede provocar que la persona tenga una actitud negativa ante el trabajo, esté desconcentrada, cansada y desmotivada, y que se tome las cosas de forma excesivamente personal o equivocada. Además, esta persona puede afectar a la moral de los demás y sin querer hacer que vean mal cuestiones que en sí son positivas.*

➠ *El individuo que sufre ansiedad se suele sentir tenso y físicamente mal, y huye del conflicto. Su grado de ansiedad hace que dependa de los demás y requiera una supervisión excesiva. Su ansiedad tiende a ser contagiosa, por lo que quienes lo rodean empiezan también a esperar que todo va a ir mal. La persona ansiosa puede afectar negativamente a quienes trabajan con ella, y su actitud es siempre más de miedo que de confianza.*

➠ *Las obsesiones y la concentración excesiva provocan un razonamiento rígido, con lo que aquellos que trabajan con quien las padece se irritan también, y adoptan actitudes de oposición. Esa persona suele ser rencorosa e intolerante, por lo que causa problemas duraderos en el trabajo.*

➠ *Los trastornos de la corteza prefrontal, como el de déficit de atención, crean muchas complicaciones en el trabajo, entre ellos impuntualidad crónica, ineficiencia, incumplimiento de plazos, decisiones impulsivas y actitud conflictiva.*

➠ *Los problemas de los lóbulos temporales afectan a menudo al empleo. Estoy convencido de que la mayor parte de la violencia que se crea en el trabajo está relacionada con trastornos de los lóbulos temporales. Los problemas más habituales que estos trastornos provocan en el trabajo son cambios de humor o comportamientos impredecibles, poca tolerancia a la contrariedad, falsas percepciones, dificultad para procesar adecuadamente lo que se oye y dificultades de memoria. El enfado, los malentendidos y la paranoia leve pueden hacer estragos en cualquier grupo de trabajo.*

Ben

Voy a poner un ejemplo de cómo pueden afectar al trabajo los problemas del sistema cerebral. Ben estaba a punto de que lo despidieran de su empleo. Llegaba tarde muy a menudo, era desorganizado, se le olvidaba todo, se le pasaban los plazos y no se concentraba en lo que hacía. Su jefa se lo dejaba pasar porque pensaba que Ben tenía buen corazón y quería hacer bien las cosas. Sin embargo, el superior de su jefa quería despedirlo. Creía que era perjudicial para la disciplina y la moral de su unidad. La jefa de Ben era paciente mía. Le trataba su trastorno de déficit de atención, y veía en su empleado muchos de sus propios rasgos. Le contó su historia, los problemas que tuvo en la escuela con los plazos, la organización, la distraibilidad y el hecho de dejarlo todo para más tarde. Le dijo que tuvo TDA, y que el tratamiento le había marcado una gran diferencia. Le confesó que su jefe quería despedirlo, pero ella lo había convencido para que le diera otra oportunidad. Propuso a Ben que, si pensaba que se encontraba en una situación como la que ella vivió, buscara ayuda profesional. Ben se puso a llorar. Su historia era una copia exacta de la de su jefa. En la escuela había tenido muchos problemas, de concentración, organización y cumplimiento de plazos, y un rendimiento por debajo de su capacidad. No creía que a su jefa le importara tanto como para que quisiera ayudarlo, y estaba seguro de que otros ya lo habrían despedido. Ben vino a verme. Era el caso típico de TDA. Con una medicación y una terapia estructurada, su conducta cambió espectacularmente. Su jefe y cargos más altos de la empresa se dieron cuenta. Al no tener que despedirlo y contratar a otro que lo reemplazara, la empresa se ahorró dinero, y Ben estaba muy agradecido de que se le hubiera dado otra oportunidad, además de la información que necesitaba para curarse. Lo más probable es que siga siendo un fiel empleado de esa empresa.

Todos estos sistemas cerebrales pueden producir un efecto muy negativo en la vida interior, la autoestima y la salud emocional y física.

> ➡ *La depresión (relacionada con el sistema límbico) oculta lo que uno pueda lograr (aunque sean cosas increíbles), y provoca profunda tristeza y dolor interior. La persona deprimida no carece de sentimientos, sino que los que tiene son dolorosos. La depresión es uno de los precursores más comunes del abuso de las drogas y el suicidio. Muchas veces pone en peligro el funcionamiento del sistema inmunológico, con lo que la persona es más vulnerable a la enfermedad.*
>
> ➡ *La tensión y el pánico asociados a la ansiedad (muchas veces consecuencia de problemas de ganglios basales) pueden ser una auténtica tortura. He tenido muchos pacientes con ataques de pánico que han intentado suicidarse para escapar de ese terror. La ansiedad va acompañada a menudo de tensión física*

y un agravamiento de la enfermedad. Muchas personas que la sufren buscan el remedio en el alcohol, las drogas, el exceso de comida, conductas sexuales inapropiadas y otras potencialmente adictivas.

➡ *La concentración excesiva (giro cingulado) provoca pensamientos y preocupaciones repetitivas, y quien la sufre busca su remedio en las drogas y el alcohol. Es muy habitual la tortura interior que la preocupación permanente provoca. Cuando la persona que sufre esta dolencia oye algo negativo, lo agiganta y le da mil y una vueltas. Es incapaz de librarse de los pensamientos negativos.*

➡ *El individuo con problemas de la corteza prefrontal, por ejemplo, TDA, suele tener una tremenda sensación de ineficiencia, fracaso continuo y baja autoestima. En muchos casos recurre a problemas internos para autoestimularse y estar crónicamente airado. El estrés asociado a estos problemas suele ir acompañado de una mayor incidencia de las enfermedades.*

➡ *Los problemas de los lóbulos temporales pueden hacer verdaderos estragos en el ánimo de la persona. Generan una sensación de daño que va acompañada de cambios bruscos de humor y de ideas que atormentan el espíritu. El enojo aleja a los demás, y se impone la soledad.*

EL ACCESO AL CEREBRO BUENO

Los problemas internos asociados a estas dificultades del sistema cerebral pueden arruinar la vida, las relaciones y la carrera profesional. Cuando es necesario, resulta esencial buscar ayuda. También es fundamental no enorgullecerse de no buscarla. El orgullo acaba con muchas relaciones de pareja, carreras e incluso la propia vida. Muchos piensan que, si buscan ayuda, de algún modo son «menos que los demás». Suelo decirles a mis pacientes que, según mi experiencia, *las personas de éxito son quienes buscan ayuda cuando la necesitan.* El empresario de éxito busca al mejor asesor cuando tiene un problema que no sepa solucionar o necesite alguien que lo ayude. Los que nunca alcanzan el éxito, por el contrario, suelen negar que tienen problemas, esconden la cabeza bajo el ala y culpan a los demás de sus dificultades. Si la actitud, la conducta, los pensamientos o los sentimientos nos cierran las posibilidades de tener éxito en nuestra relación de pareja, en el trabajo o en lo que nos propongamos, busquemos ayuda. No nos avergoncemos; tenemos que pensar que nos hacemos un bien a nosotros mismos.

Cuando pensemos en buscar ayuda, es importante poner en su sitio estos problemas del sistema cerebral. A mis pacientes les digo que abandonen la idea de «normal frente a anormal». «¿Qué es normal?», les pregunto. A los que les preocupa no ser normales les digo que «normal» es una posición del secador. O que Normal es una ciudad de Illinois, donde por cierto di unas conferencias hace varios años, en una importante universidad, y, lógicamente, las personas que allí conocí, las tiendas donde compré, y la policía y los bomberos del lugar eran todos «normales». Hasta conocí mujeres «normales». Eran un grupo muy agradable, pero no se distinguían mucho de la gente de California. La gente de Normal («normales») parecían tener también todos los problemas de los que hablo en este libro. También les hablo a mis pacientes de un estudio publicado en 1994, patrocinado por los Institutos Nacionales de la Salud, cuyos autores decían que el 49% de los estadounidenses padece alguna enfermedad psiquiátrica en algún momento de su vida. La ansiedad, el abuso de sustancias tóxicas y la depresión eran las tres más comunes. Al principio me pareció un porcentaje muy elevado. Luego hice una lista de veinte personas que conocía (no de mi consulta). Once tomaban medicación o seguían algún tipo de terapia. La mitad de los que vivimos en Estados Unidos tendremos problemas de esta índole en algún momento de nuestra vida. Es decir, es tan normal tener problemas como no tenerlos. También en ese estudio se decía que son las personas de éxito las que primero buscan ayuda en estos casos. Afirmaba el estudio que al 29% de la población se le diagnosticarán dos trastornos psiquiátricos distintos y separados, y al 17%, tres. Según mi experiencia, son muy pocas las personas que se libran por completo de estos problemas. De hecho, cuando se hacen investigaciones, una de las mayores dificultades es encontrar un «grupo de control normal».

La mayoría de nosotros tenemos rasgos de uno o más fallos cerebrales. A veces los problemas asociados con cada capítulo son subclínicos (no nos suponen grandes dificultades), y a veces son tan graves que nos complican mucho la existencia. Cuando ocurre lo segundo, es hora de buscar ayuda. Considero que muchos problemas que trato como psiquiatra son disfunciones médicas que tienen unas importantes consecuencias psicológicas y sociales. Creo que es una interpretación precisa, que estigmatiza mucho menos a los pacientes.

Uno de los argumentos más convincentes que les expongo a mis pacientes sobre la necesidad de que se los ayude es que les puedo echar una mano para que tengan *más acceso* a su propio cerebro. Si este no funciona eficientemente, tampoco ellos lo pueden hacer. Si funciona bien, ellos también lo harán. Les suelo enseñar una serie de estudios SPECT para mostrarles la diferencia entre quienes toman o no toman medicación, o siguen o no una terapia, para que así se hagan una mejor idea de lo que intento decirles. Como imaginarás después de ver las imágenes de este libro, si uno ve un cerebro hipoactivo y otro sano, prefiere este último.

QUÉ HACER CUANDO LA PERSONA QUE QUEREMOS NIEGA QUE NECESITE AYUDA

Lamentablemente, el estigma asociado a la «enfermedad psiquiátrica» hace que muchas personas se nieguen a buscar ayuda. No quieren que se las tenga por locas, estúpidas ni carentes de algo, y normalmente no recurren a un especialista hasta que ya no pueden aguantar el dolor (o no lo aguanta la persona que las quiere), sea en el trabajo, en su relación de pareja o en su propio vivir.

Jerry y Jenny

Cuando Jerry y Jenny empezaron a tener problemas maritales ya al principio de su matrimonio, ella quería buscar ayuda, pero Jerry se negó. Decía este que no quería airear sus problemas ante un extraño. Solo cuando Jenny amenazó con dejarlo aceptó acudir a un orientador. Al principio, Jerry hacía una relación de razones de su oposición a buscar ayuda: no creía que sus dificultades fueran tan graves, era demasiado dinero, pensaba que todos los orientadores eran unos «chalados», y no quería que nadie se enterara de que iba a un orientador y lo tuviera por loco.

Lamentablemente, la actitud de Jerry es muy habitual entre los hombres. Cuando se enfrentan a problemas en su matrimonio, con sus hijos e incluso con ellos mismos, muchos los niegan. Su inconsciencia y su fuerte tendencia a la negación les impiden buscar ayuda, hasta que ya se ha producido más daño del necesario. En el caso de Jerry, tuvieron que amenazarlo con el divorcio para que fuera a un especialista. Otro factor era que tenía

TDA. De pequeño lo obligaron a ir a un orientador por problemas de conducta en la escuela. Odiaba sentirse diferente de los demás niños y le guardaba rencor a su madre por obligarlo a ir al médico.

Tal vez diga alguien que no es justo que «me meta» con los hombres. Y es verdad que algunos ven los problemas mucho antes que las mujeres. Pero en general, y según mi experiencia, las madres se percatan de los problemas de los hijos antes que los padres y tienen mejor disposición a buscar ayuda, y las esposas buscan orientación marital más que los maridos. ¿Es que nuestra sociedad provoca que los hombres descuiden problemas evidentes y los nieguen, hasta que ya es demasiado tarde para afrontarlos con eficiencia, o hasta que ya se ha hecho más daño del necesario? Algunas de las respuestas residen en cómo se educa a los chicos, en las expectativas que se les crean a los hombres y en el ritmo agotador de la vida cotidiana de muchos de ellos.

Los chicos se suelen entretener con juegos activos (deportes, juegos de guerra, videojuegos, etc.) que exigen poco diálogo y comunicación, unos juegos que a menudo conllevan dominación y sometimiento, ganar y perder, y escasa comunicación interpersonal. Para tratar los problemas se recurre a la fuerza o la habilidad. Las chicas, en cambio, lo hacen en actividades más interpersonales o comunicativas, por ejemplo jugar con muñecas o contarse cuentos. Cuando mi mujer era pequeña, ponía en fila a las muñecas para simular que les daba clase. Los padres salen con los hijos a lanzarse la pelota o a encestar, no a pasear ni a charlar tranquilamente.

Muchos hombres recuerdan de su infancia la idea de la competencia y de que, para ser bueno en algo, hay que ser mejor que los demás. La consecuencia es que muchos esperan a buscar ayuda hasta que el problema es ya de dominio público. Otros se sienten completamente responsables de lo que les ocurre a sus familias; admitir el problema es admitir que en cierto modo han fracasado.

No hay duda de que el ritmo acelerado de la vida impide que algunos hombres sean capaces de detenerse a pensar con claridad en las personas que son importantes para ellos y en la relación que mantienen. En mi trabajo con padres y maridos, cuando les dedico el tiempo necesario para ayudarlos a tranquilizarse y pensar en lo que realmente consideran importante, lo más habitual es que empiecen a darse cuenta de lo que falla y a buscar soluciones. El problema no es que no tengan interés ni que no les importe lo que ocurra: el problema es que no se dan cuenta de lo que sucede.

¡Socorro!

También muchos adolescentes se oponen a buscar ayuda aunque los problemas sean ya evidentes. Les preocupan las etiquetas que les pueden colgar, y no quieren que una persona más les juzgue su conducta.

Las que siguen son algunas sugerencias para ayudar a aquel que no es consciente de su problema o que no está dispuesto a pedir ayuda:

1. Empezar por la táctica directa (pero teniendo en cuenta el cerebro). Decirle claramente a la persona en cuestión todo aquello que nos preocupa de ella. Hablarle de la posibilidad de que los problemas se deban a patrones cerebrales ocultos que se pueden reajustar. Asegurarle que se puede encontrar ayuda, no para curar un defecto, sino para sacarle el máximo provecho al funcionamiento del cerebro. Explicarle a la persona que queremos que sabemos que hace todo lo que puede, pero que es posible que se le interpongan en su decisión conductas, pensamientos o sentimientos que entorpecen su actuación (en el trabajo, en sus relaciones o incluso en su propio vivir). Subrayemos las posibilidades, no los defectos.
2. Darle información. Los libros, videos y artículos sobre las cuestiones que nos preocupan pueden ser de gran ayuda. Muchos individuos acuden a mi consulta porque han leído alguno de mis libros o artículos, o han visto algún vídeo de los que he realizado. La buena información puede ser muy convincente, en especial si se expone de forma positiva y que mejore la vida.
3. Cuando la persona sigue obstinada en no pedir ayuda, aun después de que le hayamos hablado con claridad y proporcionado una buena información, pasemos a plantar semillas. Sembremos ideas sobre buscar ayuda y reguémoslas. Dejemos caer de vez en cuando una idea, un artículo o cualquier otra información sobre el tema que nos ocupe. Pero si hablamos demasiado de buscar ayuda, ofenderá y no nos escuchará, simplemente para fastidiarnos. Hay que tener cuidado de no exagerar.
4. Protejamos nuestra relación con la otra persona. Somos más receptivos con aquellos en quienes confiamos que con los que nos perturban y menosprecian. Solo permito que me digan algo negativo sobre mí a las personas en las que confío. Trabajemos en ganarnos su confianza. Conseguiremos que sea más receptivo a lo

CAMBIA TU CEREBRO - CAMBIA TU VIDA

que le propongamos. No hablemos siempre y continuamente de buscar ayuda. Debemos demostrar que lo que nos interesa es el conjunto de la vida de la otra persona, y no solo la posible visita al médico.

5. Demos nuevas esperanzas. Muchos de los que sufren estos problemas han intentado buscar ayuda y no les ha funcionado o les ha empeorado las cosas. Hablémosles de las nuevas tecnologías cerebrales con las que los profesionales pueden diseñar tratamientos más específicos y efectivos.

6. Hay ocasiones en las que se hace necesario decir basta. Si va pasando el tiempo y la otra persona se niega a buscar ayuda, y su comportamiento produce un efecto negativo en nuestra vida, quizás debamos separarnos de ella. Mantener una relación tóxica es malo para la salud, y ocurre a menudo que hace que la otra persona siga enferma. He observado que la separación, o la amenaza de separarse, motiva a la gente a cambiar: a dejar de beber o de tomar drogas, o a tratarse un TDA oculto o cualquier trastorno maníaco-depresivo. La amenaza de la separación no sería el primer paso que yo daría, pero después de cierto tiempo puede ser el mejor sistema.

7. Démonos cuenta de que no podemos obligar a las personas a que sigan un tratamiento, a menos que su comportamiento suponga un peligro para ellas mismas o para los demás, o que sean incapaces de cuidar de sí mismas. Solo podemos hacer lo que podemos hacer. Afortunadamente, hoy es posible hacer muchísimo más que hace diez años.

BUSCAR UN BUEN PROFESIONAL

Actualmente, debo de recibir entre treinta y cuarenta llamadas, faxes o correos electrónicos a la semana de personas de todo el mundo que buscan en su zona profesionales competentes que compartan mis ideas y se sirvan de los principios señalados en este libro. Son unos principios que se encuentran aún en el ámbito de lo novedoso en la ciencia del cerebro, por lo que dar con esos profesionales puede ser difícil. Pero encontrar el especialista adecuado para el reconocimiento y el tratamiento es fundamental para el proceso de curación. Un mal profesional puede empeorar la situación. Hay una serie de pasos que se pueden dar para hallar a la mejor persona que nos ayude:

1. Vayamos al mejor que encontremos. Ahorrarse un dinero al principio puede salir muy caro a la larga. Una buena ayuda no solo es una buena inversión, sino que libra de mucho dolor y mucho sufrimiento innecesarios. No confiemos en un médico únicamente porque esté entre los que nos asigna nuestro sistema particular de atención médica, ya que se puede ajustar o no a lo que realmente necesitamos. Busquemos al mejor. Si nos lo cubre el seguro, fantástico. Pero no dejemos que sea este el criterio prioritario.

2. Vayamos a un especialista. La ciencia del cerebro está avanzando muy deprisa. Los especialistas están al día de los avances que se producen en su campo; en cambio, los médicos generalistas, los de familia, tienen que intentar estar al tanto de todo. Si tuviera una arritmia de corazón, iría al cardiólogo, no a un internista. Quiero que me trate alguien que haya visto cientos y hasta miles de casos como el mío.

3. Pidamos información y referencias a personas que conozcan muy bien nuestro problema. A veces los generalistas, con toda su buena voluntad, informan muy mal. Sé de muchos médicos y profesores que restan importancia a los problemas del sistema cerebral, como el TDA, las discapacidades de aprendizaje o la depresión, y desalientan a la persona que quiere buscar ayuda. Un médico de familia le dijo a uno de mis últimos pacientes: «Bah, eso del trastorno de déficit de atención es una moda pasajera. No necesita usted ayuda alguna. Lo que tiene que hacer es esforzarse más». Cuando busquemos ayuda, hablemos con aquellos que previsiblemente puedan darnos la mejor información, por ejemplo, especialistas en el campo en cuestión, personas que trabajen en grandes centros de investigación, grupos de apoyo que compartan nuestro problema... Busquemos grupos de apoyo en Internet. En ellos suele haber personas que han visitado a profesionales de la zona y que nos pueden dar información sobre el médico en cuestión, por ejemplo, sobre su forma de tratar al paciente, su competencia, su receptividad y su organización.

4. Cuando tengamos los nombres de profesionales competentes, comprobemos sus credenciales. Han de estar autorizados, y para ello han tenido que superar diversas pruebas orales y escritas. Un buen médico ha tenido que imponerse su propia disciplina para especializarse y hacerse con los conocimientos necesarios. No demos a la universidad donde estudió tanto peso que excluyamos otros factores. He trabajado con médicos que estudiaron en Yale y Harvard que no tenían idea de cómo tratar a los pacientes, mientras que otros salidos de universidades de menos prestigio eran profesionales destacados, de ideas siempre al día y muy atentos con los enfermos.

5. Pidamos una entrevista con el profesional solo para ver si queremos trabajar o no con él. Normalmente hay que pagar esta primera visita, pero merece la pena conocer a las personas en las que vayamos a confiar. Si creemos que no nos va a ir bien, sigamos buscando.

6. Muchos profesionales escriben artículos o libros, o dan conferencias en encuentros o a grupos locales. Si es posible, leamos lo que escriben o vayamos a escucharlos, para hacernos una idea del tipo de persona que son y de si nos podrán ayudar.

7. Busquemos a una persona sin prejuicios, que esté al día y dispuesta a probar cosas nuevas.

8. Busquemos a alguien que nos trate con respeto, que nos escuche y que responda a nuestras necesidades, alguien con quien podamos establecer una relación de colaboración y confianza mutuas.

Sé que es difícil encontrar un profesional que reúna todas estas cualidades y que además tenga la adecuada formación en fisiología cerebral, pero es posible. Seamos perseverantes. Para curarse es esencial recibir la atención médica adecuada.

CÓMO SABEMOS SI NECESITAMOS UN ESTUDIO SPECT

Solo pido estudios SPECT por razones muy concretas. Gracias a nuestra gran base de datos, normalmente hoy pido menos que hace varios años. Nuestro intenso trabajo con SPECT me ha dado la experiencia clínica para diagnosticar fácilmente patrones cerebrales que responden a determinados tratamientos. He expuesto muchos de estos patrones en este libro. A continuación hago y respondo algunas preguntas sobre la SPECT.

¿El estudio SPECT me dará un diagnóstico exacto? No. Un estudio SPECT no nos dará por sí mismo ningún diagnóstico, pero ayuda al médico a entender mejor el funcionamiento concreto de nuestro cerebro. Cada persona tiene un cerebro propio, que puede generar reacciones exclusivas a los medicamentos o la terapia. Los diagnósticos sobre situaciones concretas se realizan con una combinación de historial médico, entrevista personal, información de los familiares, listas de control diagnósticas, estudios SPECT y otras pruebas neurofisiológicas. No hay ningún estudio que en sí mismo sea la panacea y con el que se pueda hacer un diagnóstico preciso de pacientes concretos.

¿Por qué se piden estudios SPECT? Entre otras cosas, para:

1. *Evaluar la actividad convulsiva.*
2. *Hacer una evaluación de la enfermedad vascular cerebral.*
3. *Evaluar la demencia y distinguir entre esta y la seudodemencia.*
4. *Valorar los efectos del traumatismo craneal leve, moderado y grave.*
5. *Confirmar o no las sospechas de circunstancias cerebrales orgánicas ocultas, por ejemplo, una actividad convulsiva que provoque perturbaciones conductuales, traumas prenatales o exposición a sustancias tóxicas.*
6. *Evaluar una conducta que sea atípica, agresiva o de falta de reacción.*
7. *Determinar el grado de incapacidad cerebral provocada por el abuso de las drogas o del alcohol.*

En este libro he dado otros muchos ejemplos del uso que se hace de la SPECT, por ejemplo, en situaciones maritales difíciles. Debo subrayar que se trata de un uso muy complejo de esta técnica, y que probablemente solo se lleve a cabo en nuestra clínica.

¿Tengo que dejar de tomar cualquier medicación antes de realizarme el estudio? La pregunta se ha de responder de forma individual entre el paciente y el médico. En general, es mejor no tomar ningún medicamento hasta eliminarlo por completo del organismo antes de hacernos un escáner, pero no siempre resulta una medida práctica ni aconsejable. Si el estudio se hace mientras se toma una medicación, hay que decírselo al especialista, para que cuando lea el estudio pueda incluir esa información al interpretar el escáner. Nosotros solemos recomendar que el paciente procure dejar de tomar cualquier tipo de estimulantes al menos cuatro días antes del primer escáner, y seguir así hasta que se le haga el segundo, si este es el caso. Formalmente, y por razones de posibilidad, no se dejan de tomar algunos tipos de fármacos, por ejemplo Prozac (que permanece en el cuerpo entre cuatro y seis semanas). Hay que pedir al médico las recomendaciones concretas para cada caso.

¿Qué debo hacer el día antes del escáner? El día en que vayamos a hacernos el escáner, debemos disminuir o eliminar la ingestión de cafeína, y procurar no tomar medicamentos para el resfriado ni aspirina (si los tomamos, indiquémoslo en el formulario que deberemos cumplimentar antes de la prueba). Por lo demás, podemos comer lo habitual.

¿El estudio supone algún riesgo o tiene algún efecto secundario? El estudio no requiere ningún colorante ni produce ninguna reacción alérgica. Existe la posibilidad, aunque en un porcentaje muy reducido de pacientes, de sarpullido leve, enrojecimiento y edema (hinchazón) faciales, fiebre y una subida pasajera de la presión arterial. La cantidad de radiación que produce un estudio SPECT del cerebro es aproximadamente la misma que la de una radiografía del estómago.

¿Cuál es el procedimiento que se sigue para realizar la SPECT? El paciente está en una habitación tranquila y se le pone una línea intravenosa (LI). Permanece quieto unos diez minutos con los ojos abiertos para ajustar su estado mental al entorno. A continuación se le inyecta el agente de imagen a través de la LI. Pasados unos minutos, se tumba sobre una camilla y la cámara SPECT gira alrededor de su cabeza (no se introduce al paciente en ningún tubo). Permanece en la camilla aproximadamente quince minutos. Si se pide un estudio de concentración, el paciente vuelve otro día a repetir el proceso, y se le hace un test de concentración durante la inyección de isotopo.

¿Existe alguna alternativa al estudio SPECT? En nuestra opinión, la SPECT es el estudio de la función cerebral clínicamente más útil. Hay otros estudios, por ejemplo, el encefalograma (EEG), la tomografía por emisión de protones (TEP) y la imagen por resonancia magnética (IRM). Los estudios TEP y las IRM son más caros y se emplean principalmente con fines de investigación. Nosotros creemos que la información que el EEG proporciona sobre las estructuras profundas del cerebro no es tan útil como la de los estudios SPECT.

¿Cubre el seguro los estudios SPECT? Depende de la compañía y de la póliza contratada. Conviene consultarlo con la aseguradora con tiempo suficiente para comprobar si los cubre.

¿Acepta la comunidad médica el uso de las imágenes SPECT del cerebro? Existe un amplio reconocimiento de los estudios SPECT del cerebro como útil herramienta para evaluar la función cerebral cuando se producen convulsiones, derrames cerebrales, demencia y lesiones craneales. Se han hecho cientos de investigaciones sobre estos temas y se han publicado sus resultados. En nuestra clínica, después de más de ocho años de experiencia, hemos avanzado más en esta tecnología, para evaluar con ella los cuadros de agresividad y de dolencias psiquiátricas que no responden a los tratamientos tradicionales. Lamentablemente, muchos médicos no entienden del todo las aplicaciones de las imágenes SPECT, y es posible que os digan que se trata de una tecnología experimental, pero hay en Estados Unidos más de cien médicos que nos han remitido pacientes para que les hiciéramos nuestros estudios SPECT.

RECURSOS SPECT

No hay en Estados Unidos centros como el nuestro, pero sí muchos médicos y psicoterapeutas con visión de futuro que entienden la conexión entre el cerebro y la conducta. Los siguientes son algunos con los que yo colaboro:

Greenman, Eric MD
932 West Chandler Blvd
Chandler, AZ 85225
Tel.: 40-786-9000
Psiquiatría infantil, de adolescentes y adultos, AACAP

Alters, Dennis MD
2125 El Camino Real, #104
Oceanside, CA 92054
Tel.: 760-967-5898
Psiquiatría infantil y de adultos

Clopton, Kirk MD
1037 Sunset, #100
El Dorado Hills, CA 95762
Tel: 916-939-2343
Psiquiatría infantil, de adolescentes y adultos

Gilbert, Rick MD
9051 Soquel Dr, Suite F
Aptos, CA 95003
Tel.: 408-688-6712
Psiquiatría

Baker, Leonard MD
1346 Foothill Boulevard, #301
La Canada, CA 91011
Tel.: 818-790-1587
TDAH, trastornos de aprendizaje, pediatría
conductual

Blinder, Barton, MD, PhD
400 Newport Center Dr
Newport Beach, CA 92660
Tel.: 949-640-4440
Psiquiatría y psicoanálisis infantil, de adolescentes y adultos

Brod, Thomas MD
12304 Santa Monica BLV, #210
Los Angeles, CA 90025
Tel.: 310-207-3337
Psiquiatría de adolescentes y adultos

Cermak, Timmenh MD
45 Miller Ave, Suite 1
Mill Valley, CA 94941
Tel.: 415-346-4460
Psiquiatría

Lindheimer, Jack MD
4519 N Rosemead Blvd
Rosemead, CA 91770
Tel.: 626-285-2128
Adolescentes y adultos

Ridlehuber, Hugh MD
1301 Ralston Ave, Suite C
Belmont, CA 94402
Tel.: 650-591-2345
Psiquiatría infantil, de adolescentes y adultos

Schiro, Herbert MD
856 Richland Rd, Suite C
Yuba City, CA 95991
Tel.: 530-673-5331
Psiquiatría infantil, de adolescentes y adultos

Hawkins, Willard MD
745 S Brea Blvd, #23
Brea, CA 92921
Tel.: 714-256-2660
Médico de familia con experiencia en TDAH y
trastornos del humor

Kosins, Kark MD
647 Camino de los Mares, #200
San Clemente, CA 92673
Tel.: 949-489-9898
Psiquiatría de todas las edades; psicofarmacología, reconocimientos, SPECT, psicoterapia
y servicios de orientación

Lavine, Richard MD
271 Miller Ave
Mill Valley, CA 94941
Tel.: 415-383-2882
Psiquiatría

Lawrence, Steven MD
3424 Carson Street, #580
Torrance, CA 90503
Tel.: 310-542-7878
Psiquiatría infantil, de adolescentes y adultos

Miller, Emmett MD
P.O. Box 803
Nevada City, CA 95959
Tel.: 530-478-1807
Psicoterapeuta especializado en TDA, relajación profunda e hipnoterapia

Rudolph, Steven, medicina osteopática
3030 Children's Way, #101
San Diego, CA 92123-4208
Tel.: 858-966-6752
Psiquiatría infantil y adultos

Shankle, William MD
19782 MacArthur Blvd, #310
Irvine, CA 92612
Tel.: 949-833-2383
Neurología, especialista en demencia y enfermedades afines

¡Socorro!

Strubblefield, Matthew MD
3303 Alma St
Palo Alto, CA 94306
Tel.: 650-856-0406
Psiquiatría infantil, de adolescentes y adultos,
especialista en TDAH imaginería cerebral con
SPECT

Young, William MD
17822 Beach Blvd, #437
Huntington Beach, CA 92648
Tel.: 714-842-9377
Niños, adolescentes y adultos

Zimmerli, Mary Jane, Medicina osteopática
716 Yarmouth Road, Suite 230
Palos Verdes Estates, CA 90274
Tel.: 310-377-3070
Psiquiatría infantil, de adolescentes y adultos

Moseley, Thomas MD
1351 Bedfort Dr, Suite 103
Melbourne, FL 32940
Tel.: 321-757-6799
Psiquiatría infantil, de adolescentes y adultos

Davis, Georgia MD
1112 Rickard Rd, Suite B
Springfield, IL 62704
Tel.: 217-787-9540
Psiquiatría infantil, de adolescentes y adultos

Grant, Richard MD
7309 N Knoxville Ave
Peoria, IL 61614
Tel.: 309-692-5550
Psiquiatría

Epstein, Phillip MD
31 South Ellsworh St
Naperville, IL 60540
Tel.: 630-527-0890
Psiquiatría

Kohn, Robert, medicina osteopática
5404 W. Elm St, Place #Q
McHenry, IL 60050
Tel.: 815-344-7951
SPECT cerebral. Exclusivamente neurología y
psiquiatría

Pavel, Dan MD
University of Illinois Medical Center at Chicago,
Dept of Radiology
Chicago, IL, 60612
Tel.: 312-996-3961
Profesor de radiología/medicina muclear,
estudios SPECT

Atkinson, A. W. MD
Associates 2000, PA
206 S. Broadway, Suite 60
Rochester, MN 55904
tel.: 507-282-1009
Pediatría evolutiva-conductual

Baker, Howard MD
1200 Remington Road
Wynnewood, PA 19096-2330
Tel 610-896-9651 o 215-735-7141
TDAH: reconocimiento, tratamiento (adultos y
adolescentes), medicación y gestión

Kasakoski, Joseph, medicina osteopática
230 Harrisburg Avenue, Suite 8
Lancaster, PA17603
Tel.: 717-509-1931
TDAH, síndrome de Tourette, síndrome de
Asperger, depresión, ansiedad

Hunt, Robert MD
2129 Belcourt Ave
Nashville, TN 37212
Tel.: 615-383-1222
Especialista en TDAH

Mirow, Susan MD, PhD
73 G Street
Salt Lake City, UT 84103
Tel.: 801-532-1212
Psiquiatría

Ballard, Clark MD/ Terry McGuire MD
1715 114th Ave SE, Suite 208
Bellevue, WA 98004
Tel.: 425-452-0700
Psiquiatría

Sands, Robert MD
3609 S. 19th St
Tacoma, WA 98004
Tel.: 253-752-6056

Mandlekorn, Theodore MD/ Janice Wooley MD
2553 76th Avenue SE
Mercer Island, WA 98040-2758
Tel.: 206-275-0702
Pediatría conductual/TDAH

Meikangas, James MD
Georgetown University Hospital, Department
of Psychiatry
3800 Reservoir Road NW, Kober Cogan Build-
ing, Room 526
Washington, DC 2007-2197
Tel.: 202-687-8609
Director del Programa de Neuropsiquiatría,
neurólogía y psiquiatría

También hay, evidentemente, otros muchos médicos y terapeutas que entienden las SPECT y la nueva ciencia cerebral con los que no trabajamos directamente.

18

¿QUIÉN ES ANDREW REALMENTE?

Preguntas sobre la esencia de nuestra condición de humanos

En la Introducción contaba la historia de Andrew, mi sobrino, que se convirtió en una persona violenta debido a un quiste cerebral que ocupaba el espacio de su lóbulo temporal izquierdo. Cuando le extirparon el quiste, volvió a ser el muchacho amable, cariñoso y curioso de siempre. En los posteriores capítulos también he hablado:

⇒ *De Michelle, una mujer que atacó a su marido con un cuchillo unos días antes del periodo y que, después de tratarla con Depakote, recuperó su conducta normal y no violenta.*

⇒ *De Samuel, un niño de diez años de talante negativo y dado a llevar siempre la contraria, con muchos problemas en la escuela y sin amigos, y que, con 10 mg de Prozac diarios, pasó a desenvolverse perfectamente en la escuela, en casa y con los amigos.*

⇒ *De Rusty, un hombre al que detuvieron cuatro veces por agresión y que no sacó provecho alguno de cinco programas de tratamiento por abuso de metanfetaminas y que, después de diagnosticarle un trastorno oculto de su lóbulo* temporal y de tratárselo adecuadamente, ha conseguido conservar un trabajo remunerado y comportarse de forma eficiente.

➟ De Sally, una mujer que ingresó en el hospital con ideas suicidas, depresión y ansiedad y que, después de diagnosticarle y tratarle adecuadamente un TDA de adulta, se sentía menos deprimida y más centrada, y consiguió ser la madre y esposa que siempre quiso ser.

➟ De Willie, estudiante universitario que sufrió heridas «leves» en la cabeza en dos accidentes de tráfico y cuya personalidad, a partir de entonces, cambió por completo. Se hizo una persona agresiva y deprimida, y casi acabó con la vida de su compañero de habitación. Con el adecuado tratamiento volvió a ser el chico divertido y alegre de siempre.

➟ De Rob, con graves problemas familiares e ideas e intentos suicidas. Con Anafranil, un antiobsesivo y antidepresivo, se convirtió en una persona agradable y cariñosa, alguien con quien la familia deseaba estar.

➟ De Linda, una mujer que había sufrido dos violaciones y padecía de ansiedad, depresión, preocupación obsesiva y abuso de las drogas. Con hierba de San Juan y psicoterapia de desensibilización y reprocesado por movimientos oculares (EMDR), su cerebro se normalizó, y pudo comportarse de forma más eficaz.

➟ De John, contratista jubilado, que había maltratado física y emocionalmente a su mujer durante la mayor parte de su matrimonio, y también emocionalmente a sus hijos. A los setenta y nueve años, después de un episodio psicótico posterior a una operación a corazón abierto, se descubrió que a los veinte años había sufrido en la cabeza una grave herida que le dañó la región temporal frontal izquierda. Es posible que aquella herida le cambiara la forma de comportarse y afectara a tres generaciones de su familia.

Estas historias y muchas otras que cuento en el libro y he vivido en mi consulta me han llevado a preguntarme por la esencia de lo que somos. ¿Quiénes somos realmente? ¿Somos de verdad quienes somos cuando el cerebro nos funciona perfectamente? ¿O somos realmente quienes somos cuando nos falla?

Después de ver cinco mil estudios SPECT (y de conocer a los pacientes y las historias que los acompañan), creo que somos quienes somos cuando nuestro cerebro funciona bien. Cuando esto ocurre, somos más reflexivos, nos guiamos más por unos objetivos y nos interesamos en mayor medida por los demás. Somos más amables y tolerantes, de humor más estable. No nos gobierna la ansiedad, pero tenemos la suficiente para saltar de la cama por la mañana e ir a trabajar. Aunque de vez en cuando tengamos pensamientos negativos, no son ellos los que rigen nuestra vida interior. Podremos tener pensamientos violentos explícitos, pero no son habituales ni nos dejamos llevar por ellos. Cuando nuestro cerebro funciona bien, si nuestro cónyuge comete un error no nos pasamos la vida echándoselo en cara. Tenemos deseo sexual, pero no nos domina. Es posible que nuestros hijos nos vuelvan locos, pero prácticamente siempre actuamos con ellos de forma positiva. Cuando nuestro cerebro funciona bien, nos es más fácil ser quienes realmente queremos ser.

Otras preguntas que he me planteado al escribir este libro son:

* *¿Qué opciones tenemos realmente sobre nuestra conducta? Probablemente no tantas como creemos.*
* *¿Nuestra relación con Dios depende del funcionamiento de nuestro cerebro? Posiblemente, cuando este funciona bien es más fácil ver un Dios amable, cariñoso y atento. Y si tenemos un giro cingulado y un sistema límbico hiperactivos, es muy probable que veamos el mundo con tintes negativos. (Sé que esta afirmación me creará muchos enemigos, pero conste que no deseo provocar conflicto alguno.)*
* *¿Tomamos malas decisiones por falta de formación, para desafiar la voluntad de Dios, como consecuencia de la pobreza, por algún defecto moral o de carácter? Quizás, pero es más probable que tomemos malas decisiones cuando nuestra corteza prefrontal es hipoactiva, resultado de un traumatismo craneal o del TDA. Esto no significa, evidentemente, que no podamos equivocarnos en nuestras decisiones por haber recibido una mala formación, por desafiar a Dios, por la pobreza, etc., pero siempre será más fácil que lo hagamos cuando nuestro supervisor interior esté menos activo de lo necesario.*
* *¿Acertamos más en nuestras decisiones cuando nuestro cerebro funciona bien? De lo dicho en este libro se deduce que la respuesta evidente es que sí.*
* *¿Nuestra personalidad es un conjunto de neuronas, neurotransmisores y hormonas? Sí y no. Está íntimamente relacionada con la función cerebral pero, como hemos visto, esta se encuentra profundamente conectada a nuestros pensamientos y nuestro entorno. Funcionan en círculo y no se pueden separar.*
* *¿Qué aspecto tiene el cerebro de Mike Tyson? En el combate por el título de los pesos pesados de 1997, ¿le mordió la oreja a Evander Holyfield porque*

quería humillarlo y parecer un animal? ¿O es que le falló el cerebro después de recibir un fuerte golpe en la cabeza y, en consecuencia, su giro cingulado y sus lóbulos temporales se desbarataron y escaparon a la supervisión de la corteza prefrontal? Apuesto por lo segundo.

➡ *¿Qué aspecto tendría el escáner cerebral de Saddam Hussein? ¿Y el de Hitler?*

➡ *¿Deberíamos escanear a los dirigentes políticos? Creo que si lo hiciéramos, entenderíamos mucho mejor los entresijos políticos. En el caso del presidente Ronald Reagan, lo más probable es que se hubieran observado unos patrones de flujo sanguíneo que indicaran que padecía la enfermedad de Alzhéimer ya en la primera parte de su presidencia. En el segundo mandato, sus olvidos eran evidentes. ¿Qué hubiera sucedido si hubiésemos sabido que la enfermedad era inminente?*

➡ *¿Debería escanear a las personas que despiertan el interés de mi hijo y mis hijas? Creo que sí. A ellos no les hace ninguna gracia.*

Y hay muchísimas más preguntas. Pero lo importante es tener presente que el cerebro interviene en todo lo que hacemos. Es una de las primeras cosas en las que deberíamos pensar cuando intentamos comprender una conducta anormal, y hay que tenerlo en cuenta en todo programa de autoayuda. Para evitar recaídas en el abuso de las drogas, para cortar la violencia en nuestra sociedad, y para reducir las alarmantes tasas de divorcio y de desavenencia familiar, necesitamos pensar en el cerebro.

Este no funciona en el vacío, claro está (siempre debemos considerar también los factores psicológicos y sociales de la conducta), pero toda conducta parte del funcionamiento físico real del cerebro. El cerebro importa.

19

NORMAS PARA EL CEREBRO

Resumen de las formas de optimizar la función cerebral y acabar con los malos hábitos

Basada en mis investigaciones y en las de otros neurocientíficos, hago a continuación una relación de lo que hay que hacer y lo que hay que evitar para optimizar el funcionamiento de nuestro cerebro y empezar a acabar con los malos hábitos que nos impiden conseguir lo que queremos en la vida.

LO QUE HAY QUE HACER

1. *En situaciones de riesgo, llevar casco.*
2. *Beber mucha agua (de seis a ocho vasos al día) para estar bien hidratados.*
3. *Tomar una alimentación sana, ajustando la proporción de proteínas e hidratos de carbono a las necesidades de nuestro cerebro.*
4. *Tomar gingko biloba cuando sea necesario y bajo la supervisión del médico.*
5. *Pensar positivamente.*
6. *Amar, nutrir y ejercitar la capacidad de acabar con los pensamientos negativos automáticos.*

7. *Dedicar un momento todos los días a pensar en cosas de las que estemos agradecidos.*

8. *Ver la película de Disney* Pollyanna.

9. *Pasar tiempo con gente positiva y que levante el ánimo.*

10. *Pasar tiempo con personas a quienes quisiéramos parecernos.*

11. *Trabajar las destrezas que nos permiten estar mejor conectados y enriquecer los vínculos límbicos.*

12. *Hablar a los demás con cariño y espíritu de ayuda.*

13. *Rodearnos de buenos olores.*

14. *Crear una biblioteca de buenos recuerdos.*

15. *Marcar una diferencia en la vida de otra persona.*

16. *Hacer ejercicio físico.*

17. *Conectar con los seres queridos con frecuencia.*

18. *Aprender a respirar con el diafragma.*

19. *Aprender a utilizar la autohipnosis y la meditación a diario.*

20. *Recordar la «regla 18/40/60» (ver la página 127).*

21. *Afrontar y abordar con eficiencia las situaciones que impliquen algún conflicto.*

22. *Fijarse unos objetivos claros para la vida (para la relación de pareja, el trabajo, la economía y uno mismo), y reafirmarlos todos los días.*

23. *Centrarnos en lo que nos gusta más que en lo que no nos gusta.*

24. *Coleccionar pingüinos, o al menos, mandármelos a mí.*

25. *Llevar una vida que tenga sentido, objetivos, estímulos e ilusiones.*

26. *Establecer contacto visual a menudo y sonreír a los demás.*

27. *Considerar la biorretroalimentación o la estimulación audiovisual para optimizar el funcionamiento del cerebro.*

28. *Percatarnos de cuándo nos quedamos atascados, distraernos y retomar el problema más tarde.*

29. *Pensar las respuestas antes de decir automáticamente que no.*

30. *Cuando nos sintamos atascados, escribir las opciones y las soluciones.*

31. *Dejarnos aconsejar por los demás cuando nos sintamos atascados (muchas veces bastará con hablar sobre esta sensación para ver nuevas posibilidades).*

32. *Memorizar y decir la Oración de la Serenidad todos los días y siempre que nos perturben ideas repetitivas (Dios, concédeme la serenidad para aceptar las cosas que no puedo cambiar, el valor para cambiar las cosas que puedo cambiar y la sabiduría para conocer la diferencia).*

33. *Cuando no consigamos convencer a alguien que esté atascado, tomarnos un descanso y retomar la conversación más tarde.*
34. *Al hablar con personas que tengan problemas del giro cingulado, hacerles peticiones paradójicas.*
35. *Con los niños dados a llevar la contraria, mostrarse firmes desde el principio.*
36. *Aprender algo nuevo todos los días.*
37. *Mejorar la memoria.*
38. *Cantar o tararear siempre que podamos.*
39. *Hacer de la buena música parte de nuestra vida.*
40. *Hacer de los buenos olores parte de nuestra vida.*
41. *Tocar a los demás a menudo (educadamente).*
42. *Hacer el amor con nuestra pareja.*
43. *Moverse rítmicamente.*
44. *Ir a un psicoterapeuta experto cuando sea necesario.*
45. *Seguir la terapia de desensibilización y reprocesado por movimientos oculares cuando lo necesitemos.*
46. *Tomarse en serio las heridas y contusiones en la cabeza, aunque sean leves.*
47. *Tomar medicamentos cuando sea necesario, bajo la supervisión del médico.*
48. *Tomar remedios herbales cuando nos haga falta, bajo la supervisión del médico.*
49. *En quienes abusan de las drogas, considerar los posibles problemas cerebrales ocultos.*
50. *En el caso de personas que hacen cosas horribles, realizar una evaluación completa de su cerebro.*

LO QUE HAY QUE EVITAR

1. *Aislar al niño que está creciendo.*
2. *Tomar alcohol, drogas, exceso de cafeína o fumar durante el embarazo.*
3. *No dar importancia al comportamiento irregular.*
4. *Estar siempre en casa, sin hacer ejercicio físico.*
5. *No dar importancia a las conmociones cerebrales.*
6. *Fumar.*
7. *Tomar demasiada cafeína.*
8. *Beber demasiado alcohol.*

9. *Tomar drogas (heroína, inhalantes, PCP, marihuana, cocaína, metanfetaminas [salvo en las dosis prescritas para tratar el TDA]).*

10. *Comer sin pensar qué alimentos le convienen más al cerebro.*

11. *Conducir sin llevar el cinturón de seguridad puesto.*

12. *Ir en moto, bicicleta, tabla, patines, etc., sin casco.*

13. *Cabecear la pelota de fútbol.*

14. *Golpearnos la cabeza cuando nos enfademos (proteger la de los niños que suelan hacerlo).*

15. *Practicar el salto elástico.*

16. *Ir con gente pendenciera, que tome drogas o realice otro tipo de actividades peligrosas.*

17. *Dejar que se nos descontrole la respiración.*

18. *Pensar únicamente en blanco y negro.*

19. *Pensar con palabras como «siempre», «nunca», «todas las veces», «todo el mundo».*

20. *Centrarse en los aspectos negativos de la vida.*

21. *Prever lo peor.*

22. *Pensar solo con los sentimientos.*

23. *Intentar leer la mente de los demás.*

24. *Culpar a los demás de nuestros problemas.*

25. *Colgarnos etiquetas negativas o colgárselas a otra gente.*

26. *Mortificarnos o mortificar a los demás con sentimientos de culpa (es muy inefectivo).*

27. *Personalizar situaciones que tienen poco que ver con nosotros.*

28. *Alimentar los pensamientos negativos automáticos.*

29. *Utilizar el sexo de arma con nuestra pareja.*

30. *Hablar a los demás con tono despreciativo.*

31. *Apartar a los demás.*

32. *Rodearse de olores desagradables.*

33. *Rodearse de personas que nos perjudiquen.*

34. *Centrarse excesivamente en lo que los demás piensen de nosotros (lo más probable es que ni siquiera piensen en nosotros).*

35. *Dejar que pase la vida sin dirigirla ni planificarla.*

36. *Picar en el «cebo estimulante» de los demás.*

37. *Ser el estimulante de otra persona.*

38. *Permitir que la misma idea nos dé vueltas y más vueltas en la cabeza.*

39. Decir automáticamente que no a los demás (debemos pensar antes si lo que quieren se ajusta a nuestros propósitos).

40. Decir automáticamente que sí a los demás (debemos pensar antes si lo que quieren se ajusta a nuestros propósitos).

41. Discutir con quien esté atascado en sus argumentos.

42. Aislarnos cuando nos sintamos preocupados, deprimidos o asustados.

43. Dejar que el niño oposicionista siga en su actitud.

44. Escuchar música que nos perjudique.

45. Decir de quienes abusan de las drogas que adolecen de algún defecto moral.

46. Negarse a tomar medicamentos cuando son necesarios.

47. Automedicarse; cuando tengamos problemas, debemos acudir al profesional.

48. Negar que tenemos problemas.

49. Negarnos a escuchar a quienes nos quieren y nos dicen que busquemos ayuda.

50. Privar de cariño, caricias y camaradería a quienes queremos, para demostrarles que estamos enfadados.

APÉNDICE

Notas sobre medicamentos

1. Estimulantes

En mi opinión, estos son los medicamentos de primera línea para el tratamiento del TDA, en especial el TDAH, o el TDA sin hiperactividad cuando este trastorno es el problema más grave. También se emplean en el tratamiento de la narcolepsia, van bien para algunos síndromes posconmoción cerebral y se usan en la depresión resistente. Lo que actualmente sabemos de estos medicamentos es que aumentan la producción de dopamina desde los ganglios basales y también la actividad en la corteza prefrontal y en los lóbulos temporales.

NOMBRE GENÉRICO	NOMBRE COMERCIAL	Mg/DÍA. PRESENTACIONES DISPONIBLES VECES AL DÍA	VECES AL DÍA	OBSERVACIONES
Combinación de sales de anfetamina	Adderall (liberación sostenida)	5-80/ 5, 10, 20, 30	1-2	El que yo recomiendo para adolescentes y adultos.
Metilfenidato	Ritalin	5-120/ 5, 10, 20	2-4	Posibles efectos adversos cuando deja de actuar

NOMBRE GENÉRICO	NOMBRE COMERCIAL	Mg/DÍA. PRESENTACIONES DISPONIBLES VECES AL DÍA	VECES AL DÍA	OBSERVACIONES
Metilfenidato, liberación sostenida	Ritalin SR	10-120/ 20	1-2	Los efectos pueden ser irregulares
Dextroanfetamina	Dexedrine; Dextrostat	5-80/ 5, (10, solo Dextrostat)	2-4	Posibles efectos adversos cuando deja de actuar
Dextroanfetamina, cápsulas de liberación lenta	Dexedrine Spansules	5-80/ 5, 10, 15	1-2	
Metanfetamina, comprimidos de liberación lenta	Desoxyn Gradumets	5-80/ 5, 10, 15	1-2	
Pemolina	Cylert	18,75-112,5, hasta 150 para adultos/ 18,75; 37,5; 75	1-2	Fundamental control asiduo del hígado

- Contrariamente a lo que se suele pensar, son fármacos considerados muy seguros si se toman en las dosis que determine el doctor y bajo la supervisión de este.
- El *Physician's Desk Reference* sitúa en 60 mg la dosis máxima de Ritalin, y en 40 mg la de Adderall, Dexedrine y Desoxyn. Muchos médicos pensamos que en algunas personas la dosis efectiva debe ser superior.
- Con Cylert es muy importante realizar análisis hepáticos frecuentes, pues puede provocar hepatitis en el 2 o 3% de los casos.
- Los estimulantes no se deben tomar con zumo de cítricos (naranja, pomelo, limón), ya que disminuye su efecto.
- Cuando se tomen estimulantes, hay que reducir la ingestión de cafeína, pues su acción conjunta tiende a estimular en exceso el sistema nervioso.
- Los efectos secundarios habituales de los estimulantes suelen ser una disminución del apetito, dificultad para dormir (si se toman pasada la media tarde), y dolores pasajeros de cabeza y de estómago.

2. Antidepresivos tricíclicos (ATC) y bupropión (Wellbutrin)

Estos medicamentos son antidepresivos eficaces. Suelen disminuir la actividad límbica cuando es excesiva. Aumentan distintos neurotransmisores, entre ellos la norepinefrina (imipramina, desipramina, doxepina), la dopamina (bupropión), la serotonina (clomipramina) o una combinación de estos (amitriptilina, nortriptilina). Suelen ser más estimulantes que los anteriores. Actualmente, muchos de ellos se consideran de segunda línea para la depresión porque suelen tener más efectos secundarios que los ISRS (inhibidores selectivos de la recaptación de la serotonina). Pero algunos también tienen ventajas. Cuando la depresión va acompañada de ansiedad, lo mejor puede ser imipramina y desipramina. Si va acompañada de TDA, parece que los más efectivos son desipramina, imipramina, bupropión y venlafaxina. Cuando la depresión o la ansiedad van acompañadas de enuresis, lo mejor suele ser imipramina. Un buen psicofarmacéutico nos podrá ayudar a elegir entre estos diversos medicamentos.

NOMBRE GENÉRICO	NOMBRE COMERCIAL	Mg/DÍA. PRESENTACIONES DISPONIBLES VECES AL DÍA	VECES AL DÍA	OBSERVACIONES
Desipramina (ATC)	Norpramin	10-300/ 10, 25, 50, 75, 100, 150	1-2	Estimulante; suele ir bien a los adultos con TDA; actualmente no se usa en los niños
Imipramina (ATC)	Tofranil	10-300/ 10, 25, 50, 75, 100, 125, 150	1-2	También se emplea para la ansiedad, el trastorno de pánico y la enuresis
Bupropión	Wellbutrin	50-450/ 75, 100	1-3	Nunca dosis > 150 mg; no se debe usar cuando haya convulsiones
Bupropión, liberación sostenida	Wellbutrin SR	150-450/ 50, 100, 150	1-3	Nunca dosis > 150 mg; no se debe usar cuando haya convulsiones
Amitriptilina (ATC)	Elavil	10-300/ 10, 25, 50, 75, 100, 150	1-2	Suele ir bien para problemas de sueño, dolores de cabeza, fibromialgia y síndromes dolorosos
Nortriptilina (ATC)	Pamelor	10-150/ 10, 25, 50, 75	1-2	Suele ir bien para problemas de sueño, dolores de cabeza, fibromialgia y síndromes dolorosos
Doxepina (ATC)	Sinequan	10-300/ 10, 25, 50, 75, 100, 150	1-2	Suele ir bien para problemas de sueño

NOMBRE GENÉRICO	NOMBRE COMERCIAL	Mg/DÍA. PRESENTACIONES DISPONIBLES VECES AL DÍA	VECES AL DÍA	OBSERVACIONES
Clomipramina (ATC)	Anafranil	10-200 para niños,10-300 para adultos/ 25, 50, 75	1-2	Se usa también para el trastorno obsesivo-compulsivo

- Estos medicamentos se deben controlar más que los estimulantes, en especial el efecto que puedan producir en el funcionamiento del cerebro.
- Muchos adultos con síntomas de TDA responden bien a dosis bajas de estos fármacos. Es importante tenerlo en cuenta porque las dosis bajas suelen causar muchos menos efectos secundarios que los «antidepresivos» de dosis más altas.
- A diferencia de los estimulantes, estos pueden tardar entre varias semanas y un mes en producir efecto.
- Cuando Wellbutrin se empezó a comercializar por primera vez en Estados Unidos, varias personas que lo tomaron sufrieron convulsiones. A principios de la década de 1980 fue retirado del mercado. El fabricante se dio cuenta de que las dosis no eran correctas, y la Administración de Alimentos y Fármacos autorizó que se comercializara de nuevo con una dosificación distinta. No se deben tomar más de 150 mg en una sola toma.
- Estos medicamentos suelen ser de primera línea para el TDA. Yo los utilizo para tratar la depresión, los trastornos de ansiedad, la enuresis y el subtipo límbico de TDA, muchas veces junto con uno de los estimulantes.

3. Medicamentos antiobsesivos o «antiestancamiento»

Son medicamentos que aumentan la disponibilidad de serotonina en el cerebro, y suelen ir bien para reducir la hiperactividad del giro cingulado. Lo habitual es que se comercialicen como antidepresivos. También calman la hiperactividad del sistema límbico. A excepción de Effexor, no son efectivos para el TDA y, de hecho, empeoran este trastorno. También se utilizan para los trastornos alimentarios, el obsesivo-compulsivo, el oposicionista desafiante, el síndrome premenstrual (el que va acompañado de una concentración exagerada), la preocupación desmedida, los problemas de temperamento relacionados con la adversidad, y otras disfunciones del giro cingulado de los que he hablado en este libro.

NOMBRE GENÉRICO	NOMBRE COMERCIAL	Mg/DÍA. PRESENTACIONES DISPONIBLES VECES AL DÍA	VECES AL DÍA	OBSERVACIONES
Fluoxetina (ISRS)	Prozac	10-80/ 10, 20	1	Actuación prolongada; no se debe utilizar si existen síntomas de problemas de los lóbulos temporales
Clomipramina (ATC e ISRS)	Anafranil	10-200 en niños, 10-300 en adultos/ 25, 50, 75	1-2	Suele tener más efectos secundarios, por lo que no se debe usar como medicamento de primera línea
Sertralina (ISRS)	Zoloft	25-200/ 25, 50, 100	1	El que más suelo utilizar de este tipo de medicamentos
Paroxetina (ISRS)	Paxil	10-60/ 10, 20, 30, 40	1	
Fluvoxamina (ISRS)	Luvox	25-200/ 50, 100	1	
Venlafaxina	Effexor	37,5-300/ 18,75; 25; 37,50; 50; 75; 100	2-3	El mejor de este tipo de medicamentos para los síntomas de TDA
Mirtazapina	Remeron	15-60/ 15, 30	1	Dosis menores provocan somnolencia
Nefadozone	Serzone	100-600/ 50, 100, 150, 200, 250	2	Bueno para la depresión y la ansiedad

- Pese a todo lo negativo que se dice en los medios de comunicación, Prozac es en general un medicamento muy seguro. Sin embargo, según nuestra experiencia, las personas que tienen problemas de los lóbulos temporales que tomen este u otros medicamentos que mejoren los niveles de serotonina pueden experimentar una intensificación de los sentimientos agresivos. Por lo tanto, antes de tomarlos hay que descartar tales problemas. Si se producen efectos secundarios, es importante comunicárselo al médico.
- A diferencia de los estimulantes, estos pueden tardar entre varias semanas y varios meses en hacer efecto, y hasta tres o cuatro meses en producir el mejor.

- El efecto secundario más común de estos fármacos es la disfunción sexual. A veces la toma de gingko biloba o bupropión contrarresta estos problemas.

4. Medicamentos anticonvulsivos

Estos medicamentos se utilizan para tratar la disfunción de los lóbulos temporales, las convulsiones, la agresividad, la inestabilidad emocional, los dolores de cabeza, la depresión resistente y el trastorno bipolar. Suelen ser efectivos en cuadros psiquiátricos resistentes donde todos los demás no hayan surtido efecto.

NOMBRE GENÉRICO	NOMBRE COMERCIAL	Mg/DÍA. PRESENTACIONES DISPONIBLES VECES AL DÍA	VECES AL DÍA	OBSERVACIONES
Carbamazepina	Tegretol	100-200/ 100, 200	2	Se deben controlar la cantidad de glóbulos blancos y los diferentes niveles en sangre
Ácido valproico	Depakene	125-3.000/ 250	1-2	Se deben controlar el funcionamiento del hígado y los diferentes niveles en sangre
Divalproex	Depakote	125-3.000/ 125, 250, 500	1-2	Se debe controlar el funcionamiento del hígado y los diferentes niveles en sangre
Gabapentina	Neurontin	100-4.000/100, 300, 400	1-2	El que suele tener menos efectos secundarios
Lamotrigina	Lamictal	25-500/ 25, 100, 150, 200	1-2	Empezar con dosis bajas, posibles sarpullidos
Fenitoína	Dilantin	30-300/ 30, 100	1-2	Se deben controlar los diferentes niveles en sangre

- Tegretol y Depakote/Depakene se utilizan como principal tratamiento del trastorno maníaco-depresivo. Hoy también se usan Neurontin y Lamictal para este trastorno.
- Estos medicamentos suelen ir bien a las personas con TDA y reacciones violentas, o a quienes han sufrido traumatismos craneales.

5. Medicamentos para la presión arterial

Los siguientes medicamentos para la tensión arterial se emplean en los tics nerviosos, la hiperactividad, la agresividad y la impulsividad. No suelen ir bien para los síntomas de déficit de atención, y normalmente cuando hay un TDA se acompañan de estimulantes.

NOMBRE GENÉRICO	NOMBRE COMERCIAL	Mg/DÍA. PRESENTACIONES DISPONIBLES VECES AL DÍA	VECES AL DÍA	OBSERVACIONES
Clonidina	Catapres	0,05-0,6/ 0,1; 0,2; 0,3 tabletas y parches	1-2	Posibles efectos adversos de hipertensión y sedación
Guanfacina	Tenex	1-3/ 1, 2	1	
Propranolol	Inderal	10-600/ 10, 20, 40, 60, 80	2-3	Bueno también para el temblor de manos

- La clonidina y la guanfacina se utilizan también como principales tratamientos para tics nerviosos como el síndrome de Tourette.
- Cuando uso clonidina con algún estimulante, pido un electrocardiograma. Se han dado casos en los que esta combinación ha provocado problemas, aunque yo siempre la he encontrado efectiva y segura.
- Estos medicamentos se emplean también para tratar el insomnio, que es muy habitual en el TDA.

6. Combinación de medicamentos

La persona puede tener más de un problema, o unos síntomas en los que intervenga más de un sistema cerebral. A veces un solo fármaco parece que sirve para diversos problemas, como veíamos antes, y a veces para conseguir el mejor resultado terapéutico se necesita una combinación de medicamentos.

Las que siguen son cuatro combinaciones comunes que yo utilizo:

- Un estimulante más un antidepresivo antiobsesivo (por ejemplo, Adderall y Effexor) para pacientes con TDA más depresión, síndrome obsesivo o conducta oposicional. En mis años de experiencia clínica, he visto que tal combinación va muy bien a muchas personas que son hijas o nietas de alcohólicos. Es muy frecuente que estas personas tengan problemas del giro cingulado (síntomas de concentración exagerada) y de la corteza prefrontal (síntomas de atención).

- Un anticonvulsivo más un antidepresivo antiobsesivo (por ejemplo, Depakote y Zoloft) para pacientes con problemas de temperamento, preocupación excesiva o depresión.

- Un medicamento para la presión arterial más un estimulante y un antidepresivo antiobsesivo (por ejemplo, Catapres, Adderall y Effexor) para pacientes con síndrome de Tourette, TDA y TOC.

- Un antidepresivo tricíclico más un medicamento para la presión arterial (por ejemplo, Tofranil e Inderal) para pacientes con depresión, ansiedad y temblor de manos en situaciones sociales.

BIBLIOGRAFÍA

Abdel-Dayem, H. M., Abu-Judeh, H., Kumar, M., Atay, S., Naddaf, S., El-Zeftawy, H. y Luo, J. O.: SPECT brain perfusion in mild or moderate traumatic brain injury, *Clin. Nucl. Med.* 23 (5), mayo de 1998.

Alavi, A. y Hirsch, L. J., Studies on central nervous system disorders with single photon emission computed tomography and positron emission tomography: Evolution over the past 2 decades, *Semin. Nucl. Med.* 21(1), enero de 1991, págs. 58-81.

Amen, D. G., New directions in the theory, diagnosis, and treatment of mental disorder: The use of SPECT imaging in everyday clinical practice, en Charles C. Thomas, *The Neuropsychology of Mental Disorders,* ed. Koziol and Stout, Springfield, 1994, págs. 286-311.

Amen, D. G., Stubblefield, M. S. y Carmichael, B., Brain SPECT findings and aggressiveness, *Annals of Clinical Psychiatry* 8 (3), 1996, págs. 129-137.

Amen, D. G. y Carmichael, B., High resolution brain SPECT in ADHD, *Annals of Clinical Psychiatry* 9 (2), 1997, págs. 81-86.

Amen, D. G., Three years on clomipramine: Before and after SPECT study, *Annals of Clinical Psychiatry* 9 (2), 1997, págs. 113-116.

Amen, D. G. y Waugh, M., High resolution brain SPECT imaging in marijuana smokers with AD/HD, *Journal of Psychoactive Drugs* 30 (2), abril-junio de 1998, págs. 1-13.

Amen, D. G., Yanis, S., y Trudeau, J., Visualizing the firestorms in the brain: An inside look at the clinical and physiological connections between drugs and violence using brain SPECT imaging, *Journal of Psychoactive Drugs* 29 (4), 1997, págs. 307-319.

Amen, D. G., Brain SPECT imaging in psychiatry, *Primary Psychiatry* 5 (8), agosto de 1998, págs. 83-90.

Andreason, N.C. (ed.), *Brain Imaging: Applications in Psychiatry,* Washington, D.C., American Psychiatric Press,1989.

Bavetta, S., Nimmon, C. C., White, J., McCabe, J., Huneidi, A. H., Bomanji, J., Birkenfeld, B., Charlesworth, M., Briton, K. E. y Greenwood, R. J., A prospective study comparing SPET with MRI and CT as prognostic indicators following severe closed head injury, *Nucl. Med. Commun.* 15 (12), diciembre de 1994, págs. 961-968.

Bonte, F. J., Weiner, M. F., Bigio, E. H. y White, C. L., Brain blood flow in the dementias: SPECT with histopathologic correlation in 54 patients, *Radiology* 202 (3), marzo de 1997, págs. 793-797.

Ceballos, C., Baringo, T., Carrero, P., Ventura, T. y Pelegrín, C., Chronic schizophrenia: validity of the study of regional cerebral blood flow through cerebral SPECT, *Rev. Neurol.* 25 (145), septiembre de 1997, págs. 1346-1349.

Costa, D. C., The role of nuclear medicine in neurology and psychiatry, *Curr. Opin. Neurol. Neurosurg.* 5 (6), diciembre de 1992, págs. 863-869.

Friberg,L., Brain mapping in thinking and language function, *Acta Neurochir. Suppl. (Wien)* 56, 1993, págs. 34-39.

George, M. S. et al., *Neuroactivation and Neuroimaging with SPECT,* Berlín, Heildeberg, Nueva York, Springer-Verlag, 1991.

George, M. S., Trimble, M. R., Costa, D. C., Robertson, M. M., Ring, H. A. y Ell, P. J., Elevated frontal cerebral blood flow in Giles de la Tourette syndrome: a 99Tcm-HMPAO SPECT study. *Psychiatry Res.* 45 (3), noviembre de 1992, 143-151.

George, M. S. y Ketter, T. A., SPECT and PET imaging in mood disorders, *J. Clin. Psychiatry* 54 Suppl., noviembre de 1993, págs. 6-13.

George, M. S., Ketter, T. A., Parekh, P. I., Horwitz, B., Herscovitch, P., Post, R. M., Brain activity during transient sadness and happiness in healthy women, *Am. J. Psychiatry* 152 (3), marzo de 1995, págs. 341-351.

Günther, W., Müller, N., Knesewitsch, P., Haag, C., Trapp, W., Banquett, J. P., Stieg, C. y Alper, K. R., Functional EEG mapping and SPECT in detoxified male alcoholics, *Eur. Arch. Psychiatry Clin. Neurosci.* 247 (91), 1997, págs. 1243-1245.

Bibliografía

Hoehn-Saric, R., Pearlson, G. D., Harris, G. J., Machlin, S. R. y Camargo, E. E., Effects of fluoxetine on regional cerebral blood flow in obsessive-compulsive patients, *Am. J. Psychiatry* 148 (9), septiembre de 1991, 1243-1245.

Holman, B. L. y Devous, M. D. Sr., Functional brain SPECT: the emergence of a powerful clinical method, *J. Nucl. Med.* 33 (10), octubre de 1992, págs. 1888-1904.

Holman, B. L., Garada, B., Johnson, K. A., Mendelson, J., Hallring, E., Teoh, S.K., Worth, J. y Navia, B., A comparison of brain perfussion SPECT in cocaine abuse and AIDS dementia complex, *J. Nucl. Med.* 33 (7), julio de 1992, págs. 1312-1315.

Iyo, M., Namba, H., Yanasigawa, M., Hirai, S., Yui, N. y Fukui, S., Abnormal perfusion in chronic methamphetamine abusers: a study using 99MTc-HMPAO and SPECT, *Prog. Neuropsychopharmacol. Bio. Psychiatry* 21 (5), julio de 1997, págs. 789-796.

Jacobs, A., Put, E., Engels, M. y Bossuyt, A., Prospective evaluation of technetium-99m-HMPAO SPECT in mild and moderate traumatic brain injury, *J. Nucl. Med.* 35 (6), junio de 1994, págs. 942-947.

Kao, C. H., Wang, S. J. y Yeh, S. H., Presentation of regional cerebral blood flow in amphetamine abusers by 99Tcm-HMPAO brain SPECT, *Nucl. Med. Commun.* 15 (2), febrero de 1994, págs. 94-98.

Kuruoíglu, A. C., Arikan, Z., Vural, G., Karatas, M., Arac, M. e Isik, E., Single photon emission computerised tomography in chronic alcoholism. Antisocial personality disorder may be associated with decreased frontal perfusion, *Br. J. Psychiatry* 169 (3), septiembre de 1996, págs. 348-354.

Legido, A., Price, M. L., Wolfson, B., Faerber, E.N., Foley, C., Miles, D. y Grover. W. D., Technetium 99m Tc-HMPAO SPECT in children and adolescents with neurological disorders, *J. Child Neurol.* 8 (3), julio de 1993, págs. 227-234.

Levin, J.M., Holman, B.L., Mendelson, J. H., Teoh, S. K., Garada B., Johnson, K. A. y Springer, S., Gender differences in cerebral perfusion in cocaine abuse: technetium-99m-HMPAO SPECT study of drug-abusing women, *J. Nucl. Med.* 35 (12), diciembre de 1994, págs. 1209-1209.

Machlin, S. R., Harris, G. J., Pearlson, G. D., Hoehn-Saric, R., Jeffery, P. y Camargo, E. E., Elevated medial-frontal cerebral blood flow in obsessive-compulsive patients: a SPECT study, *Am. J. Psychiatry* 148 (9), septiembre de 1991, págs. 1240-1242.

Masdeu, J. C., Abdel-Dayem, H. y Van Heertum R, L., Head trauma: use of SPECT, *J. Neuroimaging* 5 Suppl. 1, julio de 1995, págs. 53-57.

Mathew, R. J. y Wilson, W. H., Substance abuse and cerebral blood flow, *Am. J. Psychiatry* 148 (3), marzo de 1991, págs. 292-305.

Mena, I., Giombetti, R. J., Miller, B. L., Garrett, K., Villanueva-Meyer, J., Mody, C. y Goldberg, M. A., Cerebral blood flow changes with acute cocaine intoxication: clinical correlations with SPECT, CT, and MRI, *NIDA Res. Monogr.* 138, 1994, págs. 161-173.

Messa, C., Fazio, F., Costa, D. C. y Ell, P. J., Clinical brain radionuclide imaging studies, *Sem. Nucl. Med.* 25 (2), abril de 1995, págs. 111-143.

Miller, B. L., Mena, I., Giombetti, R., Villanueva-Meyer, J. y Djenderedjian, A. H., Neuropsychiatric effects of cocaine: SPECT measurements, *J. Addict. Dis.* 11 (4), 1992, págs. 47-58.

Newberg, A. B., Alavi, A. y Payer, F., Single photon emission computed tomography in Alzheimer's disease and related disorders, *Neuroimaging Clin. N. Am.* 5 (1), febrero de 1995, 102-123.

O'Connell, R. A., Sireci, S.N. Jr. et al., The role of SPECT brain imaging in assessing psychopathology in the medically ill, *Gen. Hosp. Psychiatry* 13 (5), septiembre de 1991, págs. 305-312.

O'Connell, R. A., Van Heertum, R. L. et al., Single photon emission computed tomography (SPECT) with [123I]IMP in differential diagnosis of psychiatric disorders, *J. Neuropsychiatry Clin. Neurosci.* 1 (2), primavera de 1989, 145-143.

O'Connell, R. A., Van Heertum, R. L., Luck, D., Yudd, A. P., Cueva, J. E., Billick, S. B., Cordon, D. J., Gersh, R. J. y Masdeu, J. C., Single-photon emission computed tomography of the brain in acute mania schizophrenia, *J. Neuroimaging* 5 (2), abril de 1995, págs. 101-104.

O'Tuama, L. A. y Treves, S. T., Brain single-photon emission computed tomography for behavior disorders in children, *Semin. Nucl. Med.* 23 (3), julio de 1993, págs. 255-264.

Raine, A., Buchsbaum, M. S., Stanley, J. et al., Selective reductions in prefrontal glucose metabolism in murderers, *Biol. Psychiatry* 36 (6), septiembre de 1994, págs. 365-373.

Rose, J. S., Branchey, M., Buydens-Branchery, L., Stapleton, J. M., Chasten, K., Werrell, A. y Maayan, M. L., Cerebral perfusion in early and late opiate withdrawal: a technetium-99m-HMPAO SPECT study, *Psychiatry Res.* 96 (1), mayo de 1996, págs. 39-47.

Rubin, R. T., Villanueva-Meyer, J., Anath, J., Trajmar, P. G. y Mena, I., Regional xenon 133 cerebral blood flow and cerebral technetium 99m HMPAO uptake in unmedicated patients with obsessive-compulsive disorder and matched single-photon emission computed tomography, *Arch. Gen. Psychiatry* 49 (9), septiembre de 1992, págs. 695-702.

Rubin, P., Holm, S., Masden, P. L., Friberg, L., Videbech, P., Andersen, H. S., Bendsen, B. B., Stromso, N., Larsen, J. K., Lassen, N. A. et al., Regional cerebral blood flow distribution in newly diagnosed schizophrenia and schizophreniform disorder, *Psychiatry Res.* 53 (1), julio de 1994, págs. 57-75.

Rumsey, J. M., Andreason, P. y Zametkin, A. J., Right frontotemporal activation by tonal memory in dyslexia, an O15 PET Study, *Biol. Psychiatry* 36 (3), agosto de 1994, págs. 171-180.

Schlosser, R. y Schlegel, S., S2-receptor imaging with [123I]IBZM and single photon emission tomography in psychiatry: a survey of current status, *J. Neural Transm. Gen. Sect.* 99 (1-3), 1995, págs. 173-185.

Semple, W. E., Goyer, P. F., McCormick, R., Compton-Toth, B., Morris, E., Donovan, B., Muswick, G., Nelson, D., Garnett, M. L., Sharkoff, J., Leisure, G., Miraldi, F. y Schulz, S. C., Attention and regional cerebral blood flow in posttraumatic stress disorder patients with substance abuse histories, *Psychiatry Res.* 67 (1), mayo de 1996, págs. 17-28.

Trzepacz, P. T., Hertweck, M., Starratt, C., Zimmerman, L. y Adatepe, M. H., The relationship of SPECT scans to behavioral dysfunction in neuropsychiatric patients, *Psychosomatics* 33 (1), invierno de 1992, págs. 62-71.

Tunving, K., Thulin, S. O., Risberg, J. y Warkentin, S., Regional cerebral blood flow in long-term heavy cannabis use, *Psychiatry Res.* 17 (1), enero de 1986, págs. 15-21.

Van Heertum, R. L., Miller, S. H. y Mosesson, R. E., Spect brain imaging in neurologic disease, *Radiolo. Clin. North. Am.* 31 (4), julio de 1993, 881-907.

Van Heertum, R. L. y Tifofsky, R. S. (eds.), *Advances in Cerebral SPECT Imaging,* Nueva York, Trivirun Publishing, 1995.

Wolfe, N., Reed, B. R., Eberling, J. L. y Jagust, W. J., Temporal lobe perfusion on single photon emission computed tomography predicts the rate of cognitive decline in Alzheimer's disease, *Arch. Neurol.* 52 (3), marzo de 1995, págs. 257-262.

Wu, J. y Amen, D., The clinical use of functional brain imaging, en Kaplan y Saddock (eds.), *The Comprehensive Textbook of Psychiatry,* 1999.

Zametkin, A. J., Nordahl, T. E. et al., Cerebral glucose metabolism in adults with hyperactivity of childhood onset, *N. Engl. J. Med.* 323 (20), noviembre de 1990, págs. 1361-1366.

ÍNDICE

AGRADECIMIENTOS 7

INTRODUCCIÓN A LA EDICIÓN EN RÚSTICA 9

INTRODUCCIÓN 13

QUIEN TENGA OJOS PARA VER, QUE VEA 29
    Imágenes de la mente

CUCHILLOS Y RATONCITOS PÉREZ 39
    Preludio del cerebro y la conducta

EL AMOR Y LA DEPRESIÓN 53
    El sistema límbico profundo

MEJORAR LOS PATRONES DEL PENSAMIENTO POSITIVO
Y FORTALECER LAS CONEXIONES.. 73
    Prescripciones para el sistema límbico profundo

LA ANSIEDAD Y EL MIEDO.. 103
    Los ganglios basales

DOMINAR EL MIEDO 119
    Prescripciones para los ganglios basales

LA DESATENCIÓN Y LA IMPULSIVIDAD 135
    La corteza prefrontal

LA CONCENTRACIÓN.. 161
    Prescripciones para la corteza prefrontal
LAS PREOCUPACIONES Y LAS OBSESIONES 179
    El sistema cingulado
ACABAR CON LAS IDEAS OBSESIVAS... 201
    Prescripciones para el sistema cingulado
LA MEMORIA Y EL TEMPERAMENTO.. 219
    Los lóbulos temporales
MEJORAR LA EXPERIENCIA 239
    Prescripciones para el lóbulo temporal
EL LADO OSCURO 249
    La violencia: una mezcla de problemas
LA CONTAMINACIÓN DEL CEREBRO.. 263
    El efecto de las drogas y el alcohol
LOS ESLABONES PERDIDOS 285
    Drogas, violencia y cerebro
TE QUIERO Y TE ODIO; TÓCAME; NO, NO LO HAGAS; COMO QUIERAS 297
    Patrones cerebrales que perturban la intimidad
¡SOCORRO! 325
    Cómo y cuándo buscar ayuda profesional
¿QUIÉN ES ANDREW REALMENTE?.. 343
    Preguntas sobre la esencia de nuestra condición de humanos
NORMAS PARA EL CEREBRO... 347
    Resumen de las formas de optimizar la función
    cerebral y acabar con los malos hábitos
APÉNDICE 353
    Notas sobre medicamentos
BIBLIOGRAFÍA 361